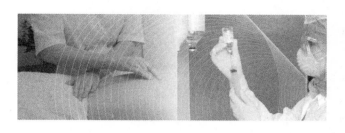

现代中西医
护理操作技能

主　审　周　华　周　嘉

主　编　张雅丽

副主编　章丽丽　孙　青　崔　屹

编　委（以姓氏笔画为序）

于爱华　王　坚　王晔琳　王逸飞　王燕萍　王　霞

田　君　乔　琼　刘忆菁　孙　青　孙　岷　杜培欣

杨旭静　杨　雅　李　轶　李洁菁　李皓月　吴继萍

汪小冬　张　怡　张春英　张　莉　张晓青　张菁蔷

张梅玲　张雅丽　张雅萍　张　蓓　陆　泳　陈沪蓉

陈　莹　陈　凌　周　茹　周　霞　郑　霞　孟晓耘

赵丽娜　胡　丽　胡金花　胡晓颖　施春香　秦秀芳

袁培琼　顾炜萍　顾莉华　钱中佳　徐玉萍　徐炜堇

徐　黎　陶　茹　黄　凤　黄　萍　崔　屹　章丽丽

蔡　珏　蔡　蔚　臧幼农　澳　敏　戴利军

复旦大學出版社

祖国医学源远流长,上溯先秦,下至近代,实践中积累了中西医护理技术操作及康复锻炼的经验。遵照中西医整体观理论融入现代护理技术,护理先辈们在传播中始终遵循继承而不泥古,发扬而不离其宗的原则,中医护理技术有其自身独具的严谨性、先进性、延续性,并以通俗易懂,实用性强,简、便、验、廉的优势得到广泛应用,在一定程度上拓展了护理内涵及外延,满足人口老龄化、慢性病和亚健康人群对卫生服务日益提高的需求。

《现代中西医护理操作技能》一书,本着"古为今用、洋为中用、中西合璧、精中通西"为指导,坚持传统与创新中西医护理特色技术,体现了一系列技术革新与突破。该书特点其一是"新",在继承传统中西医护理技术的基础上,结合现代西医护理技术,进行优化革新,重点突出科学化、规范化;其二是"实",紧密结合临床诊疗操作、功能康复和社区居民家庭护理、养生保健等,操作流程简明,便于快速掌握;其三是"情",在技术操作过程中坚持"以专业技术为主线、以患者为中心"的服务理念,强调人性化、个体化的服务,将浓厚的人文关怀细节贯穿于操作过程中,详细讲解,尊重患者的知情同意和隐私保护,使患者权益得到维护。中西医护理技术和特色康复锻炼为医院、社区和居家应用的科学化、规范化、标准化、制度化打下了坚实的基础。本书的特点是中西医互补、内容实用、条理清晰、结构严谨、深入浅出、图文并茂,对中西医临床护理实践具有一定的指导意义。

在《现代中西医护理操作技能》一书出版之际,对热忱地为该书编写、出版工作努力的同志表示祝贺,并致以敬意。

2013 年 4 月于上海

前言

随着我国卫生事业的发展,中医护理的整体观和辨证施护以更人性化的优势和特色受到医务界的肯定和推崇。《中国护理事业发展规划纲要》明确提出了中医护理发展的目标和任务:"以提高中医护理技术,发挥中医护理特色和优势为主线,注重中医药技术在护理工作中的作用。"这些都表明了国家对中医护理操作技术的日趋重视和推广之意;而现代医学模式和健康观念的转变,也使护理工作的范畴由单纯的疾病护理向全面的预防保健护理拓展。

本书由上海中医药大学附属曙光医院进行组稿、统稿,并邀请上海天山中医院、上海市中西医结合医院、上海黄浦区中西医结合医院、上海卢湾区香山中医院、上海浦东新区中医院、上海浦东光明中医院、上海嘉定中医院、上海松江方塔医院、上海光华中医院、上海普陀区中医院、上海宝山区中心医院、上海奉贤区中医院、上海大华医院、上海杨浦区中医院、上海市第七人民医院等护理专家进行编写。全书上篇为中医护理技术操作,下篇为西医护理技术操作。中医操作部分除中医特色护理技术操作外,还创新性地编进了中医特色康复锻炼操作,使护理人员作为预防保健的角色功能更加突出。西医操作部分则在原有的基础护理操作、专科护理操作、急救监护操作的基础上,补充了目前临床开展的护理操作新技术,使得本书内容与临床实践更加紧密结合。本书中每项操作技术都由护理常规、操作流程和评分标准三大部分组成。护理常规包括操作作用与用途、护理及注意事项;操作流程采用程序化方式,步骤清晰、可操作性强;评分标准采用了简明的表格形式,分为操作前、操作中、操作后,每项评分标准中均注明操作关键缺陷扣分项目,从而给操作者重要的提示。本书结构清晰、重点突出、实用性强、指导性强,全书贯穿"以患者为中心、以专业技术为主线"的指导思想,既可供临床广大护理人员开展岗位技能训练与考核使用,也可作为各医院护理技能操作指导参考用书。

由于编写时间紧迫,书中难免有疏漏和不足,恳请专家、同行给予批评指正。

编 者

2013 年 4 月

目 录

上篇 中医护理操作技能

第一章 特 色 护 理

第二章 康 复 护 理

下篇　西医护理操作技能

第三章　基础护理

第四章　专科护理

第五章　急救监护

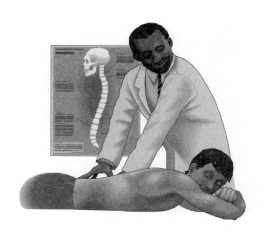

上 篇

中医护理操作技能

特色护理

一、艾条灸法

护 理 常 规

【定义】

艾条灸法是用纯净的艾绒（或加入中药）卷成圆柱形的艾卷，点燃后在穴位或者病变部位上进行熏灸的一种技术操作。

【常用部位】

风池、风府、大椎、肩井：颈椎病。

肩髎、肩髃、天宗、巨骨：肩周炎。

腰眼、腰夹脊、环跳、承山：腰腿痛。

血海、阴陵泉、阴谷、委阳：膝关节骨关节炎。

中脘（任脉）、内关（手厥阴心包经）、足三里（足阳明胃经）：脾胃虚寒性胃痛。

天枢（足阳明胃经）、神阙（任脉）、足三里（足阳明胃经）、肾俞（足太阳膀胱经）、脾俞（足太阳膀胱经）：脾虚型腹泻。

百会（奇经八脉）、神阙（任脉隔盐灸）、涌泉（足少阴盛经）：虚脱、四肢厥逆。

关元（任脉）、中极（任脉）、三阴交（手少阴心经）、足三里（足阳明胃经）：虚寒型痛经。

【功效】

艾条灸法通过在皮肤上熏烤,引导气血运行,有温通经络、行气活血、散瘀消肿、祛湿散除寒、补气固本、回阳救逆等功效。

【主治】

1. 感冒、功能性消化不良、化疗后引起的胃肠道反应、脾胃虚寒型胃痛、脾虚型腹泻、虚寒性痛经等。

2. 中风后遗症患肢活动不利、虚脱、四肢厥逆。

3. 颈椎病、腰椎间盘突出症、肩周炎、腰腿痛、膝关节骨关节炎。

【操作要点】

1. 取合适体位,暴露施灸部位,注意保暖。

2. 施灸部位,宜先上后下,先灸头顶、胸背,后就腹部、四肢。

3. 在施灸过程中,随时询问患者有无灼痛感,以调整距离,防止烧伤,并观察病情变化及有无不适。

4. 施灸中应及时将艾灰弹入弯盘,防止灼伤皮肤。

5. 施灸完毕,立即将艾条插入小口瓶,熄灭艾火。

【注意事项】

凡属实热证或阴虚发热者,不宜施灸;颜面部、大血管处、孕妇腹部及腰骶部不宜施灸;过饥、过饱、过劳、醉酒等情况下避免施灸;昏迷、感觉障碍、糖尿病出血性疾病禁灸。

艾条灸法操作流程图

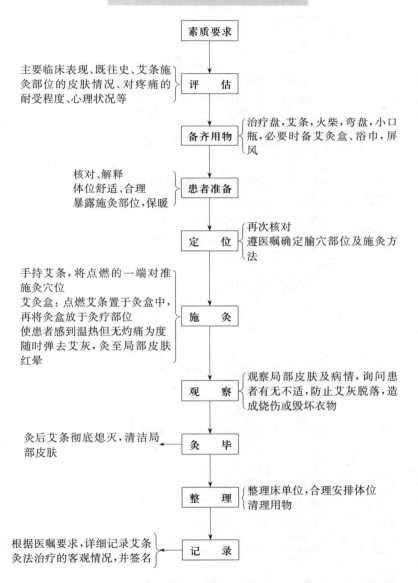

素质要求

主要临床表现、既往史、艾条施
灸部位的皮肤情况、对疼痛的
耐受程度、心理状况等 } → 评　估

备齐用物 → { 治疗盘,艾条,火柴,弯盘,小口
瓶,必要时备艾灸盒、浴巾,屏
风

核对、解释
体位舒适、合理
暴露施灸部位,保暖 } → 患者准备

定　位 → { 再次核对
遵医嘱确定腧穴部位及施灸方
法

手持艾条,将点燃的一端对准
施灸穴位
艾灸盒:点燃艾条置于灸盒中,
再将灸盒放于灸疗部位
使患者感到温热但无灼痛为度
随时弹去艾灰,灸至局部皮肤
红晕 } → 施　灸

观　察 → { 观察局部皮肤及病情,询问患
者有无不适,防止艾灰脱落,造
成烧伤或毁坏衣物

灸后艾条彻底熄灭,清洁局
部皮肤 ← 灸　毕

整　理 → 整理床单位,合理安排体位
清理用物

根据医嘱要求,详细记录艾条
灸法治疗的客观情况,并签名 } ← 记　录

艾条灸法操作评分标准

项目		分值	要　　求	标准分	得分	备注
素质要求		10	仪表大方,举止端庄,态度和蔼	5		
			服装、鞋帽整洁	5		
操作前	护士	7	遵照医嘱要求,对患者评估正确、全面	5		
			洗手,戴口罩	2		
	物品	6	治疗盘、艾条、火柴、弯盘、小口瓶,必要时备浴巾、屏风	6		
	患者	12	核对姓名、诊断,介绍并解释,患者理解与配合	6		
			体位舒适、合理,暴露施灸部位,保暖	6		
操作中	定位	5	再次核对;明确腧穴部位及施灸方法	5		
	施灸	22	点燃艾条,灸法正确	10		
			艾条与皮肤距离符合要求	2		
			及时除掉艾灰	5		
			艾条灸至局部皮肤稍起红晕,施灸时间合理	5		
	观察	5	观察局部皮肤及病情,询问患者有无不适	5		
	灸毕	3	灸后艾条彻底熄灭,清洁局部皮肤	3		
操作后	整理	8	整理床单位,合理安排体位	3		
			清理用物,归还原处,洗手,艾条处理符合要求	5		
	评价	5	施灸部位准确,操作熟练,皮肤情况、患者感觉、目标达到的程度	5		
	记录	2	按要求记录及签名	2		
评价		5	操作熟练、轻巧;运用灸法正确	5		
理论提问		10	回答全面、正确	10		
总分		100				

二、拔火罐法

护 理 常 规

【定义】

拔火罐,古称"角法",是以罐为工具,利用燃烧热力,使罐迅速吸附在局部皮肤或穴位上,排出罐内空气形成负压,造成局部瘀血现象,达到调节机体经络脏腑的一种技术操作。

【常用部位】

隔俞:理气宽胸,活血通络。肝俞:疏肝利胆,行气止痛。脾俞:健脾和胃,利湿升清。肾俞:益肾助阳,强腰利水。大肠俞:理气降逆,调和肠胃。

【功效】

拔罐疗法通过在皮肤上吸拔,开泄腠理,使充斥于体内的热毒邪气排出体外,使邪出正复,经络气血得以疏畅,振奋脏腑功能,调理逆乱气机,调节阴阳平衡。起到祛风除湿、温经散寒、舒筋通络、调整虚实、温固阳气、消肿、泄毒、排脓、扶正祛邪等功效。

【主治】

1. 风寒湿痹、痛证,如肩背痛,腰腿痛。
2. 胃肠疾病,如胃脘痛、呕吐、脘腹胀满、腹痛泄泻。
3. 肺部疾病,如寒咳、哮喘。
4. 风寒感冒、风热感冒所致的高热、头痛、恶心、呕吐等症状。

【操作要点】

1. 拔罐时应使患者保持舒适位置,拔罐部位须在平整、肌肉较丰满处。骨骼突出、毛发较多处不宜拔罐。
2. 拔罐前应仔细检查罐口是否光滑,罐体有无裂痕,以免损伤皮肤,或中途罐体破裂、漏气。
3. 根据需拔罐的部位,选择大小适宜的火罐。拔罐动作需稳、

7

准、快,点燃之棉球切勿烧烤罐口,以免烫伤皮肤。

4. 留罐期间,应为患者加盖衣被以免受凉。并应观察罐内皮肤隆起程度及皮色变化,既要防止吸力不够、火罐脱落而影响疗效,又要避免因拔罐时间过长、吸力过大而出现较大水泡。

5. 起罐后,如局部出现小水疱,可不必处理,可自行吸收。如水疱较大,消毒局部皮肤后,用注射器吸出液体,覆盖消毒敷料。

【注意事项】

凡高热抽搐,癫狂,出现疾病,皮肤过敏、溃烂处、水肿及大血管处,以及孕妇的腹部、腰骶部均不宜拔罐。

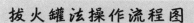

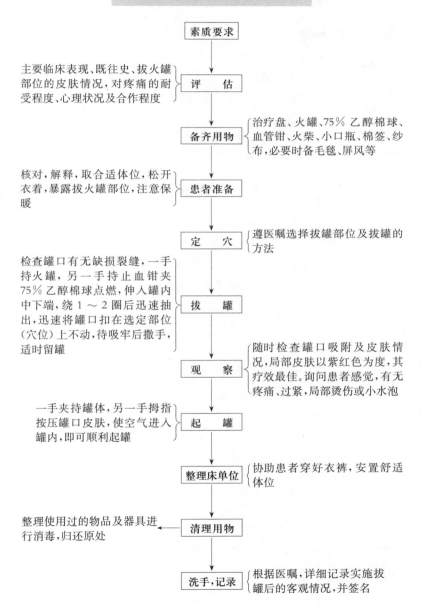

拔火罐法操作流程图

素质要求

↓

主要临床表现、既往史、拔火罐部位的皮肤情况,对疼痛的耐受程度、心理状况及合作程度 —— 评　估

↓

备齐用物 —— 治疗盘、火罐、75％ 乙醇棉球、血管钳、火柴、小口瓶、棉签、纱布,必要时备毛毯、屏风等

↓

核对,解释,取合适体位,松开衣着,暴露拔火罐部位,注意保暖 —— 患者准备

↓

定　穴 —— 遵医嘱选择拔罐部位及拔罐的方法

↓

检查罐口有无缺损裂缝,一手持火罐,另一手持止血钳夹75％ 乙醇棉球点燃,伸入罐内中下端,绕 1～2 圈后迅速抽出,迅速将罐口扣在选定部位(穴位)上不动,待吸牢后撒手,适时留罐 —— 拔　罐

↓

观　察 —— 随时检查罐口吸附及皮肤情况,局部皮肤以紫红色为度,其疗效最佳。询问患者感觉,有无疼痛、过紧,局部烫伤或小水泡

↓

一手夹持罐体,另一手拇指按压罐口皮肤,使空气进入罐内,即可顺利起罐 —— 起　罐

↓

整理床单位 —— 协助患者穿好衣裤,安置舒适体位

↓

整理使用过的物品及器具进行消毒,归还原处 ←—— 清理用物

↓

洗手,记录 —— 根据医嘱,详细记录实施拔罐后的客观情况,并签名

拔火罐法操作评分标准

项目		分值	要　求	标准分	得分	备注
素质要求		10	仪表大方,举止端庄,态度和蔼	5		
			服装、鞋帽整洁	5		
操作前	护士	7	遵照医嘱要求,对患者评估正确、全面	5		
			洗手,戴口罩	2		
	物品	6	治疗盘、火罐、75％乙醇(酒精)棉球、血管钳、火柴、小口瓶、棉签、纱布,必要时备毛毯、屏风等	6		
	患者	12	核对姓名、诊断,介绍并解释,患者理解与配合	6		
			体位舒适、合理,暴露拔罐部位,保暖	6		
操作中	定位	5	再次核对;检查罐口有无损坏	5		
	拔罐	20	乙醇棉球干湿适当	5		
			点燃的明火后在罐内中下段环绕,不烧罐口	5		
			准确扣在已经选定的部位,罐内形成负压,吸附力强,安全熄火,点燃的明火稳妥、迅速地投入小口瓶	10		
	观察	5	随时检查火罐吸附情况,局部皮肤红紫的程度,皮肤有无烫伤或小水泡;留罐时间10分钟,询问患者的感觉	5		
	起罐	5	起罐方法正确	5		
操作后	整理	8	整理床单位,合理安排体位	3		
			清理用物,归还原处,洗手,火罐处理符合要求	5		
	评价	5	拔罐部位准确,操作熟练,皮肤情况,局部皮肤吸附力,患者感觉	5		
	记录	2	按要求记录及签名	2		
评价		5	操作熟练;拔罐部位方法正确,手法稳、准、快	5		
理论提问		10	回答全面、正确	10		
总分		100				

三、涂药法

护理常规

【定义】

涂药法是将各种外用药物直接涂于患处的一种技术操作。其剂型有水剂、酊剂、油剂、膏剂等。

【常用部位】

各种疮疡、疖肿、烫伤及皮肤病等患处：祛风除湿、解毒消肿、止痒镇痛。肛周：祛腐生肌、消肿止痛、清热解毒、活血化瘀。阴道：生肌、收敛、消炎。

【功效】

涂药法利用涂在患处的药物开发毛窍腠理，宣通皮肤、脉络、气血，具有祛风除湿、解毒消肿、止痒镇痛、温经活血、散寒通络等功效。

【主治】

1. Ⅰ期压疮、静脉炎、各种皮肤病、疮疡、疖肿，以及蚊虫咬伤、水火烫伤等。

2. 混合痔、肛瘘、肛周脓肿、肛裂等肛周疾患及术后的创面愈合。

3. 宫颈炎、宫颈糜烂。

4. 骨关节疾病、关节肿痛、软组织损伤、急慢性扭挫伤等。

【操作要点】

1. 根据涂药部位，取合理体位，暴露涂药部位，注意保暖。

2. 涂药前需清洁局部皮肤。

3. 涂药不宜过厚、过多，以防毛孔闭塞。

4. 涂药后观察患处，如有丘疹、奇痒或局部肿胀等过敏现象时，停止用药，并将药物拭净或清洗，遵医嘱内服或外用抗过敏药物。

【注意事项】

刺激性较强的药物不可涂于面部。婴幼儿忌用。对某种药物有皮肤过敏者禁用。

涂药法操作流程图

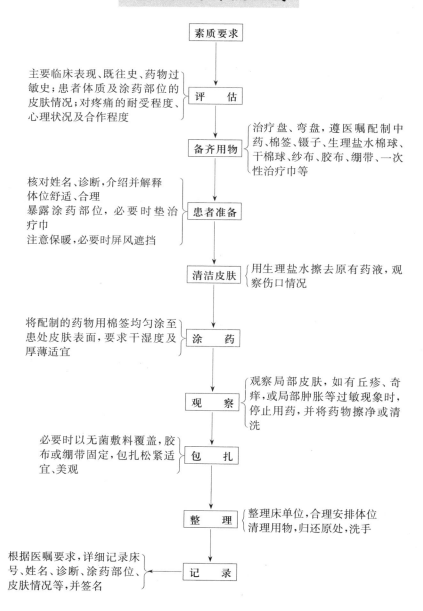

素质要求

主要临床表现、既往史、药物过敏史；患者体质及涂药部位的皮肤情况；对疼痛的耐受程度、心理状况及合作程度 —— **评　估**

备齐用物 —— 治疗盘、弯盘，遵医嘱配制中药、棉签、镊子、生理盐水棉球、干棉球、纱布、胶布、绷带、一次性治疗巾等

核对姓名、诊断，介绍并解释
体位舒适、合理
暴露涂药部位，必要时垫治疗巾
注意保暖，必要时屏风遮挡 —— **患者准备**

清洁皮肤 —— 用生理盐水擦去原有药液，观察伤口情况

将配制的药物用棉签均匀涂至患处皮肤表面，要求干湿度及厚薄适宜 —— **涂　药**

观　察 —— 观察局部皮肤，如有丘疹、奇痒，或局部肿胀等过敏现象时，停止用药，并将药物擦净或清洗

必要时以无菌敷料覆盖，胶布或绷带固定，包扎松紧适宜、美观 —— **包　扎**

整　理 —— 整理床单位，合理安排体位
清理用物，归还原处，洗手

根据医嘱要求，详细记录床号、姓名、诊断、涂药部位、皮肤情况等，并签名 —— **记　录**

涂药法操作评分标准

项目		分值	要　求	标准分	得分	备注
素质要求		10	仪表大方,举止端庄,态度和蔼	5		
			服装、衣帽整洁	5		
操作前	护士	7	洗手,戴口罩	2		
			遵照医嘱要求,对患者评估正确、全面	5		
	物品	6	治疗盘,弯盘,药物,棉签,镊子,棉球,纱布,胶布,绷带	6		
	患者	12	核对姓名、诊断,介绍并解释,患者理解与配合	6		
			体位舒适、合理,暴露涂药部位,保暖	6		
操作中	清洁皮肤	19	执行无菌操作,取镊子、清洗方法正确	8		
			揭去原来敷料,方法正确	5		
			用盐水棉球擦去原药迹	4		
			观察伤口情况	2		
	准备药物	9	再次核对涂药部位	4		
			将药物摇匀(水剂)或调匀(膏药)	5		
	涂药	7	涂药正确,薄厚均匀不污染衣物	5		
			包扎松紧适宜、美观	2		
操作后	整理	8	整理床单位,合理安排体位	3		
			清理用物,归还原处,洗手	5		
	评价	5	涂药方法、部位的正确,皮肤清洁情况,患者感受,用药效果	5		
	记录	2	按要求记录及签名	2		
评价		5	操作正确、熟练,动作轻巧	5		
理论提问		10	回答全面、正确	10		
总分		100				

四、刮痧法

【定义】

刮痧法是应用边缘钝滑的器具,如牛角刮板、瓷匙等物,在患者体表一定部位反复刮动,使局部皮下出现瘀斑,从而达到疏通腠理、逐邪外出为目的的一种技术操作。

【常用部位】

颈背部:疏通腠理、清热解表、逐邪外出。眉心、太阳穴:醒神救厥。双侧曲池、合谷:健脾和胃、行气止痛。

【功效】

刮痧法通过在皮肤上反复刮动,使脏腑秽浊之气通达于外,促使周身气血通畅,达到疏通腠理、醒神救厥、清热解表、健脾和胃、行气止痛等功效。

【主治】

1. 痧症:多发于夏秋两季,微热形寒,头昏、恶心、呕吐,胸腹或胀或痛,甚则上吐下泻,多起病突发。

2. 中暑,降温。

【操作要点】

1. 刮痧的器具边缘必须光滑、圆钝,若有破损或毛糙,不得使用,以免刮破皮肤。

2. 刮痧疗法的体位可根据需要而定,一般有仰卧、俯卧、仰靠、俯靠等,以患者舒适为度。

3. 操作时,应取单向刮动,用力均匀,轻重以患者能忍受为度,以皮肤呈现红、紫色痧点为宜。背部、腰腹部刮痧时应注意不要过多暴露,以免受凉。

4. 刮痧的条数多少,应视具体情况而定,一般每处刮2～4条,每条长 2～3 寸即可。

  5. 刮痧过程中,应观察患者面色、脉象、汗出等情况,如有异常应立即停止操作,及时处理。

  6. 刮痧后注意保暖,卧床休息。饮食宜清淡,忌食生冷油腻之品。

【注意事项】

  凡体弱病重、体型过于消瘦、有出血倾向及皮肤病变处等禁用此法。

现代中西医护理操作技能

刮痧法操作流程图

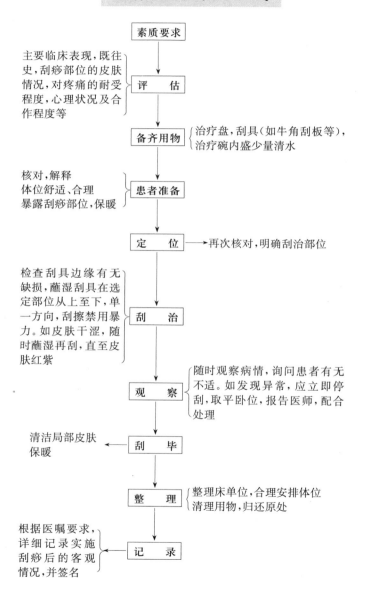

素质要求

主要临床表现,既往史,刮痧部位的皮肤情况,对疼痛的耐受程度,心理状况及合作程度等 → 评　估

备齐用物 → 治疗盘,刮具(如牛角刮板等),治疗碗内盛少量清水

核对,解释
体位舒适、合理
暴露刮痧部位,保暖 → 患者准备

定　位 → 再次核对,明确刮治部位

检查刮具边缘有无缺损,蘸湿刮具在选定部位从上至下,单一方向,刮擦禁用暴力。如皮肤干涩,随时蘸湿再刮,直至皮肤红紫 → 刮　治

观　察 → 随时观察病情,询问患者有无不适。如发现异常,应立即停刮,取平卧位,报告医师,配合处理

清洁局部皮肤
保暖 ← 刮　毕

整　理 → 整理床单位,合理安排体位清理用物,归还原处

根据医嘱要求,详细记录实施刮痧后的客观情况,并签名 ← 记　录

刮痧法操作评分标准

项目		分值	要 求	标准分	得分	备注
素质要求		10	仪表大方,举止端庄,态度和蔼	5		
			服装、鞋帽整洁	5		
操作前	护士	7	遵照医嘱要求,对患者评估正确、全面	5		
			洗手,戴口罩	2		
	物品	6	治疗盘,刮具(如牛角刮板等),治疗碗内盛少量清水	6		
	患者	12	核对姓名、诊断,介绍并解释,患者理解与配合	6		
			体位舒适、合理,暴露刮痧部位,保暖	6		
操作中	定位	5	再次核对;明确刮治部位	5		
	手法	20	刮治手法运用正确	10		
			刮治方向符合要求	5		
			刮至局部皮肤出现发红或红紫色痧点,刮治时间合理	5		
	观察	5	观察局部皮肤及病情变化,询问患者有无不适	5		
	刮毕	5	清洁局部皮肤,保暖	5		
操作后	整理	8	整理床单位,合理安排体位	3		
			清理用物,归还原处,洗手	5		
	评价	5	刮法部位准确,操作熟练,刮出痧点,皮肤情况,患者感受,目标达到的程度	5		
	记录	2	按要求记录及签名	2		
评价		5	操作正确、熟练,运用刮法正确,用力均匀	5		
理论提问		10	回答全面、正确	10		
总分		100				

五、耳针法(耳穴埋豆)

护 理 常 规

【定义】

耳针法(耳穴埋豆)是采用物品(如王不留行、菜籽等)刺激耳郭上的穴位或反应点,通过经络传导,达到防治疾病目的的一种操作方法。

【常用部位】

大肠、小肠、胃、贲门、脾、肺、三焦、内分泌、神门、交感:清热利湿、健脾调胃、理气通便。神门、皮质下、交感、心、肾:安神。心、冠状动脉后(位于三角窝内侧和耳轮脚末端)、小肠、前列腺后穴:理气、活血、止痛。

【功效】

解除或缓解各种急、慢性疾病的临床症状,通过其疏通经络,调整脏腑气血功能,促进机体的阴阳平衡,达到防病治病的功效。

【主治】

1. 各种原因引起的高血压、失眠。
2. 胃痛,腹胀、便秘,腹腔积液。
3. 感冒、咳嗽。
4. 功能紊乱,如眩晕、月经不调。
5. 变态反应性疾病,如哮喘。

【操作要点】

1. 遵医嘱选择耳穴部位,并探查耳穴。

2. 耳穴埋豆期间,教会患者用手定时按压,进行刺激,以加强疗效。

3. 局部皮肤出现红色粟粒样丘疹、对胶布过敏伴有痒感者,可将胶布取下,休息 3～5 天后再贴。必要时加贴肾上腺穴,或遵医嘱予氯苯那敏(扑尔敏)等抗过敏药物。

4. 起针后用无菌干棉球按压针孔片刻，以防出血。涂以安尔碘消毒，预防感染。

【注意事项】

凡严重心脏病者，有严重器质性疾病和（或）伴严重贫血者，以及外耳炎症、湿疹、溃疡、冻疮者，妊娠妇女、有习惯性流产史者禁用。

现代中西医护理操作技能

耳针法（耳穴埋豆）操作流程图

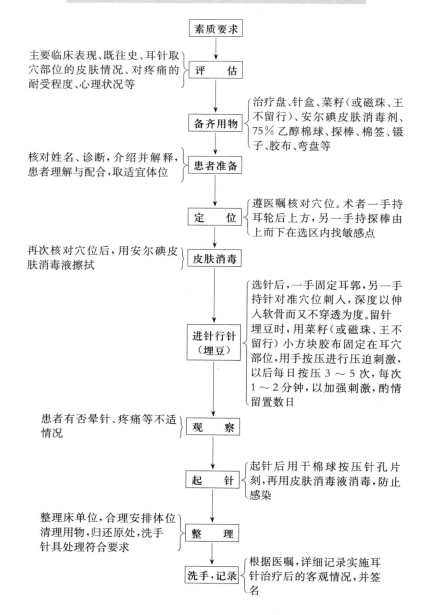

素质要求

↓

主要临床表现、既往史、耳针取 ⎱ **评　估**
穴部位的皮肤情况、对疼痛的
耐受程度、心理状况等

↓

备齐用物 ⎰ 治疗盘、针盒、菜籽（或磁珠、王
不留行）、安尔碘皮肤消毒剂、
75％乙醇棉球、探棒、棉签、镊
子、胶布、弯盘等

↓

核对姓名、诊断，介绍并解释，⎱ **患者准备**
患者理解与配合，取适宜体位

↓

定　位 ⎰ 遵医嘱核对穴位。术者一手持
耳轮后上方，另一手持探棒由
上而下在选区内找敏感点

↓

再次核对穴位后，用安尔碘皮 ⎱ **皮肤消毒**
肤消毒液擦拭

↓

进针行针
（埋豆） ⎰ 选针后，一手固定耳郭，另一手
持针对准穴位刺入，深度以伸
入软骨而又不穿透为度。留针
埋豆时，用菜籽（或磁珠、王不
留行）小方块胶布固定在耳穴
部位，用手按压进行压迫刺激，
以后每日按压3～5次，每次
1～2分钟，以加强刺激，酌情
留置数日

↓

患者有否晕针、疼痛等不适 ⎱ **观　察**
情况

↓

起　针 ⎰ 起针后用干棉球按压针孔片
刻，再用皮肤消毒液消毒，防止
感染

↓

整理床单位，合理安排体位 ⎱ **整　理**
清理用物，归还原处，洗手
针具处理符合要求

↓

洗手，记录 ⎰ 根据医嘱，详细记录实施耳
针治疗后的客观情况，并签
名

耳针法（耳穴埋豆）操作评分标准

项目		分值	要　求	标准分	得分	备注
素质要求		10	仪表大方，举止端庄，态度和蔼	5		
			服装、鞋帽整洁	5		
操作前	护士	7	遵照医嘱要求，对患者评估正确、全面	5		
			洗手，戴口罩	2		
	物品	6	治疗盘，针盒，皮肤消毒液，棉球，探棒，棉签，镊子，胶布，弯盘	6		
	患者	12	核对姓名、诊断，介绍并解释，患者理解与配合	6		
			体位舒适、合理	6		
操作中	定穴	10	术者一手持耳轮后上方	5		
			另一手持探棒由上而下在选区内找敏感点	5		
	皮肤消毒	3	再次核对穴位后，用皮肤消毒液擦拭（其范围视耳郭大小而定）	3		
	行针	15	选针后符合进针、行针方法（埋豆方法正确）	15		
	观察	2	患者有无晕针、疼痛等不适情况	2		
	起针	5	符合起针要求（留针处有感染时及时处理）	5		
操作后	整理	8	整理床单位，合理安排体位	3		
			清理用物，归还原处，洗手，针具处理符合要求	5		
	评价	5	选穴准确，操作熟练，局部严格消毒，体位合理，患者感觉，目标达到的程度	5		
	记录	2	按要求记录及签名	2		
评价		5	操作熟练、轻巧；选穴正确，运用针刺手法正确	5		
理论提问		10	回答全面、正确	10		
总分		100				

21

六、穴位按摩法

护 理 常 规

【定义】

穴位按摩是在中医基本理论指导下,运用手法作用于人体穴位。通过局部刺激,可疏通经络,调动机体抗病能力,从而达到防病治病、保健强身目的的一种技术操作。

【常用部位】

印堂穴:醒脑、祛除头痛,通血络。

阳白穴:清头明目,祛风泄热。

太阳穴:解除疲劳,振奋精神,止痛醒脑。

迎香穴:祛风通窍,理气止痛。

合谷穴:调经气,和胃腑,平复呃逆,补气固脱,益气回阳,补气安神。

百会穴:调节机体阴阳平衡,醒脑开窍,安神定志,升阳举陷,通督定痫。

涌泉穴:散热生气。

手三里穴:润化脾燥,生发脾气,通经活络,清热明目,调理肠胃。

足三里穴:调理脾胃,补中益气,通经活络,疏风化湿,扶正祛邪。

人中穴:急救昏厥要穴。

天枢穴:益气健脾。

委中穴:行气止痛。

内关穴:保护心脏。

尺泽穴:散热去痛。

期门、中脘穴:疏肝理气,健脾和胃。

【功效】

穴位按摩通过局部刺激,疏通经络,达到调节阴阳,补虚泻实,消积除满,舒经活血,止逆、止吐、止痛等功效。

22

【主治】

1. 头痛,眩晕,失眠,高血压。

2. 鼻塞,鼻炎,鼻部疾病。

3. 目赤肿痛,视物模糊,眼睑眴动。

4. 牙痛、口腔炎、口歪、慢性咽炎、急性扁桃体炎、咽喉肿痛等。

5. 经闭,滞产。

6. 腰痛,肩臂痛,上肢麻痹,半身不遂。

7. 腹痛、腹胀、便秘、腹泻、腹腔积液、肠麻痹、消化不良、恶心等。

8. 下肢痿痹,癫狂,中风。

9. 心悸,气短,心律失常。

10. 癫狂,中风昏迷,小儿惊风。

11. 肺经热引起的咳嗽气喘、胸部胀痛等病症。

【操作要点】

1. 操作前应修剪指甲,以防损伤患者皮肤。

2. 根据患者的症状、发病部位、年龄及耐受性,选用适宜的手法和刺激强度进行按摩,手法运用正确,压力、频率摆动幅度均匀,动作灵活,时间合理。

3. 在行腹、腰部按摩前嘱患者排空二便。

4. 操作过程中观察患者对手法的反应,若有不适,应及时调整手法或停止操作,以防发生意外。

【注意事项】

凡各种出血性疾病、感染、急性传染病、妇女月经期、孕妇腰腹、皮肤破损及瘢痕、骨折早期等不应按摩。

穴位按摩法操作流程图

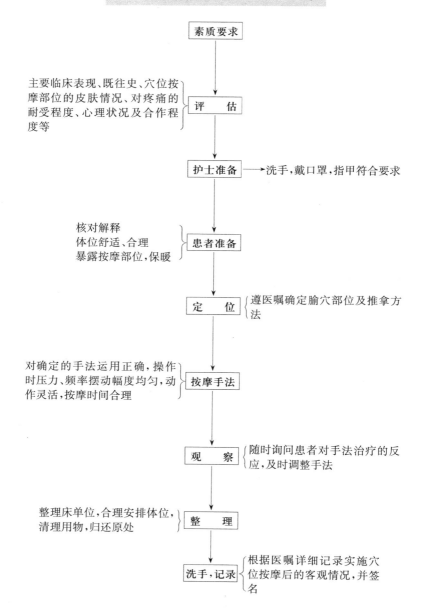

素质要求

主要临床表现、既往史、穴位按
摩部位的皮肤情况、对疼痛的
耐受程度、心理状况及合作程
度等 } 评　估

护士准备 → 洗手,戴口罩,指甲符合要求

核对解释
体位舒适、合理
暴露按摩部位,保暖 } 患者准备

定　位 { 遵医嘱确定腧穴部位及推拿方
法

对确定的手法运用正确,操作
时压力、频率摆动幅度均匀,动
作灵活,按摩时间合理 } 按摩手法

观　察 { 随时询问患者对手法治疗的反
应,及时调整手法

整理床单位,合理安排体位,
清理用物,归还原处 } 整　理

洗手,记录 { 根据医嘱详细记录实施穴
位按摩后的客观情况,并签
名

穴位按摩法操作评分标准

项目		分值	要　求	标准分	得分	备注
素质要求		10	仪表大方,举止端庄,态度和蔼	5		
			服装、鞋帽整洁	5		
操作前	护士	13	遵照医嘱要求,对患者评估正确、全面	5		
			洗手,戴口罩	2		
			指甲符合要求	6		
	患者	12	核对姓名、诊断,介绍并解释,患者理解与配合	6		
			体位舒适、合理,暴露按摩部位,保暖	6		
操作中	定位	10	再次核对;准确选择腧穴部位及按摩手法	10		
	手法	20	根据手法要求和腧穴部位的不同,正确运用	10		
			用力均匀,禁用暴力,按摩时间合理	10		
	观察	5	随时询问对手法反应,及时调整或停止操作	5		
操作后	整理	6	整理床单位,合理安排体位	3		
			清理用物,归还原处,洗手	3		
	评价	7	取穴准确,所选穴位与手法,患者感受及目标达到的程度	7		
	记录	2	按要求记录及签名	2		
评价		5	操作正确、熟练,运用手法正确,用力均匀	5		
理论提问		10	回答全面、正确	10		
总分		100				

七、湿敷法

【定义】

湿敷法是将无菌纱布用药液浸透，敷于局部，以达到疏通腠理、清热解毒、消肿散结等目的的一种技术操作。

【常用部位】

外科肿疡及皮肤患处：疏通腠理、清热解毒、消肿散结、温经活血敛疮。肛周：消肿止痛、行气导滞。

【功效】

湿敷法通过将不同疗效的药液敷于患处，促进局部消肿散结、温经活血，达到抑制渗出、收敛止痒、消肿止痛、控制感染、促进皮肤愈合等功效。

【主治】

1. 肛门及肛门周围疾患，如混合痔、肛裂、肛瘘等，以及肛门术后创面。

2. 静脉炎、丹毒、痈、皮下瘀血、颜面痈肿、臁疮、压疮、烧伤、虫咬螫伤、带状疱疹、湿疹、剥脱性皮炎、小儿麻疹、麦粒肿、天行赤眼等。

3. 各种闭合性损伤、肢体经络病、扭挫伤、筋骨关节劳损、各种痛证等。

【操作要点】

1. 注意药液温度，防止烫伤或冻伤。

2. 定时用无菌镊子夹取纱布浸药后淋药液于敷布上，保持湿润及温度。

3. 观察局部皮肤情况，保持湿敷有效性（时间、部位、湿度）。

4. 治疗过程中观察局部皮肤反应，如出现苍白、红斑、水泡、疼痛、破溃、瘙痒等症状时，立即停止治疗，报告医师，配合处理。

【注意事项】

1. 凡疮疡脓肿迅速蔓延、大疱性皮肤病、表皮剥脱松懈症及对湿敷药物过敏者禁用。

2. 局部血液循环明显不良、慢性炎症或深部有化脓病灶时,枕后、耳郭、阴囊处忌用冷敷;对冷敏感、心脏病及体质虚弱者应慎用冷敷。

3. 急性腹部疼痛尚未明确诊断前、面部危险三角区感染时、各种脏器内出血时忌用热敷。

4. 婴幼儿,老年人,昏迷、意识不清等患者,慎用冷热湿敷。

湿敷法操作流程图

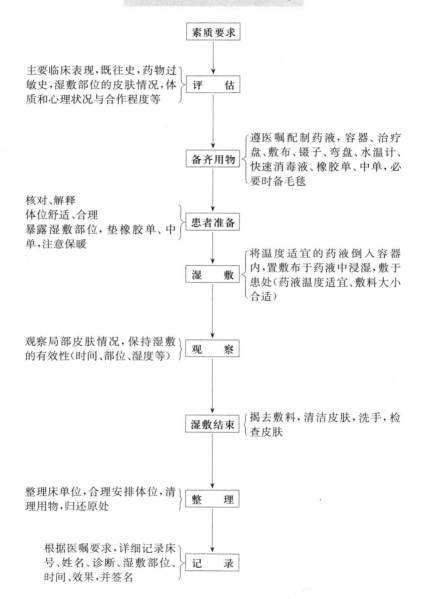

素质要求

主要临床表现,既往史,药物过敏史,湿敷部位的皮肤情况,体质和心理状况与合作程度等 ⎱ 评 估

遵医嘱配制药液,容器、治疗盘、敷布、镊子、弯盘、水温计、快速消毒液、橡胶单、中单,必要时备毛毯 ⎰ 备齐用物

核对、解释
体位舒适、合理
暴露湿敷部位,垫橡胶单、中单,注意保暖 ⎱ 患者准备

将温度适宜的药液倒入容器内,置敷布于药液中浸湿,敷于患处(药液温度适宜、敷料大小合适) ⎰ 湿 敷

观察局部皮肤情况,保持湿敷的有效性(时间、部位、湿度等) ⎱ 观 察

揭去敷料,清洁皮肤,洗手,检查皮肤 ⎰ 湿敷结束

整理床单位,合理安排体位,清理用物,归还原处 ⎱ 整 理

根据医嘱要求,详细记录床号、姓名、诊断、湿敷部位、时间、效果,并签名 ⎱ 记 录

28

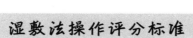

湿敷法操作评分标准

项目		分值	要　求	标准分	得分	备注
素质要求		10	仪表大方,举止端庄,态度和蔼	5		
			服装、鞋帽整洁	5		
操作前	护士	7	遵照医嘱要求,对患者评估正确、全面	2		
			洗手,戴口罩	5		
	物品	6	治疗盘,药液及容器,敷布,镊子,弯盘,橡胶单,中单	6		
	患者	12	核对姓名、诊断,介绍并解释,患者理解与配合	6		
			体位舒适、合理,暴露湿敷部位,保暖	6		
操作中	湿敷	20	再次核对湿敷部位	5		
			药液温度适宜	5		
			敷料大小合适	3		
			湿敷时间、部位正确	5		
			未沾湿患者衣裤、床单	2		
	观察	15	观察局部皮肤反应	5		
			敷布的湿度适当	5		
			湿敷部位频频淋湿	5		
操作后	整理	8	整理床单位,合理安排体位	3		
			清理用物,归还原处,洗手	5		
	评价	5	湿敷部位准确,皮肤清洁情况,患者感受,目标达到的程度	5		
	记录	2	按要求记录及签名	2		
评价		5	操作正确、熟练,动作轻巧	5		
理论提问		10	回答全面、正确	10		
总分		100				

八、熏洗法

护理常规

【定义】

熏洗法是将药物煎汤,趁热在患处熏蒸、淋洗,以达到疏通腠理、祛风除湿、清热解毒、杀虫止痒目的的一种技术操作。

【常用部位】

会阴部:疏通经络、祛风除湿、活血化瘀、消肿止痛。肛门及肛门周围皮肤:清热利湿、燥湿敛疮、消肿止痛。下肢:活血化瘀、通络止痛、利湿消肿、改善肢体微循环。

【功效】

熏洗法通过将药液加热,使药蒸汽熏蒸患部,并用药水淋洗,借助热力和药力综合作用渗入局部,达到温通经络、消肿止痛、清热解毒、燥湿敛疮等功效。

【主治】

1. 巴氏腺囊/脓肿、外阴肿块、大阴唇粘连等。

2. 肛门及肛门周围疾患,如混合痔、肛裂、肛瘘等,以及肛门术后创面。

3. 闭塞性动脉硬化症、糖尿病肢体血管病变、血栓性浅静脉炎、下肢深静脉血栓形成稳定期及后遗症、各种血管炎、淋巴水肿等多种周围血管疾病。

【操作要点】

1. 熏洗药温不宜过热,温度适宜,以防烫伤。

2. 观察会阴部皮肤、创面情况(湿疹、皮疹、烫伤),药液温度,治疗时间,以及患者全身情况。

3. 在伤口部位进行熏洗时,按无菌技术操作进行。

4. 包扎部位熏洗时,应揭去敷料。熏洗完毕后,更换消毒敷料。

【注意事项】

　　女患者月经期或阴道出血、妊娠后期及盆腔急性炎症期忌熏洗；餐前、餐后半小时内不宜熏洗；年老者，以及心、肺、脑病患者，体质虚弱、水肿患者不可单独熏洗，且熏洗时间不宜过长，以防虚脱。

熏洗法操作流程图

素质要求

主要临床表现,既往史,药物过敏史,体质,熏洗部位的皮肤情况,心理状况及合作程度等,女性患者胎、产、经、带情况 ⟩ **评 估**

备齐用物 ⟨ 治疗盘、熏洗药液、熏洗盆、水温计、镊子、弯盘、纱布或毛巾、大浴巾、热水,冷水,必要时备屏风、毛毯、量杯、快速消毒剂等

核对,解释,取适宜体位,松开衣着,暴露熏洗部位,注意保暖,必要时盖上毛毯或屏风遮挡 ⟩ **患者准备**

定 位 ⟨ 遵医嘱配制药液,核对,确定熏洗部位

患部对准熏洗盆,药温为 50～70℃。有敷料者,应揭去敷料,熏洗完毕重新更换敷料。药液偏凉时,随时更换。熏洗时间 20～30 分钟 ⟩ **熏 洗**

观 察 ⟨ 观察创面情况,有无湿疹、皮疹、烫伤,其药液温度、治疗时间,以及患者全身情况,询问患者有无不适

清洁局部皮肤并擦干,必要时更换敷料 ⟩ **熏 毕**

整理床单位 ⟩ 协助患者穿好衣裤,安置舒适体位

清理物品

根据医嘱要求,详细记录床号、姓名、诊断、熏洗部位、皮肤情况等,并签名 ⟩ **洗手,记录**

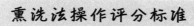

熏洗法操作评分标准

项目		分值	要 求	标准分	得分	备注
素质要求		10	仪表大方,举止端庄,态度和蔼	5		
			服装、鞋帽整洁	5		
操作前	护士	7	遵照医嘱要求,对患者评估正确、全面	5		
			洗手,戴口罩	2		
	物品	6	治疗盘、药液、盛放药液容器、水温计等	6		
	患者	12	核对姓名、诊断,介绍,并解释,患者理解与配合	6		
			体位舒适、合理,暴露熏洗部位,保暖	6		
操作中	定位	5	再次核对;确定熏洗部位及手法	5		
	手法	22	熏洗方法运用正确	10		
			药液温度适宜	5		
			药液量适宜	2		
			药液未沾湿患者衣裤、被单;熏洗时间适宜	5		
	观察	5	观察药液温度及病情变化,询问患者有无不适	5		
	熏毕	3	清洁局部皮肤、擦干	3		
操作后	整理	8	整理床单位,合理安排体位	3		
			清理用物,归还原处,洗手	5		
	评价	5	熏洗部位准确,皮肤清洁情况,患者感受,目标达到的程度	5		
	记录	2	按要求记录及签名	2		
评价		5	操作正确、熟练、轻巧	5		
理论提问		10	回答全面、正确	10		
总分		100				

九、中药熏药

护 理 常 规

【定义】

中药熏药是利用中药的药力,通过超声雾化渗入人体皮肤、黏膜,达到疏通腠理、祛风除湿、清热解毒、醒脑通窍的一种技术操作。

【常用部位】

颈部、肩部、腰背部:温经散寒、疏通经络、活血化瘀。鼻:祛风除湿、醒脑通窍。

【功效】

中药熏药通过恒定的温热刺激皮肤,将蒸汽中含有的中药成分渗透到肌肤、孔窍、经穴,达到温经散寒、祛风除湿、疏通经络、活血化瘀、醒脑通窍等功效。

【主治】

1. 腰椎间盘突出症、急性腰扭伤、慢性腰肌劳损、颈椎病、肩周炎等。

2. 鼻窦炎,慢性鼻炎,过敏性鼻炎。

【操作要点】

1. 熏药时要将雾气集中在所熏部位上。

2. 在熏药过程中,观察患者的反应,了解其生理和心理感受。若感到不适,应立即停止,协助患者卧床休息。

3. 熏药过程中避免直接吹风。

4. 加强营养,注意补充水分或温度适中的果汁和淡盐水。

【注意事项】

熏药期间禁烟,忌生冷海鲜类饮食。高热大汗、皮肤病、有出血倾向、有脏器内出血时禁用。

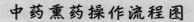

中药熏药操作流程图

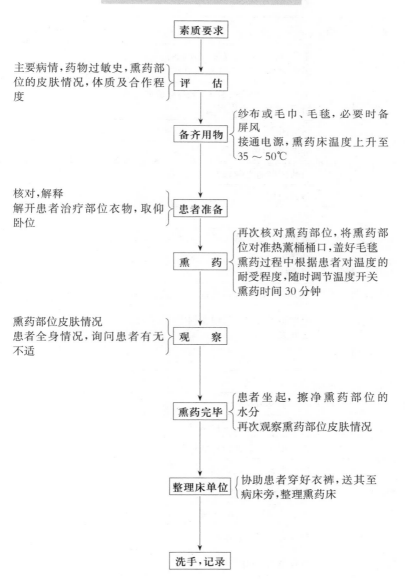

素质要求

主要病情,药物过敏史,熏药部位的皮肤情况,体质及合作程度 ⎱ 评　估

备齐用物 ⎰ 纱布或毛巾、毛毯,必要时备屏风
接通电源,熏药床温度上升至35～50℃

核对,解释
解开患者治疗部位衣物,取仰卧位 ⎱ 患者准备

熏　药 ⎰ 再次核对熏药部位,将熏药部位对准热熏桶桶口,盖好毛毯
熏药过程中根据患者对温度的耐受程度,随时调节温度开关
熏药时间30分钟

熏药部位皮肤情况
患者全身情况,询问患者有无不适 ⎱ 观　察

熏药完毕 ⎰ 患者坐起,擦净熏药部位的水分
再次观察熏药部位皮肤情况

整理床单位 ⎰ 协助患者穿好衣裤,送其至病床旁,整理熏药床

洗手,记录

中药熏药操作评分标准

项目		分值	要　求	标准分	得分	备注
素质要求		5	服装、鞋帽整洁;仪表大方,举止端庄 语言柔和恰当,态度和蔼可亲	3 2		
评估		10	主要病情,药物过敏史,熏药部位的皮肤情况,体质及合作程度	10		
操作前		10	核对医嘱	2		
			洗手,戴口罩	2		
			熏药床接通电源,调节温度,备用	3		
			备齐用物	3		
操作中	患者准备	10	核对,解释	5		
			解开患者治疗部位衣物,卧位正确,注意保暖	5		
	操作要点	40	再次核对熏药部位	3		
			将熏药部位对准热熏桶口,盖好毛毯	4		
			根据患者对温度的耐受程度,随时调节温度开关	9		
			时间、温度准确	8		
			观察皮肤情况	5		
			观察全身情况	5		
			完毕后擦净热敷部位水分	3		
			再次观察熏药部位皮肤情况	3		
操作后		10	协助患者穿衣,送至病床旁	3		
			整理熏药床,物归原处	3		
			洗手,脱口罩,记录正确	4		
评价		5	动作轻巧、稳当、准确	5		
理论提问		10	回答全面、正确	10		
总分		100				

十、牵引（颈椎、腰椎）

护 理 常 规

【定义】

牵引是用特制的牵引带和装置，对人体某部位进行牵拉的一种技术操作。其装置可利用重锤、弹簧秤或旋紧螺旋杆作为牵引力的非机动牵引床，或使用电子装置自控的机动牵引床。

【常用部位】

颈椎，腰椎。

【功效】

牵引是利用体重形成与牵引力方向相反的对抗牵引力，增大椎体间隙和椎间孔，达到解除神经根压迫、缓解肌肉痉挛，使凸出的椎间盘复位的功效。

【主治】

1. 颈椎病。

2. 腰椎间盘突出症。

【操作要点】

1. 牵引前不宜进食过饱。

2. 牵引过程中观察牵引部位皮肤情况，防止皮肤出现水疱、破溃和压疮。

3. 牵引带应松紧适宜，太松易滑脱，太紧妨碍血运，注意观察牵引肢体远端感觉、运动及循环状况。

4. 保持牵引有效，观察肢体位置是否正确，牵引是否有效，如有情况及时处理。

5. 注意保暖，在保暖时被毯类衣物等不压迫牵引绳。

6. 牵引重量要适度，以自身能承受强度为原则。

【注意事项】

年老体弱、全身状况不佳者慎用牵引。结核、肿瘤等骨质破坏及骨质疏松症患者禁用牵引。

牵引（颈椎、腰椎）操作流程图

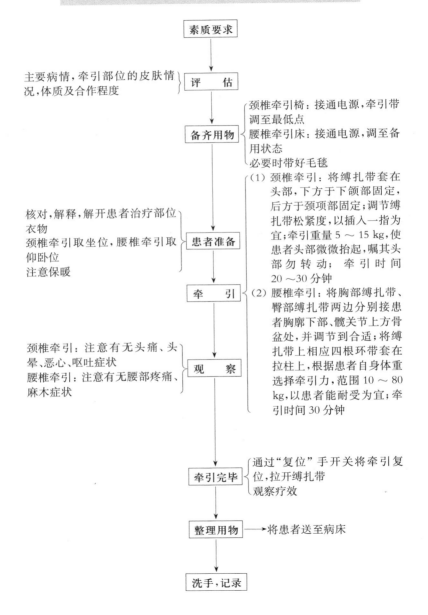

素质要求

主要病情,牵引部位的皮肤情 ⟩ 评　估
况,体质及合作程度

颈椎牵引椅:接通电源,牵引带
调至最低点
备齐用物 ⟩ 腰椎牵引床:接通电源,调至备
用状态
必要时带好毛毯

（1）颈椎牵引:将缚扎带套在
头部,下方于下颌部固定,
后方于颈项部固定;调节缚
核对,解释,解开患者治疗部位　　　　扎带松紧度,以插入一指为
衣物　　　　　　　　　　　　　宜;牵引重量 5 ～ 15 kg,使
颈椎牵引取坐位,腰椎牵引取 ⟩ 患者准备　　　　患者头部微微抬起,嘱其头
仰卧位　　　　　　　　　　　　部勿转动; 牵引时间
注意保暖　　　　　　　　　　　20 ～30 分钟
牵　引
（2）腰椎牵引:将胸部缚扎带、
臀部缚扎带两边分别接患
者胸廓下部、髋关节上方骨
盆处,并调节到合适;将缚
颈椎牵引:注意有无头痛、头 ⟩ 　　　　　　扎带上相应四根环带套在
晕、恶心、呕吐症状　　　　　　 观　察　　　拉柱上,根据患者自身体重
腰椎牵引:注意有无腰部疼痛、　　　　　选择牵引力,范围 10 ～ 80
麻木症状　　　　　　　　　　　kg,以患者能耐受为宜;牵
引时间 30 分钟

通过"复位"手开关将牵引复
牵引完毕 ⟩ 位,拉开缚扎带
观察疗效

整理用物 → 将患者送至病床

洗手,记录

牵引（颈椎、腰椎）操作评分标准

项目		分值	要　求	标准分	得分	备注
素质要求		5	服装、鞋帽整洁；仪表大方，举止端庄 语言柔和恰当，态度和蔼可亲	3 2		
评估		5	主要病情、牵引部位的皮肤情况，体质及合作程度	5		
操作前		10	核对医嘱	2		
			洗手，戴口罩	3		
			用物调节至备用状态	5		
操作中	患者准备	10	核对，解释	5		
			卧位正确，注意保暖	5		
	操作要点	40	缚扎位置准确，松紧适宜	10		
			牵引力选择恰当	10		
			通过手开关"牵引"，以患者耐受为宜	5		
			观察、询问患者有无不适	5		
			时间准确	5		
			完毕后将牵引复位，拉开缚扎带	5		
操作后		10	患者送至病床旁	3		
			整理用物	3		
			洗手，脱口罩，记录正确	4		
评价		10	动作轻巧、稳当、准确	10		
理论提问		10	回答全面、正确	10		
总分		100				

十一、中药坐浴

护理常规

【定义】

中药坐浴是将药物煎汤进行熏洗、浸渍，以促进经络畅通、气血调和，从而达到促进局部血液循环、减轻炎症与疼痛的一种技术操作。

【常用部位】

肛门及肛门周围皮肤：清热解毒、燥湿敛疮、消肿止痛。

【功效】

中药坐浴是利用药物、水温等理化作用，促进局部血液循环，清洁创面，缓解肛门括约肌痉挛，减轻疼痛，从而达到疏通经络、清热燥湿、活血化瘀、消肿止痛等功效。

【主治】

肛门及肛门周围疾患，如内痔、外痔、混合痔、肛裂、肛瘘、肛旁脓肿等，以及肛门术后创面。

【操作要点】

1. 熏洗前排空小便，注意保暖，保护隐私。
2. 注意药浴温度，防止烫伤。
3. 坐浴过程中观察患者全身情况（有无汗出、面赤、心慌等），创面和周围皮肤情况（湿疹、皮疹、烫伤、瘙痒等），如有异常，应及时与医师联系。

【注意事项】

女患者月经期或阴道出血、妊娠后期及盆腔急性炎症期忌用。

中药坐浴操作流程图

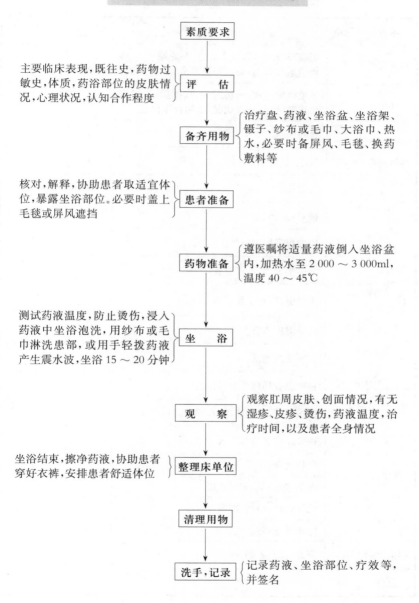

```
            素质要求
               ↓
主要临床表现,既往史,药物过    ┐
敏史,体质,药浴部位的皮肤情    ├  评  估
况,心理状况,认知合作程度      ┘
               ↓
                             ┐ 治疗盘、药液、坐浴盆、坐浴架、
                             │ 镊子、纱布或毛巾、大浴巾、热
            备齐用物          ├ 水,必要时备屏风、毛毯、换药
                             │ 敷料等
                             ┘
               ↓
核对,解释,协助患者取适宜体    ┐
位,暴露坐浴部位。必要时盖上    ├  患者准备
毛毯或屏风遮挡                ┘
               ↓
                             ┐ 遵医嘱将适量药液倒入坐浴盆
            药物准备          ├ 内,加热水至2 000～3 000ml,
                             ┘ 温度40～45℃
               ↓
测试药液温度,防止烫伤,浸入    ┐
药液中坐浴泡洗,用纱布或毛      │
巾淋洗患部,或用手轻拨药液      ├  坐  浴
产生震水波,坐浴15～20分钟     ┘
               ↓
                             ┐ 观察肛周皮肤、创面情况,有无
            观  察            ├ 湿疹、皮疹、烫伤,药液温度,治
                             ┘ 疗时间,以及患者全身情况
               ↓
坐浴结束,擦净药液,协助患者    ┐
穿好衣裤,安排患者舒适体位      ├  整理床单位
                             ┘
               ↓
            清理用物
               ↓
            洗手,记录          ┐ 记录药液、坐浴部位、疗效等,
                             ┘ 并签名
```

中药坐浴操作评分标准

项目		分值	要 求	标准分	得分	备注
素质要求		5	服装、鞋帽整洁,仪表大方,举止端庄 语言柔和恰当,态度和蔼可亲	3 2		
评估		10	主要临床表现,药物过敏史,体质,药浴部位皮肤情况,心理状况,认知合作程度	10		
操作前		10	核对医嘱	4		
			洗手,戴口罩	3		
			备齐用物	3		
操作中	患者准备	10	核对,解释	2		
			协助患者取适宜体位	5		
			暴露坐浴部位,注意保暖	3		
	药物准备	10	水量适宜,置于坐浴架	10		
	操作要点	25	药液温度适宜	5		
			正确坐浴泡洗	5		
			观察患者局部及全身情况	5		
			擦净药液,整理床单位,躺卧舒适	5		
			指导注意事项	5		
操作后		10	用物处理	5		
			洗手,脱口罩,记录正确	5		
评价		10	动作轻巧、稳当、准确	5		
			保证安全,防止烫伤	5		
理论提问		10	回答全面、正确	10		
总分		100				

十二、中药保留灌肠

护 理 常 规

【定义】

中药保留灌肠是指将中药灌肠液保留在直肠或结肠内,通过黏膜吸收起到治疗作用的一种技术操作。

【常用部位】

直肠,结肠。

【功效】

中药保留灌肠是通过肠黏膜吸收药液,达到清热解毒、攻积导滞、泻下通便、活血调经、祛瘀止痛、凉血消痈、清心除烦、养血安神等功效。

【主治】

1. 高热降温,镇静催眠,排便解毒,术前清洁肠道。

2. 慢性结肠炎、直肠周围脓肿、肠道易激综合征等。

3. 慢性盆腔炎、带下病、慢性前列腺炎、慢性肾脏疾病等。

【操作要点】

1. 了解病变部位,以便掌握灌肠的卧位、压力、肛管插入深度。

2. 插管前认真检查有无痔疮、肛裂等,插管动作要轻柔,以免损伤肠黏膜;嘱患者排空大、小便。

3. 插管中途如有腹胀或便意时,嘱深呼吸;如有受阻感,不得强行插入。

4. 药液注入速度应缓慢。注入太快,会刺激肠壁增强蠕动,使药液停留时间过短;注入太慢,药液易凉(尤其冬天),患者不易接受。

5. 灌肠过程中密切观察患者反应,发现异常,立即报告医师及时处理。

6. 灌肠后,嘱患者卧床休息,根据患者情况确定中药保留时间。

【注意事项】

肛门、直肠、结肠等手术后及排便失禁的患者均不宜做中药保留灌肠。

现代中西医护理操作技能

中药保留灌肠操作流程图

素质要求

主要病情、致病因素、治疗情况；心理认知、合作程度；肛周皮肤黏膜、排便情况；嘱患者排尿，有大便者排空 — 评　估

治疗盘：中药灌肠液、灌肠器、治疗碗、弯盘、肛管、纱布、凡士林、棉签、止血钳、草纸、橡皮单、治疗巾、水温计等 — 备齐用物

核对，解释，准备灌肠液，测温，患者取左侧卧位，抬高臀部，脱裤，垫橡皮单、治疗巾，屏风遮挡，保暖，注意保护隐私 — 患者准备

弯盘置于臀沿，润滑肛管前端，肛管后段夹止血钳；分开臀部，插入肛门15～20cm，稍停片刻 — 插　管

取中药灌肠液约200ml，温度39～41℃，分次抽吸入灌肠器，接上肛管一端，松止血钳，分次将中药药液缓慢注入肛管内 — 灌入药物

观　察 —→ 患者反应，药液注入情况

药液注完，分离肛管，反折肛管末端，用纱布包裹缓缓拔出，置于弯盘内，用草纸轻轻按压肛门，并嘱患者臀部抬高，保留1小时以上 — 拔　管

整理床单位 — 协助患者平卧，抬高臀部，整理床单位

清理用物

洗手，记录 — 记录灌肠液量、时间，灌肠后大便次数等

中药保留灌肠操作评分标准

项目		分值	要　求	标准分	得分	备注
素质要求		5	服装、鞋帽整洁,仪表大方,举止端庄 语言柔和恰当,态度和蔼可亲	3 2		
评估		10	病室环境,主要病情,肛周皮肤黏膜, 排便情况,心理意识,认知合作程度	10		
操作前		10	核对医嘱,洗手,戴口罩	5		
			备齐用物,嘱排二便	5		
操作中	患者准备	15	核对,解释	2		
			灌肠液温度适宜	5		
			体位正确,垫橡胶单、治疗巾	5		
			暴露肛门,注意保暖和隐私	3		
	操作要点	30	润滑肛管后止血钳夹闭	4		
			插管手法正确、深度适宜	5		
			固定肛管,灌入药物,手法正确	5		
			注意患者反应及药液注入情况	4		
			拔管时无污染,无回流	4		
			拔管后观察患者排便等情况	4		
			指导注意事项,卧位正确	4		
操作后		10	整理床单位,用物处理	5		
			洗手,脱口罩,记录	5		
评价		10	动作轻巧、稳当、准确	5		
			注意节力原则			
理论提问		10	回答全面、正确	10		
总分		100				

十三、烫熨（中药、盐粒、沙石）

护理常规

【定义】

烫熨法是将药物或其他物品加热后（中药、盐、沙石等）在人体局部或一定穴位,适时来回移动或回旋运转,来达到治疗的一种中医护理操作方法。

【常用部位】

胃脘部、腹部、背部肾俞穴、督脉等。

【功效】

烫熨法是利用温热之力,将药性通过体表毛窍透入经络、血脉,从而达到温经通络、活血行气、散热止痛、祛瘀消肿之功效。

【主治】

临床多用于慢性虚寒性胃痛、腹泻、癃闭,痿痹瘫痪、筋骨疼痛,以及肾阳不足、耳鸣头晕等病症。

【操作要点】

1. 烫熨温度适宜,不宜超过 70℃,年老、婴幼儿及感觉障碍者,温度不宜超过 50℃,以免烫伤。

2. 烫熨时由上而下、由右至左。开始时用力要轻,速度要快,待烫熨袋温度降低后可增加用力,速度减慢。

3. 在烫熨的过程中随时移动药袋,用力均匀,来回推熨。烫熨袋的热度不够时,及时加热。

4. 烫熨时间 15～30 分钟,随时询问患者对热感的反应,观察局部皮肤情况,防止烫伤。

【注意事项】

身体大血管处,皮肤损伤早期、溃疡、炎症、水疱等禁用烫熨。麻醉未清醒者、腹部包块性质不明,以及孕妇腹部、腰骶部,局部无知觉处或反应迟钝者不宜烫熨。

烫熨（中药、盐粒、沙石）操作流程图

```
                        ┌──────────┐
                        │  素质要求  │
                        └──────────┘
                             ↓
当前主要症状、临床表现、既往      ┌──────────┐
史及药物过敏史；患者体质及   ────│  评　估  │
热熨部位的皮肤情况；对疼痛      └──────────┘
的耐受程度；心理状况及合作         ↓                治疗盘，治疗卡，遵医嘱配制中
程度                        ┌──────────┐         药（或盐、沙石），炒具（竹筷或
                        │  备齐用物  │────     竹铲）、炒锅、电炉、布袋、凡士
                        └──────────┘         林、棉签，必要时备大毛巾、屏
核对药物                        ↓               风等
根据医嘱将药物搅拌后置于锅    ┌──────────┐
中，用文火炒至 60～70℃，装  ────│  药物准备  │
入纱布袋（大小 10cm×15cm）    └──────────┘
中，用大毛巾保温。待温度降至      ↓                核对姓名，解释排空小便，协助
45～50℃ 时，即可使用        ┌──────────┐         取适宜体位暴露热熨部位，注
                        │  患者准备  │────     意保暖，必要时屏风遮挡
                        └──────────┘
                             ↓
                        ┌──────────┐         局部涂凡士林，将药袋置于
遵医嘱确定药熨部位    ────│  定　位  │         患处（或相应穴位，以患侧为
                        └──────────┘         主）熨敷。随时移动药袋，用
                             ↓                力均匀来回推熨，时间 15～
                        ┌──────────┐         20 分钟
                        │  药　熨  │────
                        └──────────┘         开始时用力要轻，速度要快，
                             ↓                待药温降低后可增加用力，
观察患者对热感的反应、局    ┌──────────┐         速度减慢
部皮肤情况，一旦出现水疱，  ────│  观　察  │
立即停止，报告医师及时处    └──────────┘
理                           ↓
                        ┌──────────┐         清洁局部皮肤，协助患者衣
                        │ 整理床单位 │────     着，取舒适体位，整理床单位
                        └──────────┘
                             ↓
整理使用过的物品及器具      ┌──────────┐
进行消毒，归还原处    ────│  清理用物  │
                        └──────────┘
                             ↓
                        ┌──────────┐         根据医嘱，详细记录实施烫
                        │ 洗手，记录 │────     熨后的客观情况，并签名
                        └──────────┘
```

47

烫熨（中药、盐粒、沙石）操作评分标准

项目		分值	要　求	标准分	得分	备注
素质要求		10	服装、鞋帽整洁,仪表大方,举止端庄 语言柔和恰当,态度和蔼可亲	5 5		
操作前	护士	7	遵照医嘱要求,对患者评估正确、全面	5		
			洗手,戴口罩	2		
	物品	6	治疗盘、治疗卡,遵医嘱配制中药(或盐、沙石),炒具(竹筷或竹铲),炒锅、电炉、布袋、凡士林、棉签,必要时备大毛巾、屏风等	6		
	患者	12	核对姓名、诊断,介绍并解释,患者理解与配合	6		
			体位舒适、合理,暴露药熨部位,保暖	6		
操作中	定位	5	再次核对;遵医嘱确定药熨部位	5		
	药熨	20	操作手法规范,用力得当	15		
			温度适宜	5		
	观察	10	观察患者对热感的反应,局部皮肤情况,一旦出现水疱,立即停止,报告医师及时处理	10		
操作后	整理	8	整理床单位,合理安排体位	3		
			清理用物,归还原处,洗手	5		
	评价	5	药敷部位准确、操作熟练、皮肤情况、局部皮肤吸附力、患者感觉、目标达到的程度	5		
	记录	2	按要求记录及签名	2		
评价		5	操作熟练;药敷部位方法正确,手法规范	5		
理论提问		10	回答全面、正确	10		
总分		100				

十四、中药塌渍

护理常规

【定义】

塌渍疗法是塌疗和渍疗的组合,塌是将饱含药液的纱布或棉絮敷于患处,渍是将患处浸泡于药液之中,前者相当于现代常用的湿敷法,因两法往往同时进行,故两法合称之塌渍法。

【常用部位】

手掌,腕部,前臂,足部。

【功效】

塌渍法是通过辨证选用的不同药物,将药物煎汤趁热在患处进行淋洗、浸泡、湿敷,达到引邪外出、疏导腠理、通调血脉之功效。

【主治】

适用于外伤疼痛、关节炎、骨折后期、中风病、糖尿病、风湿病所致的肢体脉络受阻、功能障碍者;皮肤疾病:银屑病、湿疹、皮炎、结节性痒疹等。

【操作要点】

1. 药物充分浸泡,待温度降至 40～45℃,以手臂内侧试水温热而不烫为宜。

2. 对能浸泡的部位,用渍法;不能浸泡的部位用塌法,定时将浸湿的纱布,平敷于未浸着的部位进行湿敷和淋洗。塌渍时间 30 分钟。

3. 观察塌渍部位皮肤情况及患者全身反应,观察塌渍部位的皮肤有无皮疹、烫伤,以及药液温度,防止烫伤。

4. 物品使用后及时消毒,做到用具一人一份一消毒,避免交叉感染。

【注意事项】

1. 急性感染性疾病、出血性疾病,包括急性外伤出血禁止塌渍,皮肤破损者不宜操作。

2. 塌渍时注意避风保暖,保护隐私。

3. 塌渍前忌空腹,需排空小便;饭前、饭后 30 分钟内不宜进行塌渍。

4. 塌渍温度不宜过高,老人的反应较差,水温酌情降低,以防烫伤。

5. 注意药液的浓度不可太高,以免引起局部过敏反应,或降低局部皮肤组织的抗病能力。

中药塌渍操作流程图

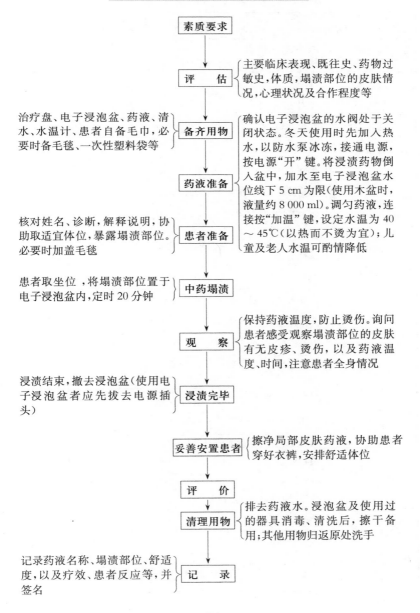

素质要求

评　估 ⎰ 主要临床表现、既往史、药物过
　　　　⎱ 敏史,体质,塌渍部位的皮肤情
　　　　　况,心理状况及合作程度等

治疗盘、电子浸泡盆、药液、清
水、水温计、患者自备毛巾,必 ⎰ 备齐用物
要时备毛毯、一次性塑料袋等 ⎱

　　　　　　　　　确认电子浸泡盆的水阀处于关
药液准备　　　　闭状态。冬天使用时先加入热
　　　　　　　　　水,以防水泵冰冻,接通电源,
　　　　　　　　　按电源"开"键。将浸渍药物倒
核对姓名、诊断,解释说明,协　入盆中,加水至电子浸泡盆水
助取适宜体位,暴露塌渍部位。⎰ 患者准备　位线下 5 cm 为限(使用木盆时,
必要时加盖毛毯　　　　　　　⎱　　　　　液量约 8 000 ml)。调匀药液,连
　　　　　　　　　　　　　　　　　　　　接按"加温"键,设定水温为 40
　　　　　　　　　　　　　　　　　　　　～ 45℃(以热而不烫为宜);儿
患者取坐位,将塌渍部位置于　　　　　　童及老人水温可酌情降低
电子浸泡盆内,定时 20 分钟　⎰ 中药塌渍 ⎱

　　　　　　　　　　　　　　　保持药液温度,防止烫伤。询问
观　察　　　　　患者感受观察塌渍部位的皮肤
　　　　　　　　　有无皮疹、烫伤,以及药液温
　　　　　　　　　度、时间,注意患者全身情况

浸渍结束,撤去浸泡盆(使用电
子浸泡盆者应先拔去电源插 ⎰ 浸渍完毕
头)　　　　　　　　　　　　　⎱

妥善安置患者 ⎰ 擦净局部皮肤药液,协助患者
　　　　　　　　⎱ 穿好衣裤,安排舒适体位

评　价

　　　　　　　　　　排去药液水。浸泡盆及使用过
清理用物　　　　的器具消毒、清洗后,擦干备
　　　　　　　　　用;其他用物归返原处洗手

记录药液名称、塌渍部位、舒适
度,以及疗效、患者反应等,并 ⎰ 记　录
签名　　　　　　　　　　　　⎱

中药塌渍操作评分标准

项目		分值	要　求	标准分	得分	备注
素质要求		5	服装、鞋帽整洁,仪表大方,举止端庄	3		
			语言柔和恰当,态度和蔼可亲	2		
操作前		10	评估	3		
			核对医嘱	1		
			洗手,戴口罩	2		
			备齐用物	4		
操作中	药物准备	10	水阀处于关闭状态。接通电源,按"开"键	3		
			药物置于盆内,加水至规定容量	4		
			调节水温,符合规定要求	3		
	患者准备	10	核对,解释	3		
			体位合适	3		
			充分暴露塌渍部位,注意保暖	4		
	中药浸渍	20	塌渍部位浸入药液中,方法运用正确	12		
			药液温度适宜	5		
			塌渍时间正确	3		
	观察	10	塌渍部位皮肤无烫伤、皮疹等发生	4		
			观察塌渍的温度与时间	3		
			观察患者全身反应	3		
	患者安置	5	擦净药液,协助患者衣着,体位舒适	5		
	评价	5	患者的感受、塌渍的效果等	5		
操作后		10	用物处理	5		
			物归原处	1		
			洗手,脱口罩,记录正确	4		
评价		5	动作轻巧、稳当、准确	2		
			注意节力原则	3		
理论提问		10	回答正确、全面	10		
总分		100				

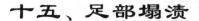

十五、足部塌渍

护 理 常 规

【定义】

足部塌渍是通过中药煎煮取汁或使用桑松外洗散浸泡双下肢,刺激双足穴位,促进气血运行达到治疗的目的。

【常用部位】

双下肢与足部。

【功效】

足部塌渍是利用中药的功效,使局部汗孔开启,药力随热气透入,气血通畅,筋脉舒展;配合刺激双足穴位,达到活血通络、舒筋止痛之功效。

【主治】

骨折后期、中风病、糖尿病、风湿病所致的肢体脉络受阻、功能障碍者等其他慢性肢体动脉闭塞性疾病。

【操作要点】

1. 塌渍药液充分浸泡,待温度降至 40～45℃,以手臂内侧测试水温热而不烫为宜。将患者双足浸入木桶内,液面超过足踝部,浸泡时间 20 分钟。

2. 塌渍时在足趾、足背、足跟、小腿前后等部位取太冲、承山、涌泉等进行穴位按压,每穴按压 30～60 秒。

3. 观察足部皮肤有无皮疹、烫伤,以及药液温度,防止烫伤。

4. 物品使用后及时消毒,做到用具一人一份一消毒,避免交叉感染。

【注意事项】

1. 急性感染性疾病、出血性疾病包括急性外伤出血禁止塌渍,皮肤破损者不宜操作。

2. 塌渍时注意避风保暖,保护隐私。

3. 塌渍前忌空腹,需排空小便;饭前、饭后 30 分钟内不宜进行塌渍。

4. 塌渍温度不宜过高,老人的反应较差,水温酌情降低,以防烫伤。

5. 注意药液的浓度不可太高,以免引起局部过敏反应,或降低局部皮肤组织的抗病能力。

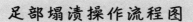

足部塌渍操作流程图

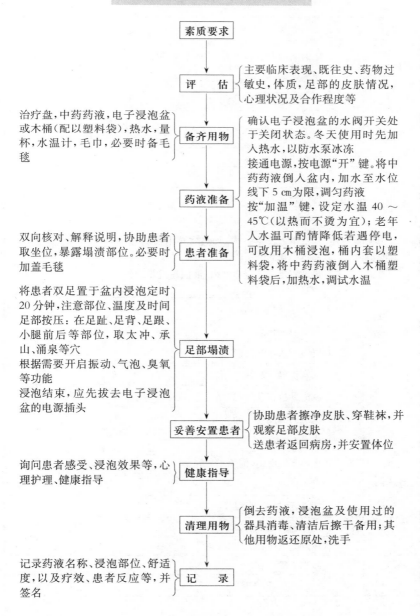

素质要求

↓

评 估 — 主要临床表现、既往史、药物过敏史，体质，足部的皮肤情况，心理状况及合作程度等

↓

治疗盘，中药药液，电子浸泡盆或木桶（配以塑料袋），热水，量杯，水温计，毛巾，必要时备毛毯 — **备齐用物**

↓

药液准备 — 确认电子浸泡盆的水阀开关处于关闭状态。冬天使用时先加入热水，以防水泵冰冻

接通电源，按电源"开"键。将中药药液倒入盆内，加水至水位线下 5 cm 为限，调匀药液

按"加温"键，设定水温 40～45℃（以热而不烫为宜）；老年人水温可酌情降低若遇停电，可改用木桶浸泡，桶内套以塑料袋，将中药药液倒入木桶塑料袋后，加热水，调试水温

↓

双向核对、解释说明，协助患者取坐位，暴露塌渍部位。必要时加盖毛毯 — **患者准备**

↓

将患者双足置于盆内浸泡定时20 分钟，注意部位、温度及时间

足部按压：在足趾、足背、足跟、小腿前后等部位，取太冲、承山、涌泉等穴 — **足部塌渍**

根据需要开启振动、气泡、臭氧等功能

浸泡结束，应先拔去电子浸泡盆的电源插头

↓

妥善安置患者 — 协助患者擦净皮肤、穿鞋袜，并观察足部皮肤

送患者返回病房，并安置体位

↓

询问患者感受、浸泡效果等，心理护理、健康指导 — **健康指导**

↓

清理用物 — 倒去药液，浸泡盆及使用过的器具消毒、清洁后擦干备用；其他用物返还原处，洗手

↓

记录药液名称、浸泡部位、舒适度，以及疗效、患者反应等，并签名 — **记 录**

足部塌渍操作评分标准

项目		分值	要　　求	标准分	得分	备注
素质要求		5	服装、鞋帽整洁,仪表大方,举止端庄	3		
			语言柔和恰当,态度和蔼可亲	2		
评估		5	全面无遗漏,客观公正	5		
操作前		10	核对医嘱	3		
			洗手,戴口罩	2		
			备齐用物	5		
操作中	患者准备	10	双向核对,解释	3		
			体位合适	3		
			充分暴露浸泡部位,注意保暖,保护隐私	4		
	药物准备	10	药液倒入浸泡盆内,加热水至所需容量,测水温在35～40℃	10		
	足部塌渍	30	患者双足浸入浸泡盆内,液面超过足踝部为宜	4		
			药液量、温度适宜	4		
			浸泡时间正确	4		
			浸泡方法运用准确	9		
			取穴正确,按压手法规范	9		
	观察	10	浸泡部位皮肤情况,无烫伤、皮疹等	4		
			浸泡的温度与时间	3		
			患者全身反应	3		
操作后		5	患者安置舒适,健康指导完善	2		
			用物处理	1		
			洗手,脱口罩,记录正确	2		
评价		5	动作轻巧、稳当,穴位准确	3		
			注意节力原则、浸泡效果等	2		
理论		10	回答正确、全面	10		
总分		100				

十六、中药贴敷

护 理 常 规

【定义】

中药贴敷是将所需的药物研成粉,加赋型剂(水或醋、黄酒、红花油等)适量制成糊状敷布于患处或穴位;或使用膏贴等贴附于患者体表局部或穴位上,药物通过皮肤腠理、毛孔、穴位、经脉而达到治疗作用的一种中医护理技术操作。

【常用部位】

根据"上病下取,下病上取,中病旁取"的原则,按经络循行走向选择贴敷部位或穴位。

【功效】

1. 将药物贴敷于特定穴位,通过经络的传导和调整,改善经络气血的运行及五脏六腑的生理功能,从而达到以肤固表、以表托毒、以经通脏、以穴驱邪和扶正强身之功效。

2. 保护疮面,避免外来刺激和毒邪感染。药物通过皮肤腠理、毛孔,可达到通经活络、清热解毒、活血化瘀、消肿止痛等作用。

【主治】

适用于脾胃虚寒之脘腹冷痛阳虚、肺寒咳喘、虚寒性泄泻、月经失调、子宫脱垂、婴幼儿泄泻、遗尿等病症;肝硬化腹胀的辅助治疗、促进腹部术后肠蠕动、老年性便秘;痈、疽、疔、疖、肠痈等病证;各种皮肤破损形成疮疡者。

【操作要点】

1. 所需中草药加适量赋形剂,辗磨调成糊状,干湿适中。如药物质体较干,须经常用水、醋、药汁、酒等进行湿润。

2. 敷药必须湿度适中,厚薄均匀,一般以 0.2～0.5 cm 为宜。

3. 贴敷前清洁局部皮肤,围敷范围超过穴位或患处 2～3 cm。

4. 换药时应注意创面情况,如见恶化现象者,宜暂停敷药,重新辨证用药。阴疽阴毒者本无痛痒,敷药后若出现痛痒感,为阴毒渐散之征,不宜处理。

5. 观察贴敷部位有无红、肿、痒、痛等情况。一旦发现,应停止用药。

【注意事项】

1. 根据病证选用不同功效的膏药,烘烤膏药以膏药柔软化开,但不烫手不外溢为度,以免烫伤皮肤。

2. 含有麝香、丁香等辛散药物的膏药,不宜多烤,以免减低药效。

3. 肿疡初起、肿块局限者,宜用消散药,阳证不能用热性药贴敷,以免助长火毒;阴证不能用寒性药贴敷,以免寒湿凝脂不化。

4. 皮肤过敏者不宜使用。

中药贴敷操作流程图

素质要求

↓

主要临床表现、既往史、药物过敏史、贴药部位的皮肤情况、体质，以及心理状况与合作程度等 ⎱ **评　估**

↓

备齐用物 ⎰ 治疗盘、治疗卡、药物，生理盐水棉球、棉签、弯盘、镊子、纱布、棉垫、油膏刀，必要时备酒精灯、火柴、胶布、剪刀、汽油或松节油等

↓

核对，解释
体位舒适、合理
暴露贴敷部位
注意保暖，必要时屏风遮挡 ⎱ **患者准备**

↓

定　位 → 遵医嘱确定贴药部位

↓

揭去原来的贴药，擦尽残余药物
如为贴药，应清洁皮肤，剃去较长的毛发，范围应大于膏药面积 ⎱ **清洁皮肤**

↓

观　察 ⎰ 观察局部皮肤，如有丘疹、水疱、红、瘙痒等过敏反应，停止使用，及时处理

↓

根据病灶范围，遵医嘱使用膏药和配制中药 ⎱ **药物准备**

↓

用　药 ⎰ 贴药：先用背面（布面或纸面）接触患者的皮肤，当患者感觉不烫时，再将膏药贴于患处
敷药：根据敷药面积，将药物均匀平摊于大小合适的棉垫或纱布上，厚度以 0.2～0.5 cm 为宜，涂布范围应超出病灶 2～3 cm

↓

协助患者衣着，合理安排体位，整理床单位，清理用物，归还原处，洗手 ⎱ **整　理** ⎰ 必要时加纱布或棉垫，以胶布或绷带固定，松紧适宜，美观而牢固

↓

记　录 ⎰ 根据医嘱要求，详细记录治疗后的客观情况，并签名

中药贴敷操作评分标准

项目		分值	要 求	标准分	得分	备注
素质要求		5	服装、鞋帽整洁,仪表大方,举止端庄 语言柔和恰当,态度和蔼可亲	3 2		
评估		10	病室环境、发病部位、症状、药物过敏史 敷药部位的皮肤情况、体质及心理状况等	5 5		
操作前		5	核对医嘱	2		
			洗手,戴口罩,备齐用物,放置合理	3		
操作中	患者准备	15	核对、解释	5		
			根据用药部位,采取适当体位	5		
			暴露用药部位,注意保暖,保护隐私	5		
	操作要点	35	清洁局部皮肤,必要时剃去较长毛发,范围大于贴药面积	5		
			观察有无皮肤过敏反应,并及时处理	5		
			准备药物,厚度、范围适当	7		
			贴敷药正确	7		
			固定松紧适宜,美观牢固	4		
			整理床单位,躺卧舒适	2		
			指导注意事项	5		
操作后		10	正确用物处理	5		
			洗手,脱口罩,记录	5		
评价		10	动作轻巧、稳当、准确	5		
			用药方法、部位的正确,患者感受、用药效果	5		
理论提问		10	回答全面、正确	10		
总分		100				

十七、中药换药

护 理 常 规

【定义】

中药换药法是对疮疡、跌倒损伤、虫咬伤、烫伤、烧伤、痔瘘等病证,对伤口进行清洗、上药、处理、包扎等的一种换药操作方法。

【常用部位】

体表患处。

【功效】

通过对伤口进行清洗、上药、处理、包扎等,保持伤口清洁干燥,达到清热解毒、提脓祛腐、生肌收口、镇痛止痒的目的。

【主治】

各种疮疡、跌打损伤、虫咬伤、烫伤、烧伤、痔瘘等病证。

【操作要点】

1. 严格执行无菌技术操作规程,防止交叉感染。

2. 疮面及周围皮肤必须清洗干净,动作轻柔,避免损伤新生肉芽组织。

3. 分泌物干结粘着敷布,可用盐水浸润后再揭下,以免损伤肉芽组织和新生上皮。脓液较多时用弯盘接取,然后擦净脓液。

4. 掺药粉者,药粉需撒布均匀;散剂调敷者,注意调敷干湿适宜,敷布范围要大于病变部位 1～2 cm。

5. 使用汞剂丹药时,药物不可撒于创面外。

6. 颜面部的疔疖勿挤压,以防脓毒扩散。

7. 包扎固定时,注意松紧适宜,保持关节功能位置。

8. 一般伤口定时换药,脓腐较多的伤口随时换药;特殊伤口根据医嘱使用药品。

【注意事项】

对药物有皮肤过敏者,应立即停用、忌用;对汞剂过敏者,禁用丹药;眼部、唇部、大血管附近溃疡,以及通向内脏的瘘管,不宜用腐蚀性强的丹药。

中药换药操作流程图

素质要求

病室环境,主要病情、药物过敏
史,换药部位的皮肤情况,合作
程度 ⎱ 评 估

治疗盘、胶布、绷带、橡皮单、治
疗巾、换药包、75％乙醇棉球、
生理盐水棉球、遵医嘱配制中
药液或各种散、膏、丹等外用药
根据伤口情况,增加剪刀、血管
钳、探针、引流物(药捻、纱条)
等 ⎱ 备齐用物

核对、解释,根据换药部位取适
宜体位
暴露创面,垫上橡皮单、治疗巾
注意保暖,必要时盖上毛毯或
屏风遮挡 ⎱ 患者准备

揭除伤口敷料:用手揭去外层
敷料,放在弯盘内,污面向上;
用镊子取下内层敷料,必要时
用盐水湿润后再揭下
清理伤口:用75％乙醇棉球消
毒伤口周围皮肤2遍,更换镊
子,夹取生理盐水棉球清洗伤
口,祛除脓腐 ⎱ 清洗创面

根据疮疡性质、创面情况,掺药
或置放药捻、纱条,必要时盖上
油纱布
根据伤口情况,一般应每日换
药1次。脓腐较多,每日换药
1～2次;清洁创面、分泌物少,
可2～3日换药1次 ⎱ 上 药

固 定 ⎱ 盖上无菌敷料、胶布或绷带固
定

整理床单位 ⎱ 协助患者穿好衣裤,安置舒
适体位

清理用物

洗手,记录

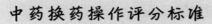

中药换药操作评分标准

项目		分值	要　　求	标准分	得分	备注
素质要求		5	服装、鞋帽整洁,仪表大方,举止端庄 语言柔和恰当,态度和蔼可亲	3 2		
评估		10	病室环境,主要病情,药物过敏史,换药部位皮肤情况,合作程度	10		
操作前		10	核对医嘱	3		
			洗手,戴口罩,备齐用物	3		
			配制中药液或各种散、膏、丹等外用药	4		
操作前	患者准备	10	核对,解释	3		
			根据换药部位,采取适当体位	3		
			暴露创面,垫橡胶单、治疗巾,注意保暖	4		
	操作要点	35	遵守无菌操作,方法正确	5		
			清洗彻底,无脓液及腐肉,无胶布痕迹	5		
			污物放置妥当	4		
			选药合适	4		
			掺药撒布均匀	5		
			根据伤口情况,安排换药次数	4		
			包扎牢固不脱落,动作轻重适度	4		
			固定美观、平整	4		
操作后		10	整理床单位,躺卧舒适	3		
			用物处理	3		
			洗手,脱口罩,记录	4		
评价		10	动作轻巧、稳当、准确	5		
			换药方法、手法正确	5		
理论提问		10	回答全面、正确	10		
总分		100				

现代中西医护理操作技能

十八、贴药法

护理常规

【定义】

贴药是将药物贴附于患者体表局部或穴位上的一种操作方法,其剂型有膏贴、饼贴、叶贴、皮贴、花贴、药膜贴等。

【常用部位】

脐中神阙穴或根据"上病下取,下病上取,中病旁取"的原则,按经络循行走向选择贴药部位或穴位。

【功效】

缓解或消除各种疮疡疔肿、跌打损伤、慢性咳喘、慢性腹泻等病症的临床症状,达到活血化瘀、消胀利尿、消肿止痛、行气消痞、提脓祛腐、避风护肉目的。

【主治】

适用于内、外、妇、儿、骨伤科等多种疾病,如疔肿、疮疡、咳喘、胸痹、偏头痛、口眼歪斜、症瘕积聚、跌打损伤、腰腿酸痛、妇女月经不调、带下、痛经、产后瘀血、腹痛、肝硬化腹水、术后腹胀、便秘等病证。

【操作要点】

1. 根据病变部位选择大小合适的膏药,根据病证或医嘱选用不同功效的膏药。

2. 厚型贴药适用于病在里或肿疡,宜少换;薄型贴药适用于病在浅表或溃疡,宜勤换。

3. 贴药前清洁局部皮肤,范围大于膏药面积。

4. 贴药时先用背面(布面或纸面)接触患者的皮肤,当患者感受不烫时,再将膏药贴于患处。固定松紧适宜。

5. 揭下膏药后,局部皮肤可用松节油擦拭干净。

【注意事项】

1. 烘烤膏药应逐渐加温,以膏药柔软化开,但不烫手不外溢为度，以免烫伤皮肤。

2. 含有麝香、丁香等辛散药物的膏药，不宜多烤，以免减低药效。

3. 局部皮肤出现丘疹、水泡、红、瘙痒等过敏反应，应停止使用，及时处理。

4. 皮肤过敏者不宜使用。

5. 膏药不可去之过早，以防创面不慎受伤，再次引起感染。

贴药法操作流程图

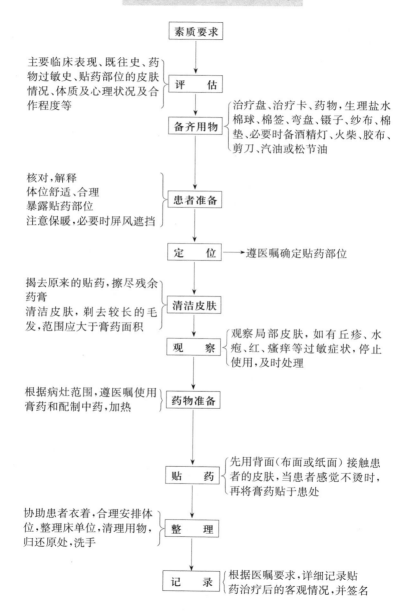

素质要求

主要临床表现、既往史、药
物过敏史、贴药部位的皮肤
情况、体质及心理状况及合
作程度等 → 评　估

治疗盘、治疗卡、药物,生理盐水
棉球、棉签、弯盘、镊子、纱布、棉
垫、必要时备酒精灯、火柴、胶布、
剪刀、汽油或松节油 ← 备齐用物

核对,解释
体位舒适、合理
暴露贴药部位
注意保暖,必要时屏风遮挡 → 患者准备

定　位 → 遵医嘱确定贴药部位

揭去原来的贴药,擦尽残余
药膏
清洁皮肤,剃去较长的毛
发,范围应大于膏药面积 → 清洁皮肤

观　察 ← 观察局部皮肤,如有丘疹、水
疱、红、瘙痒等过敏症状,停止
使用,及时处理

根据病灶范围,遵医嘱使用
膏药和配制中药,加热 → 药物准备

贴　药 ← 先用背面(布面或纸面)接触患
者的皮肤,当患者感觉不烫时,
再将膏药贴于患处

协助患者衣着,合理安排体
位,整理床单位,清理用物,
归还原处,洗手 → 整　理

记　录 ← 根据医嘱要求,详细记录贴
药治疗后的客观情况,并签名

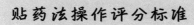

贴药法操作评分标准

项目		分值	要　　求	标准分	得分	备注
素质要求		10	服装、鞋帽整洁,仪表大方,举止端庄 语言柔和恰当,态度和蔼可亲	5 5		
操作前	护士	7	洗手,戴口罩	2		
			遵照医嘱要求,对患者评估正确、全面	5		
	物品	6	治疗盘、治疗卡、药物,贴膏药时备酒精灯、火柴、0.9%NaCl棉球、棉签、剪刀、弯盘、镊子、汽油或松节油,必要时备纱布、棉垫、胶布	6		
	患者	12	核对姓名、诊断,介绍并解释,患者理解与配合	6		
			体位舒适、合理,暴露贴药部位,保暖	6		
操作中	清洁皮肤	10	揭去原来敷料,擦净残余药膏	5		
			剃去较长毛发,范围大于贴药面积	5		
	观察	5	观察局部皮肤,发现异常及时处理	5		
	准备药物	10	再次核对贴药部位	4		
			根据病灶范围,遵医嘱配制药物,大小合适	6		
	贴药	10	贴药正确,薄厚均匀不污染衣物,温度适宜,未灼伤患者皮肤	10		
操作后	整理	8	整理床单位,合理安排体位	3		
			清理用物,归还原处,洗手	5		
	评价	5	贴药方法、部位正确,皮肤清洁情况,患者感受,目标达到的程度	5		
	记录	2	按要求记录及签名	2		
评价		5	操作正确、熟练,动作轻巧	5		
理论提问		10	回答全面、正确	10		
总分		100				

十九、敷药法

护 理 常 规

【定义】

敷药法是将药物敷布于患处或穴位的一种治疗方法。应用时将所需药物研成粉末加适量赋形剂制成糊状敷贴患处。

【常用部位】

脐中神阙穴或根据"上病下取,下病上取,中病旁取"的原则,按经络循行走向选择贴敷部位或穴位。静脉炎者在静脉沿线及损伤局部;胰腺炎、腹腔积液者在上腹部;盆腔炎者在少腹;脑水肿者在颅脑部位。

【功效】

缓解因各种疮疡、跌打损伤等病症所引起的局部肿胀、红、热、疼痛,达到通经活络、清热解毒、活血化瘀、消肿止痛等目的。

1. 金黄膏:清热、凉血、解毒、消肿止痛,适用于静脉输液引起的静脉炎。

2. 芒硝:有消肿散结之功效,用于脑水肿、胰腺炎、阑尾炎、盆腔炎、术后腹腔积液等。

3. 膜韧膏:有消肿止痛之功效,用于跌打损伤。外敷部位:跌打损伤部位。

【主治】

静脉炎、各种疮疡、跌打损伤、局部肿胀疼痛、哮喘、肺痈、高血压、胰腺炎、腹腔积液、盆腔炎、脑水肿、肝硬化腹水、术后腹胀、便秘等病证。

【操作要点】

1. 贴敷前清洁局部皮肤,围敷范围超过穴位或患处 2～3 cm。

2. 根据病灶范围,遵医嘱使用膏药和配制中药,贴敷于患处,以

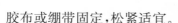

胶布或绷带固定,松紧适宜。

(1)油剂:敷药前,根据敷药面积取大小合适的棉纸或纱布,用油膏刀将药物均匀地平摊于棉纸或纱布上,厚薄适中。敷药时,应将摊好药物的棉纸四周反折后敷于局部,以免药物受热溢出污染衣被。一般隔天换药 1 次。

(2)散剂:根据治疗需要,可在敷药外面进行熨烫,以增强药效。一般隔 1~2 天换药 1 次。

(3)膏剂:敷药前,先将膏药烤软、搓揉,将药料四周调揉、厚薄均匀,待膏药微凉后即可敷于患部或穴位点。一般 5~7 天换药 1 次。根据患者病况需要,可在膏药内添加少许丹药(一般在搓揉膏药时加入)。

3. 敷药必须湿度适中、厚薄均匀,一般以 0.2~0.5 cm 为宜。

4. 换药时应注意创面情况,如见恶化现象者,宜暂停敷药,重新辨证用药。阴疽阴毒者本无痛痒,敷药后若出现痛痒感,为阴毒渐散之征,不宜处理。

【注意事项】

对某种药物引起皮肤过敏者忌用;脓血腐物较多,皮肤或有湿疹、顽癣者,不宜使用油膏敷贴;癌症并发有皮肤过敏或皮肤破损者不宜使用。

敷药法操作流程图

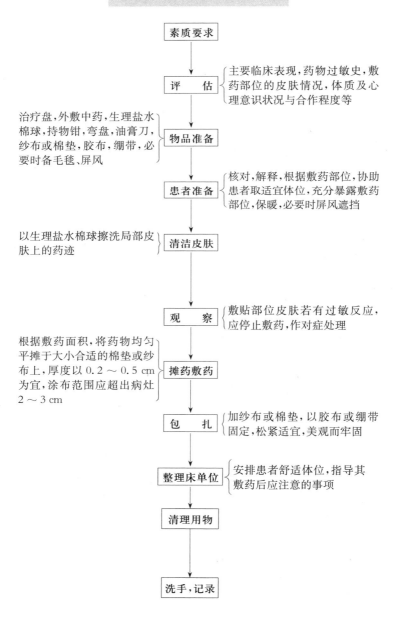

素质要求

↓

评　估 ——— 主要临床表现,药物过敏史,敷药部位的皮肤情况,体质及心理意识状况与合作程度等

↓

治疗盘,外敷中药,生理盐水棉球,持物钳,弯盘,油膏刀,纱布或棉垫,胶布,绷带,必要时备毛毯、屏风 ——— 物品准备

↓

患者准备 ——— 核对,解释,根据敷药部位,协助患者取适宜体位,充分暴露敷药部位,保暖,必要时屏风遮挡

↓

以生理盐水棉球擦洗局部皮肤上的药迹 ——— 清洁皮肤

↓

观　察 ——— 敷贴部位皮肤若有过敏反应,应停止敷药,作对症处理

↓

根据敷药面积,将药物均匀平摊于大小合适的棉垫或纱布上,厚度以 0.2 ~ 0.5 cm 为宜,涂布范围应超出病灶 2 ~ 3 cm ——— 摊药敷药

↓

包　扎 ——— 加纱布或棉垫,以胶布或绷带固定,松紧适宜,美观而牢固

↓

整理床单位 ——— 安排患者舒适体位,指导其敷药后应注意的事项

↓

清理用物

↓

洗手,记录

敷药法操作评分标准

项目		分值	要　求	标准分	得分	备注
素质要求		5	服装、鞋帽整洁,仪表大方,举止端庄 语言柔和恰当,态度和蔼可亲	3 2		
评估		10	病室环境,发病部位、症状,药物过敏史, 敷药部位的皮肤情况,体质及心理状况等	10		
操作前		5	核对医嘱	2		
			洗手,戴口罩,备齐用物,放置合理	3		
操作中	患者准备	15	核对,解释	5		
			根据敷药部位,采取适当体位	5		
			暴露敷药部位,注意保暖,保护隐私	5		
	操作要点	35	清洁局部皮肤	5		
			观察有无皮肤过敏反应,并及时处理	5		
			准备药物,厚度、范围适当	7		
			敷药	4		
			固定松紧适宜、美观牢固	7		
			整理床单位,躺卧舒适	2		
			指导注意事项	5		
操作后		10	正确用物处理	5		
			洗手,脱口罩,记录	5		
评价		10	动作轻巧、稳当、准确	5		
			外敷方法、部位的正确,患者感觉、用药效果	5		
理论提问		10	回答全面、正确	10		
总分		100				

二十、神门穴埋针

护理常规

【定义】

神门穴埋针是指将特制的环形皮内针刺入皮内,埋于神门穴位置,固定留置一定时间,给皮肤一定刺激,以调整经络脏腑功能,达到防治疾病的一种操作方法。

【常用部位】

神门穴位于掌侧横纹尺侧凹陷处。属手少阴心经,经脉循行起于心中。

【功效】

神门穴埋针是通过对相应功能穴位的持续刺激,以及周期性的患者自我按压加强刺激,以利于激发经气,具有养心安神、调和气血阴阳、平衡气血、促进睡眠、达到调整经络脏腑之功效。

【主治】

主治心烦、惊悸、怔忡、健忘、失眠等病证。适用于针麻术后睡眠障碍者。

【操作要点】

1. 消毒皮肤后实施埋针。埋针后用手指予以按压、固定。

2. 留针期间,为加强疗效,每日按压针体1分钟,以局部有热、胀、痛感为佳。

3. 留置3天,每周埋针2次,休息1天后再埋针,共治疗2周。

4. 埋针后注意观察患者情况,有无晕针发生,穴位周围皮肤有无出血点、刺痛感,埋针处如有红、肿、热、痛,应立即起针。

【注意事项】

局部皮肤有炎症、溃疡、外伤,或有出血倾向及水肿的患者禁用。

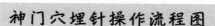

神门穴埋针操作流程图

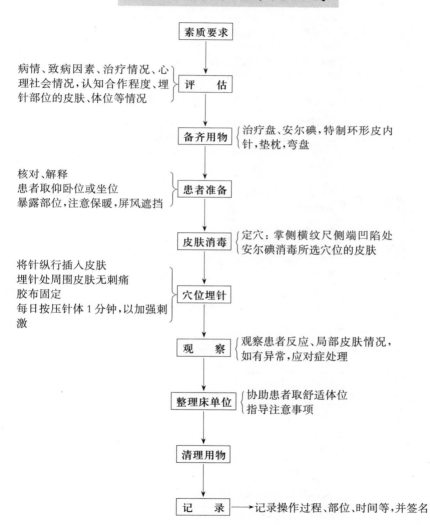

```
                    ┌──────────┐
                    │ 素质要求 │
                    └────┬─────┘
                         │
病情、致病因素、治疗情况、心   ┌──────────┐
理社会情况,认知合作程度、埋 ─┤ 评   估 │
针部位的皮肤、体位等情况      └────┬─────┘
                         │
                    ┌──────────┐  治疗盘、安尔碘,特制环形皮内
                    │ 备齐用物 ├─ 针,垫枕,弯盘
                    └────┬─────┘
                         │
核对、解释                 ┌──────────┐
患者取仰卧位或坐位        ─┤ 患者准备 │
暴露部位,注意保暖,屏风遮挡   └────┬─────┘
                         │
                    ┌──────────┐  定穴:掌侧横纹尺侧端凹陷处
                    │ 皮肤消毒 ├─ 安尔碘消毒所选穴位的皮肤
                    └────┬─────┘
将针纵行插入皮肤             │
埋针处周围皮肤无刺痛      ┌──────────┐
胶布固定                 ─┤ 穴位埋针 │
每日按压针体 1 分钟,以加强刺 └────┬─────┘
激                       │
                    ┌──────────┐  观察患者反应、局部皮肤情况,
                    │ 观   察 ├─ 如有异常,应对症处理
                    └────┬─────┘
                         │
                  ┌────────────┐  协助患者取舒适体位
                  │ 整理床单位  ├─ 指导注意事项
                  └─────┬──────┘
                        │
                   ┌──────────┐
                   │ 清理用物 │
                   └────┬─────┘
                        │
                   ┌──────────┐
                   │ 记   录 ├──→ 记录操作过程、部位、时间等,并签名
                   └──────────┘
```

二十、神门穴埋针

神门穴埋针操作评分标准

项目		分值	要求	标准分	得分	备注
素质要求		5	服装、鞋帽整洁,仪表大方,举止端庄 语言柔和恰当,态度和蔼可亲	3 2		
评估		5	全面无遗漏,客观公正	5		
操作前		10	核对医嘱	3		
			洗手,戴口罩	2		
			备齐用物	5		
操作中	患者准备	10	核对,解释	3		
			采取适宜位置(坐位、卧位)	4		
			暴露埋针部位,保暖	3		
	定穴	12	掌侧横纹尺侧端凹陷处	12		
	消毒	5	范围正确	5		
	埋针	16	正确使用埋针	7		
			将针纵行插入皮肤	6		
			活动周围皮肤,无刺痛,用胶布固定	3		
	观察	8	局部埋针皮肤症状	4		
			询问患者的反应,自觉症状	4		
	整理	6	正确整理床单位,患者躺卧舒适	3		
			指导注意事项	3		
操作后		10	用物处理	4		
			物归原处	2		
			洗手,脱口罩,记录正确,签名	4		
熟练程度		5	动作轻巧、稳当、准确、安全	2		
			注意节力原则	3		
理论提问		10	回答正确、全面	10		
总分		100				

二十一、神阙穴贴敷

护 理 常 规

【定义】

神阙穴贴敷是将所需的药物研成粉,加赋型剂(水或醋、黄酒、红花油等),适量制成糊状敷布于患者神阙穴,药物通过皮肤腠理、毛孔、穴位、经脉而达到治疗作用的一种中医护理技术操作。

【常用部位】

神阙穴位于脐部,系任脉之主穴,与十二经脉相连。

【功效】

将药物贴敷于脐部,刺激和作用于脐部神阙穴,通过经络的传导和调整,改善经络气血的运行及五脏六腑的生理功能,从而达到以肤固表、以表托毒、以经通脏、以穴驱邪和扶正强身之功效。

【主治】

适用于脾胃虚寒之脘腹冷痛阳虚、肺寒咳喘、虚寒性泄泻、月经失调、子宫脱垂、婴幼儿泄泻、遗尿、肝硬化腹胀的辅助治疗,促进腹部术后肠蠕动、老年性便秘等病证。

【操作要点】

1. 贴敷前清洁脐部,将药贴敷于脐部,敷布范围超过脐 2~3 cm。

2. 以示指及中指轻轻按揉药贴,使药贴与神阙穴充分接触,以大、小鱼际肌按摩脐部 1 分钟。

3. 观察贴敷部位有无红、肿、痒、痛等情况,每 2~3 天换药 1 次。

4. 如出现红斑、水疱、痒痛或破溃等症状时,立即揭去,报告医师,配合处理。

【注意事项】

贴敷过程中,注意观察患者的腹胀、饮食、排便排气情况,以及体重、腹围、24 小时尿量等变化,并做好记录。脐及脐周皮肤有破损、炎症及疮疖者,不宜采用。

神阙穴贴敷操作流程图

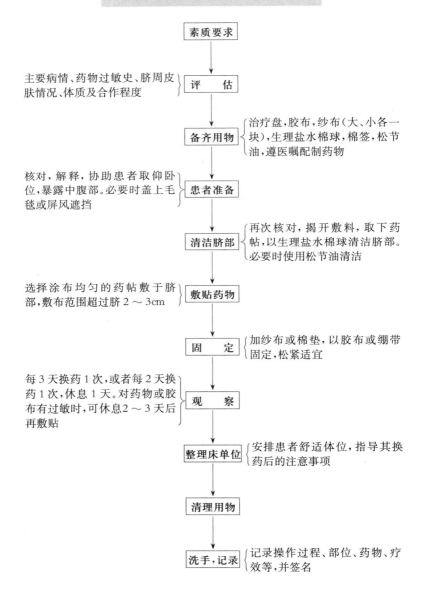

```
                    ┌──────────┐
                    │ 素质要求 │
                    └────┬─────┘
                         ↓
主要病情、药物过敏史、脐周皮    ┌──────────┐
肤情况、体质及合作程度      ⎱│  评  估  │
                    └────┬─────┘
                         ↓
                    ┌──────────┐  治疗盘,胶布,纱布(大、小各一
                    │ 备齐用物 │⎰块),生理盐水棉球,棉签,松节
                    └────┬─────┘  油,遵医嘱配制药物
                         ↓
核对,解释,协助患者取仰卧    ┌──────────┐
位,暴露中腹部。必要时盖上毛 ⎱│ 患者准备 │
毯或屏风遮挡          └────┬─────┘
                         ↓
                    ┌──────────┐  再次核对,揭开敷料,取下药
                    │ 清洁脐部 │⎰帖,以生理盐水棉球清洁脐部。
                    └────┬─────┘  必要时使用松节油清洁
                         ↓
选择涂布均匀的药帖敷于脐    ┌──────────┐
部,敷布范围超过脐2～3cm ⎱│ 敷贴药物 │
                    └────┬─────┘
                         ↓
                    ┌──────────┐  加纱布或棉垫,以胶布或绷带
                    │ 固    定 │⎰固定,松紧适宜
                    └────┬─────┘
                         ↓
每3天换药1次,或者每2天换    ┌──────────┐
药1次,休息1天。对药物或胶 ⎱│ 观    察 │
布有过敏时,可休息2～3天后 └────┬─────┘
再敷贴                   ↓
                    ┌──────────┐  安排患者舒适体位,指导其换
                    │整理床单位│⎰药后的注意事项
                    └────┬─────┘
                         ↓
                    ┌──────────┐
                    │ 清理用物 │
                    └────┬─────┘
                         ↓
                    ┌──────────┐  记录操作过程、部位、药物、疗
                    │洗手,记录 │⎰效等,并签名
                    └──────────┘
```

神阙穴贴敷操作评分标准

项目		分值	要 求	标准分	得分	备注
素质要求		5	服装、鞋帽整洁,仪表大方,举止端庄 语言柔和恰当,态度和蔼可亲	3 2		
评估		10	主要病情、药物过敏史,脐周皮肤情况,体质及合作程度	10		
操作前		10	核对医嘱	3		
			洗手,戴口罩	3		
			备齐用物	4		
操作中	患者准备	10	核对,解释说明	3		
			协助患者取仰卧位	3		
			暴露脐敷部位,注意保暖	4		
	操作要点	35	再次核对,取下药帖,生理盐水棉球清洁脐部	5		
			药帖涂布均匀敷于脐部	5		
			敷布范围正确	5		
			固定松紧适宜、美观	4		
			观察有无皮肤过敏反应	4		
			调整换药时间	4		
			整理床单位,躺卧舒适	4		
			指导注意事项	4		
操作后		10	用物处理	5		
			洗手,脱口罩,记录正确	5		
评价		10	动作轻巧、稳当、准确	5		
			注意节力原则	5		
理论提问		10	回答全面、正确	10		
总分		100				

二十二、毫针刺法

护 理 常 规

【定义】

毫针刺法是在中医基本理论指导下,将金属制成的针,运用各种手法刺入,以刺激人体腧穴,作用于经络、脏腑,达到防病治病的目的。

【常用部位】

1. 休克、虚脱、高热惊厥:立即针刺人中、十宣、内关、合谷。

2. 退热:主穴:大椎、曲池;配穴:风池、太阳、合谷、少商、十宣(可用点刺放血法)。一般可选 1～2 个穴。

3. 头痛:前额痛:印堂、太阳、合谷、列缺。

头顶痛:百会、太冲、风池。

偏头痛:太阳、合谷、头维、风池、外关。

4. 牙痛:主穴:下关、颊车、合谷;配穴:太阳、内庭、外关。

5. 腹痛:上腹痛(胃脘痛):中脘、内关、足三里、脾俞、胃俞。

下腹痛:天枢、气海、三阴交、足三里。

绕脐痛:天枢、关元、足三里。

6. 腰背痛:肾俞、委中。

7. 镇静安神:神门、内关、足三里、三阴交。

8. 调理脾胃:足三里、脾俞、胃俞、肾俞、大肠俞、天枢、中脘。

9. 止呕:内关、中脘、胃俞、足三里。

10. 癃闭:关元、气海、水道、三阴交、中极。

【功效】

通过其疏通经络,调整脏腑气血功能,促进机体的阴阳平衡,解除或缓解各种急、慢性疾病的临床症状,达到防病治病的目的。

【主治】

针刺的适应证非常广泛,内、外、妇、儿等各科都可应用,根据不同的病症选用相应部位的穴位,治疗相应病症(见上述"常用部位"),多用于疼痛性病症、功能失调性病症及某些急性病症。

【操作要点】

1. 消毒进针部位后，按腧穴深浅和患者胖瘦，选取合适的毫针，检查针柄是否有松动，针身和针尖是否弯曲带钩。

2. 术者手指消毒，根据针刺部位选择相应的进针方法，正确进针。

3. 患者产生"酸、麻、重、胀"等感觉或向远处传导，即为"得气"，得气后调节针感、留针。

4. 行针刺治疗时随时观察患者面色、汗出情况，并询问患者感觉。患者如诉头晕、恶心、面色苍白或头部汗出，即为"晕针"，应立即取针，扶患者平卧，喝些热开水，即可缓解。若症状较重，应报告医师处理。

5. 起针时一手按压针刺周围皮肤，一手持针柄慢慢捻动，将针尖退至皮下，迅速拔出，随即用无菌干棉球轻压针孔片刻，防止出血，检查针数，以防遗漏。

【注意事项】

1. 饥饿、疲劳、精神过度紧张不宜立即进行针刺，严格执行无菌操作，注意保暖。

2. 遵医嘱准确取穴，正确运用进针方法、进针角度、深度，勿将针身全部刺入，防止折针。刺激强度因人而异，急性病、体质强者宜强刺激；慢性病、体质弱者宜弱刺激。

3. 妇女怀孕3个月者不宜针刺小腹部的腧穴，怀孕3个月以上者腹部、腰骶部腧穴也不宜针刺。三阴交、合谷、昆仑、至阴等一些通经活血的腧穴，在怀孕期亦应予禁刺。

4. 皮肤有感染、溃疡、瘢痕或肿瘤的部位及有自发性出血，或损伤后出血不止的患者不宜针刺；对胸、胁、腰、背脏腑所居之处的腧穴，不宜直刺、深刺。

5. 起针时要核对穴位及针数，以免毫针遗留在患者身上。

毫针刺法操作流程图

素质要求

↓

病室环境,主要病情,取穴部位的
皮肤情况,体位情况,对疼痛的耐
受程度,进餐情况,心理状况及合
作程度

评　估

↓

备齐用物 —— 治疗盘,毫针盒,安尔碘,棉签,
干棉球,镊子,弯盘,必要时备屏
风、毛毯等

↓

核对,解释,取合理体位,嘱排
尿,松开衣着,按腧穴选择体
位、垫枕,暴露针刺部位,注意
保暖和隐私

患者准备

↓

定　穴 —— 遵医嘱选择穴位,先用拇(示)
指循经按压腧穴,询问患者感
觉反应,以校准穴位

↓

局部(穴位)用安尔碘消毒,直
径＞5cm,术者用安尔碘消毒手
指

消毒皮肤

↓

选取毫针 —— 按腧穴深浅和患者体质选择毫
针,检查针柄有否松动,针尖有
无弯曲、带钩等情况,清点针数

↓

左手拇(示)指端切按在腧穴旁
边,右手拇、示、中三指持针柄近
针根处对准腧穴快速刺入表皮后
缓慢捻转进针(直刺90°,斜刺
45°,横刺15°)

进　针

↓

行　针 —— 通过提插捻转毫针以调节针
感,有酸麻胀重感觉即为"得
气",用补泻手法调节针感,留
针10～20分钟

↓

询问患者有无不适感,防晕针、弯
针、滞针、折针、血肿、气胸等

观　察

↓

起　针 —— 一手捻动针柄,另一手拇(示)指
按压针孔周围皮肤,将针退至皮
下,迅速拔出;用干棉球轻压针孔
片刻,防出血;由头顶向下顺序检
查针数,防遗留

↓

安置患者予舒适体位,整理床
单位,协助衣着及舒适体位,用
具按规范处理,物归原处

清理用物

↓

洗手,记录 —— 穴位、方法、留针时间、反应
情况、疗效等,并签名

毫针刺法操作考核评分标准

项目		分值	要　　求	标准分	得分	备注
素质要求		5	服装、鞋帽整洁;仪表大方,举止端庄 语言柔和恰当,态度和蔼可亲	3 2		
评估		10	病室环境,主要病情,进餐,体位,取穴部位的皮肤情况,对疼痛的耐受程度、心理状况、合作程度	10		
操作前		10	洗手,戴口罩,备齐物品,放置合理	3		
			核对,解释,嘱排尿	2		
			取舒适体位,暴露针刺部位	3		
			注意保暖,保护患者隐私	2		
操作中	定穴	5	遵医嘱选择穴位,先用拇(示)指循经按压腧穴,询问患者感觉反应,以校准穴位	5		
	消毒	5	消毒局部(穴位)皮肤及操作者手指	5		
	进针	10	选择适宜毫针,检查毫针及清点针数 进针手法正确	5 5		
	行针	10	有酸麻胀重感觉即为"得气" 用补泻手法调节针感,留针10~20分钟	5 5		
	观察	5	有无针刺意外(晕针、弯针、滞针、折针、血肿、气胸等)	5		
	起针	10	起针手法正确 用干棉球轻压针孔片刻,防出血 核对针数,防遗留	4 2 4		
操作后		10	协助患者穿好衣裤,安置舒适体位	3		
			用物处理	3		
			洗手、脱口罩,记录	4		
评价		10	动作轻巧、稳当、准确	5		
			持、进、运针方法正确,穴位正确	5		
理论提问		10	回答全面、正确	10		
总分		100				

二十三、穴位注射

护 理 常 规

【定义】

　　穴位注射法,是以中医学基本理论为指导,选用中西药物注入有关穴位,以治疗疾病的一种方法。

【常用部位】

　　辨证选穴,常用足三里、曲池、肺俞、肾俞、血海等。

【功效】

　　穴位注射通过 针刺和药物直接作用,刺激了经络穴位、神经系统和神经体液系统,达到治疗疾病之功效。

【主治】

　　各种急、慢性疾病,如高血压、支气管炎、支气管哮喘、慢性鼻炎;小儿麻痹后遗症、神经衰弱以及软组织扭伤、挫伤等。各种原因引起的痛证,如胃痛、腰腿痛、肩背痛、关节痛,也可用于高热降温、脾胃功能不良等。

【操作要点】

　　1. 严格执行"三查七对"及无菌操作规程,注射前应检查注射器有无漏气,针头有否毛、钩等,否则不能使用。

　　2. 遵医嘱选穴。掌握定位方法、注入深度,以及每穴注射药量。

　　(1)选穴须精简,一般2～4穴为宜,以选择肌肉较为丰满处的穴位为佳,穴位应交替轮换,一穴不宜连续注射。

　　(2)注射药量:每穴一般注射1～ 2 ml。头面浅表处为0.3～0.5 ml,耳穴仅注射0.1 ml,胸背部可注射0.5 ml,腰背部通常注射2～ 5 ml。

　　3. 快速刺入皮下,固定针栓,由浅入深,上下提插,询问患者感觉,探得酸胀等"得气"感应后回抽无回血,将药液注入。

4. 注药过程中,询问患者感觉,注意观察有无弯针、折针、晕针及药物过敏反应,如患者诉有触电感,应即退针,改换角度再进针。

【注意事项】

1. 注意药物配伍禁忌。有不良反应或刺激性较强的药物不宜做穴位注射。

2. 年老体弱及初次接受治疗者,最好取卧位,选穴宜少,药量也可酌情减少,以免晕针。

3. 药物不可注入血管、关节腔、脊髓腔、胸腔内,以免造成不良后果。

4. 孕妇的下腹部、腰部,以及合谷、三阴交等俞穴禁用此法。

穴位注射操作流程图

素质要求

主要病情、过敏史、注射取穴部位的皮肤情况、对疼痛的耐受程度,心理状况及合作程度 ⟩ 评 估

备齐用物 ⟨ 治疗盘,治疗卡,注射药物,皮肤消毒液(如安尔碘),消毒棉签,一次性无菌注射器及针头(按药物剂量准备),垫枕,弯盘,必要时备浴巾(毛毯)、屏风等

核对,解释,松开衣着,按腧穴选择合理体位,暴露注射部位,注意保暖 ⟩ 患者准备

定 穴 ⟨ 遵医嘱正确取穴,一般以 2 ~ 4 穴(针)为宜

注射部位用皮肤消毒液(如安尔碘)消毒,螺旋式,由内向外,直径 > 5cm ⟩ 消毒皮肤

进针,注射 ⟨ 注射器排尽空气后,左手拇指及中指绷紧局部皮肤,针尖对准穴位,迅速刺入皮下,上下提插得气后,回抽无血,将药液注入

患者有触电感,应立即退针,改换角度再进针,观察有否晕、弯、折针及药物过敏性反应等 ⟩ 观 察

起 针 ⟨ 消毒干棉球按压针孔片刻,再次核对,以免遗留

协助患者衣着,安排舒适体位 ← 整理床单位

清理用物

洗手,记录

穴位注射操作核评分标准

项目		分值	要　求	标准分	得分	备注
素质要求		5	服装、鞋帽整洁，仪表大方，举止端庄 语言柔和恰当，态度和蔼可亲	3 2		
评估		10	主要病情、过敏史，水针注射取穴部位的皮肤情况、对疼痛的耐受程度，心理状况及合作程度等	10		
操作前		10	核对医嘱和注射卡	3		
			洗手、戴口罩	2		
			备齐用物，铺无菌盘	5		
操作中	抽吸药液	8	锯安瓿符合要求，开瓶一次完成	4		
			抽吸药液方法正确，不余漏，不污染	4		
	患者准备	9	核对，解释	3		
			按穴位取适宜体位	3		
			暴露局部皮肤，注意保暖	3		
	定穴	5	核对，选穴正确	5		
	消毒	5	消毒皮肤方法正确，范围正确	5		
	进针注射	10	进针角度、深度适宜，进针手法正确	5		
			上下提插后有"得气"感，回抽无血，注射速度适宜	5		
	观察	5	患者有否晕、弯、折针或药物过敏反应	5		
	起针	8	迅速拔针，用无菌干棉球按压针孔片刻，注意有无出血	4		
			再次核对	4		
操作后		5	整理床单位，患者躺卧舒适	1		
			用物处理，物归原处	2		
			洗手、脱口罩，记录正确	2		
评价		10	动作轻巧、稳当、准确、安全	5		
			注意无菌操作	5		
理论提问		10	回答全面、正确	10		
总分		100				

二十四、中药鼻饲

护 理 常 规

【定义】

中药鼻饲法是指从胃管注入中药药液,以达到治疗作用的方法。适用于不能经口进食的患者。

【常用部位】

食管与胃部。

【功效】

中药鼻饲法通过从胃管注入中药,以调整脏腑功能,健脾、养胃,达到醒脑开窍、疏肝理气、疏风宣肺、通里攻下、润肠通便等功效。

【主治】

主要适用于各种原因不能进食者。急诊、危重的肺心病、胰腺炎引起的便秘,急性重症胰腺炎、急性肠梗阻、神志昏迷、中风–中脏腑患者等。

【操作要点】

1. 中药鼻饲前选择合适体位,适当摇高床头。

2. 中药鼻饲前,应先检查确定胃管是否在胃内(3 种方法),再缓慢注入少量温开水,以疏通管道;灌食完毕后,须再注入少量温开水,以冲净胃管。

3. 灌药前,应先将中药粉剂用温开水完全溶解,然后单独均匀地注入胃管内,以防药物与营养液结合产生不溶性颗粒而阻塞胃管。

4. 鼻饲后保持半卧位 20～30 分钟。胃管外口夹紧,用无菌纱布包裹,以免污染。

5. 做好胃管护理及口腔护理,鼻腔内滴入少量液状石蜡,以润滑管壁、防止粘连。

【注意事项】

1. 胃管固定妥善,注意经常巡视,防止胃管脱出而发生意外。

2. 注意中药鼻饲的量及温度(每次量<200 ml,温度 38～40℃)。

3. 鼻息肉、鼻中隔弯曲活动性出血、肠结等禁用此法。

中药鼻饲操作流程图

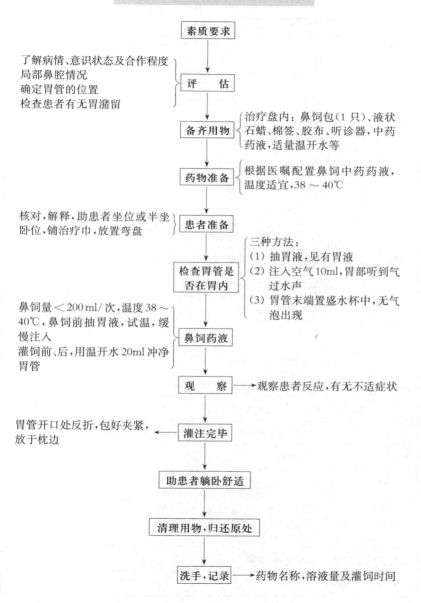

素质要求

了解病情、意识状态及合作程度
局部鼻腔情况
确定胃管的位置
检查患者有无胃潴留

评　估

备齐用物 —— 治疗盘内：鼻饲包（1只）、液状石蜡、棉签、胶布、听诊器、中药药液、适量温开水等

药物准备 —— 根据医嘱配置鼻饲中药药液，温度适宜，38～40℃

核对，解释，助患者坐位或半坐卧位，铺治疗巾，放置弯盘

患者准备

检查胃管是否在胃内 —— 三种方法：
（1）抽胃液，见有胃液
（2）注入空气10ml，胃部听到气过水声
（3）胃管末端置盛水杯中，无气泡出现

鼻饲量＜200ml/次，温度38～40℃，鼻饲前抽胃液，试温，缓慢注入
灌饲前、后，用温开水20ml冲净胃管

鼻饲药液

观　察 —— 观察患者反应，有无不适症状

胃管开口处反折，包好夹紧，放于枕边

灌注完毕

助患者躺卧舒适

清理用物，归还原处

洗手，记录 —— 药物名称，溶液量及灌饲时间

中药鼻饲操作评分标准

项目	分值	要 求	标准分	得分	备注
素质要求	5	服装、鞋帽整洁,仪表大方,举止端庄 语言柔和恰当,态度和蔼可亲	3 2		
评估	10	了解病情、意识状态及合作程度	5		
		确定胃管位置的方法 正确检查患者有无胃潴留	5		
操作前	5	洗手,戴口罩,备齐用物	5		
操作中	55	患者体位正确、舒适	3		
		铺治疗巾,放置弯盘	3		
		检查胃管在胃内的三种方法	4		
		鼻饲前后应用 20 ml 水冲洗胃管	5		
		鼻饲溶液温度适宜 38～40 ℃	5		
		鼻饲速度适宜	5		
		鼻饲食量适宜,不超过 200 ml	5		
		每次鼻饲间隔时间＞2 小时	5		
		鼻饲过程中注意观察患者反应	5		
		喂毕正确处理胃管末端	5		
		妥善固定,方法正确	5		
		妥善安置患者,告知注意事项	5		
操作后	5	处理用物方法正确,并记录	5		
评价	10	与患者交流时态度和蔼、语言文明	5		
		步骤正确,操作熟练	5		
理论提问	10	回答全面、正确	10		
总分	100				

第二章

康复护理

一、提肛运动

护理常规

【定义】

提肛运动又称肛门舒缩运动,主要是利用提肛过程增加局部肌肉活动,使得局部血液循环得到改善,减轻静脉淤血曲张。唐代著名医家孙思邈在《枕中方》中就有"谷道宜常摄"的记载,意思就是肛门和直肠经常做舒缩运动,有利健康。

【常用部位】

肛门与直肠。

【功效】

促进肌肉舒缩,改善局部血液循环,减轻静脉淤血曲张。

【主治】

用于内痔、外痔、混合痔、肛瘘、肛周脓肿、肛裂等湿热蕴结所致肛周疾患术后的康复护理。

【操作要点】

1. 指导患者全身自然放松,舌抵上腭,深吸气收腹,同时肛门向上提收收缩肛门,屏息约 5 秒,深呼气放松腹肌,同时舒张肛门,全身放松。

2. 每日 1～2 次,每次 30 下或 5 分钟。

3. 观察患者反应、呼吸情况、操作方法是否准确,并及时调整,如出现不适,及时停止操作。

【注意事项】

1. 混合痔、肛瘘等肛肠科疾病术后,患者必须在结扎线脱落 2 周至 1 个月伤口完全康复,遵医嘱开始锻炼。

2. 吸气、呼气与肛门收缩、舒张同步进行,频率由慢至快,避免过度,以患者的舒适度为宜。

3. 要求患者有较高的自觉性、主动性,做到坚持不懈,取得较好的效果。

4. 炎症的急性期和痔核嵌顿不宜做。

提肛运动流程图

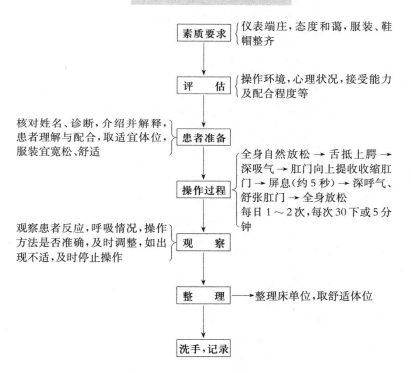

素质要求 仪表端庄,态度和蔼,服装、鞋帽整齐

评　估 操作环境,心理状况,接受能力及配合程度等

核对姓名、诊断,介绍并解释,患者理解与配合,取适宜体位,服装宜宽松、舒适 **患者准备**

操作过程 全身自然放松 → 舌抵上腭 → 深吸气 → 肛门向上提收收缩肛门 → 屏息(约5秒) → 深呼气、舒张肛门 → 全身放松　每日1～2次,每次30下或5分钟

观察患者反应,呼吸情况,操作方法是否准确,及时调整,如出现不适,及时停止操作 **观　察**

整　理 整理床单位,取舒适体位

洗手,记录

91

提肛运动评分标准

项目		总分	要　求	标准分	得分	备注
素质要求		10	仪表大方,举止端庄,态度和蔼	5		
			服装、鞋帽整洁	5		
操作前	护士	5	遵照医嘱要求,对患者评估正确、全面	5		
	环境	5	病房整洁、温湿度适宜、通风良好	5		
	患者	10	核对姓名、诊断,介绍并解释,患者理解与配合	5		
			体位舒适、合理	5		
操作中	方法	30	时间适宜、方法正确、频率由慢到快	15		
			呼吸与肛门的舒张、收缩同步	15		
	观察	10	随时询问患者反应,及时调整或停止操作	10		
操作后	整理	5	整理床单位,合理安排体位	5		
	记录	5	按要求记录及签名	5		
评价		10	操作熟练,方法正确	10		
理论提问		10	回答全面、正确	10		
总分		100				

二、有氧运动

护 理 常 规

【定义】

有氧运动也叫有氧代谢运动,是指在运动过程中,人体吸入的氧气与需求相等,达到生理上的平衡状态。因此,它的特点是强度低、有节奏、持续时间较长。一般持续 30 分钟以上的、心率控制在每分钟 140 次以下的运动方式才是进行的有氧代谢。

【常用部位】

四肢关节,全身肌肉。

【功效】

促进肌肉收缩,增强肌力,扩大关节活动范围,增加肢体功能活动。

【主治】

脑卒中(中风)、瘫痪后肢体活动障碍。

【操作要点】

1. 正确掌握身体运动量与运动节奏,循序渐进。
2. 注意在无痛范围内锻炼,以不疲劳为度。
3. 提高主动锻炼积极性,持之以恒。
4. 在运动中观察患者肢体活动度、动作协调性等,如发现其在操作过程中出现气促、关节疼痛等不适,应及时停止。

【注意事项】

1. 活动地点应光线明亮,地板保持干燥,避免潮湿。移开障碍物,保证环境宽敞,且有把手等以防跌倒。
2. 患者应衣着宽松、舒适,鞋子穿着舒适、防滑。运动前勿空腹,进餐 1 小时之内亦不宜运动。

有氧运动流程图

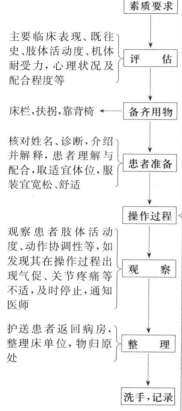

主要临床表现、既往史、肢体活动度、机体耐受力、心理状况及配合程度等

素质要求

评　估

床栏,扶拐,靠背椅 ← 备齐用物

核对姓名、诊断,介绍并解释,患者理解与配合,取适宜体位,服装宜宽松、舒适

患者准备

操作过程

观察患者肢体活动度、动作协调性等,如发现其在操作过程出现气促、关节疼痛等不适,及时停止,通知医师

观　察

护送患者返回病房,整理床单位,物归原处

整　理

洗手,记录

被动锻炼:
帮助瘫痪的肢体每天活动 100～200 次,肢体可活动的患者应在床上做患肢伸屈运动。床上运动开始的越早越好

从卧到坐:
每天让患者的头背抬高 10°,每天锻炼 2 次以上,每次 3～5 分钟。1 周后患者可在有靠背的床椅上坐稳,然后两足踏地,健侧手紧握床栏,辅助者双手扶住患者肩部,每日锻炼 3～5 次,每次持续 20～30 分钟。锻炼时应避免患者向瘫痪侧倾倒。随着患者坐稳程度的增加,辅助者可渐渐撤离双手,让患者健侧手抓住床栏维持平衡,然后鼓励患者撤离健侧手,完全靠身体平衡坐稳

站立锻炼:
站立锻炼每次 3～5 分钟,每日数次,视进步情况可逐渐增加次数和时间。先让患者背靠墙站好,辅助者双手扶患者腋部,双膝顶住患者膝关节,经过几天站立后,辅助者可试行双手撤离,患者靠墙独自站立后逐渐扶床栏站立,进一步不靠帮助而独自站立。然后在辅助者保护下,让患者双手扶床栏,进行躯干左右旋转运动,再进一步做左右摆动动作,而后扶床栏,两足交替提起,进而横向移步,为行走打基础

行走锻炼:
患者用健手扶住辅助者肩部,辅助者以手扶住患者腰部,从原地踏步开始,缓慢小步行走,经过数天锻炼后,可逐渐脱离辅助者的帮助,改为扶拐行走。扶拐行走的距离由短到长。弃拐行走锻炼的途中要有依靠物,以便在有依靠的情况下徒手行走,逐渐加长行走距离

有氧运动评分标准

项目		分值	要　求	标准分	得分	备注
素质要求		10	仪表大方,举止端庄,态度和蔼	5		
			服装、鞋帽整洁	5		
操作前	护士	10	遵照医嘱要求,对患者评估正确、全面	5		
			洗手,戴口罩(此为素质要求)	2		
			指甲符合要求(此为素质要求)	3		
	患者	10	核对床号、姓名,并解释,患者理解与配合	5		
			体位舒适、合理,注意保暖	5		
操作中	环境	10	移开障碍物,保证环境宽敞	10		
	锻炼	24	被动锻炼 从卧到坐 站立锻炼 行走锻炼	6 6 6 6		
	观察	9	观察患者病情变化和耐受程度,如有异常,立即停止	9		
操作后	整理	4	整理床单位,合理安排体位,洗手	4		
	记录	3	按要求记录及签名	3		
评价		10	运用手法正确,动作达到功能位,幅度适宜,患者安全,无并发症发生	10		
理论提问		10	回答全面、正确	10		
总分		100				

三、握力训练

护理常规

【定义】

握力训练是指通过握力器或拉伸橡皮筋进行手臂锻炼,加强手臂血液循环、恢复手臂力量的一种康复训练。

【常用部位】

手和手臂。

【功效】

增加肱二头肌和手腕、手指肌群的力量,调节神经和内分泌系统的平衡,消除压力,缓解疲劳。可以增强血液循环,预防关节疾病的发生。

【主治】

中风后遗症、偏瘫、半身不遂、手部神经卡压综合征、脊髓前综合征、颈椎病、运动神经元等疾病。

【操作要点】

1. 确保在患者安全的前提下开展握力训练。

2. 根据患者病情、身体状况的不同,采用坐式或立式训练。

3. 立式训练时,应让患者靠墙扶把手站立;握力训练时,需有护士在旁指导,并保护患者的安全。

4. 要求患者有较高的自觉性、主动性和持之以恒的精神,且动作尽可能的到位,以取得较好的效果。

5. 握力器选择:弹性中等,挤压和放松的动作均应很轻缓,每次挤压、拉伸的时候都要使用不同的手指。

【注意事项】

1. 活动地点应光线明亮,且有把手等防跌倒,地板保持干燥,避免潮湿。

2. 患者应衣着宽松、舒适,鞋子穿着舒适、防滑。过饱或空腹时不宜训练。手指或手臂疼痛发作时不宜训练。

握力训练流程图

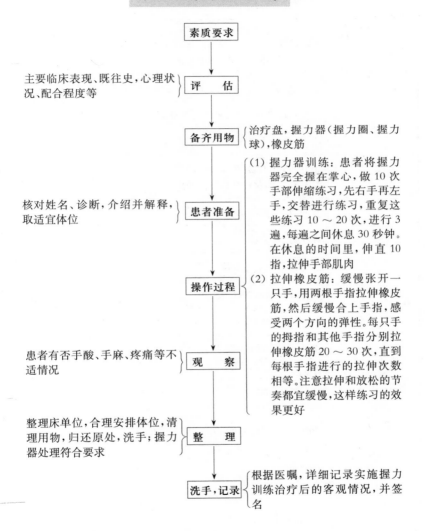

素质要求

主要临床表现、既往史、心理状况、配合程度等 ⎱ 评　估

备齐用物 ⎰ 治疗盘，握力器（握力圈、握力球），橡皮筋

核对姓名、诊断，介绍并解释，取适宜体位 ⎱ 患者准备

操作过程 ⎰ （1）握力器训练：患者将握力器完全握在掌心，做 10 次手部伸缩练习，先右手再左手，交替进行练习，重复这些练习 10 ～ 20 次，进行 3 遍，每遍之间休息 30 秒钟。在休息的时间里，伸直 10 指，拉伸手部肌肉

（2）拉伸橡皮筋：缓慢张开一只手，用两根手指拉伸橡皮筋，然后缓慢合上手指，感受两个方向的弹性。每只手的拇指和其他手指分别拉伸橡皮筋 20 ～ 30 次，直到每根手指进行的拉伸次数相同等。注意拉伸和放松的节奏都宜缓慢，这样练习的效果更好

患者有否手酸、手麻、疼痛等不适情况 ⎱ 观　察

整理床单位，合理安排体位，清理用物，归还原处，洗手；握力器处理符合要求 ⎱ 整　理

洗手，记录 ⎰ 根据医嘱，详细记录实施握力训练治疗后的客观情况，并签名

握力训练评分标准

项目		分值	要求	标准分	得分	备注
素质要求		10	仪表大方,举止端庄,态度和蔼	5		
			服装、鞋帽整洁	5		
操作前	护士	8	遵照医嘱要求,对患者评估正确、全面	5		
			洗手,戴口罩	3		
	物品	6	治疗盘,握力器(选择合适的握力器:握力球或握力圈及弹性良好的橡皮筋)	6		
	患者	12	核对姓名、诊断,介绍并解释	6		
			体位舒适、合理	6		
操作中	方法	21	握力器使用动作到位	9		
			拉伸橡皮筋动作缓慢到位	9		
			每个手指均锻炼	3		
	观察	5	患者有否手酸、手麻、疼痛等不适情况	5		
		4	注意患者安全	4		
操作后	整理	10	整理床单位,合理安排体位	5		
			清理用物,归还原处,洗手;握力器处理符合要求	5		
	记录	4	按要求记录及签名	4		
评价		10	方法正确、操作熟练、体位合理,患者感觉,目标达到的程度	10		
理论提问		10	回答全面、正确	10		
总分		100				

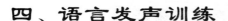

四、语言发声训练

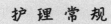

护理常规

【定义】

给予适当的文字或其他刺激,通过多途径反复刺激,引出患者相应的反应,对于正确的反应进行强化,声音由轻到强、由慢到快,是诱发正确发音的一种方法。

【常用部位】

口唇与舌头。

【功效】

疏通经络,促进血运与发音。

【主治】

中风后遗症:言语蹇涩、失语。

【操作要点】

1. 一般在发病后 2 周后开始进行语言发声训练。

2. 保持患者口腔清洁,有义齿取出。

3. 患者应取合适体位,如平卧位或半坐位,保证患者安全、舒适。

4. 伸舌运动→舌头向左右摆动 50 次、伸缩 50 次、上翘伸平50 次。

5. 摩擦嘴唇 50 次。

6. 数数练习(正数如 1、2、3…数到 100,倒数 10、9、8…1),由慢到快逐步加快,每日早晚各做 1 次。

【注意事项】

1. 患者空腹或进餐 1 小时之内不宜进行语言发声训练。

2. 要求患者有较高的自觉性、主动性,做到坚持不懈,取得较好的效果。

语言发声训练流程图

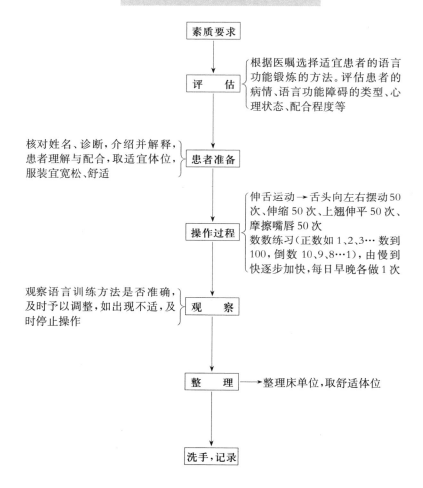

素质要求

↓

评　估 — 根据医嘱选择适宜患者的语言功能锻炼的方法。评估患者的病情、语言功能障碍的类型、心理状态、配合程度等

↓

核对姓名、诊断，介绍并解释，患者理解与配合，取适宜体位，服装宜宽松、舒适 — **患者准备**

↓

操作过程 — 伸舌运动→舌头向左右摆动50次、伸缩50次、上翘伸平50次、摩擦嘴唇50次
数数练习（正数如1、2、3…数到100，倒数10、9、8…1），由慢到快逐步加快，每日早晚各做1次

↓

观察语言训练方法是否准确，及时予以调整，如出现不适，及时停止操作 — **观　察**

↓

整　理 → 整理床单位，取舒适体位

↓

洗手，记录

语言发声训练评分标准

项目		分值	要 求	标准分	得分	备注
素质要求		10	仪表大方、举止端庄、态度和蔼	5		
			服装、鞋帽整洁	5		
操作前	护士	10	评估患者的病情、语言功能障碍的类型、心理状态、配合程度等	5		
			根据医嘱选择适宜患者的语言功能锻炼的方法	5		
	患者	10	核对姓名、诊断,介绍并解释,患者理解与配合	5		
			体位舒适、合理	5		
操作中	伸舌	10	示范伸舌动作,鼓励患者伸舌	10		
	摆动	10	摆动的顺序、方法正确,频率适中	10		
	数数	10	频率适中,循序渐进	10		
操作后	整理	10	整理床单位,合理安排体位	10		
	记录	10	按要求记录及签名	10		
评价		10	患者语言恢复进展程度	10		
理论提问		10	回答全面、正确	10		
总分		100				

四、语言发声训练

五、上肢伸展操

护理常规

【定义】

上肢伸展操是针对乳腺癌术后患者的一套患肢术后功能锻炼方法,分为摸耳郭运动、肩部运动、爬墙运动、抬头挺胸运动、吊环运动、肩关节屈伸运动共六节。

【常用部位】

双上肢与手臂。

【功效】

疏通全身经络,达到畅通气血、疏筋柔体、恢复肢体的功能。

【主治】

乳腺癌术后患侧肢体活动不利。

【操作要点】

1. 活动地点应光线明亮,地板保持干燥,避免潮湿。

2. 患者应衣着宽松、舒适,鞋子穿着舒适、防滑。

3. 根据患者病情、身体状况的不同,采用不同锻炼方式。

4. 一名护士在前领操,另有护士在旁保证安全并指导做操。分为两种姿势:①站姿:指导患者靠墙站立;②坐姿:身体尽量紧靠椅背后面。

5. 做操时观察患者病情变化,注意安全。

【注意事项】

1. 患者空腹或进餐 30 分钟之内不宜做操。

2. 要求患者有较高的自觉性、主动性和持之以恒的精神,且动作尽可能的到位,以取得较好的效果。

3. 必须在医护人员指导下进行,不可盲目操作。

上肢伸展操流程图

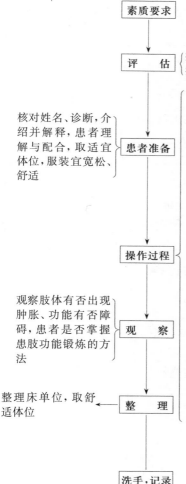

素质要求

↓

评　估 ┤操作环境,患者肢体活动度、心理状况、
　　　　接受能力及配合程度等

核对姓名、诊断,介
绍并解释,患者理
解与配合,取适宜
体位,服装宜宽松、
舒适

患者准备

术后 1～3 天:握拳运动(术后 24 小时):握松拳,五指张开,握紧,稍用力,还原
手腕运动(术后 48 小时):上下活动手腕,稍用力,向内旋转 2 圈,再次上下活动手腕,向外旋转 2 圈,还原
前臂运动(术后第 3 天):上下屈伸前臂,肩关节仍然夹紧,还原

操作过程

术后 4～6 天:肘部运动(术后第 5 天):患侧手臂的肘部,以腰为支撑,手指触碰到同侧耳郭,放下,将手臂抬高放置对侧胸前,手指能尽量触碰到对侧肩膀,放下,还原
术后 7～10 天:抱肘运动(术后第 7 天):患侧手放在胸前,患肢尽量紧靠身体,健侧手拖住患侧手的肘关节,帮助抬高至胸前,还原,两边交替进行,还原
松肩运动(术后第 9 天):肩关节轻轻往前旋转,含胸,然后在往后旋转,抬头挺胸,还原

观察肢体有否出现
肿胀、功能有否障
碍,患者是否掌握
患肢功能锻炼的方
法

观　察

术后 3 周:爬墙运动(术后第 15～20 天):面对墙,双腿站稳,双手放在墙面与肩齐平,手指在墙上向上爬,每次记录在墙上能爬越的最高点
甩手运动(术后第 20～25 天):双前臂向前平屈,手心向前,双臂由前向下后方摆动,双前臂向前向上摆至头后侧,还原

整理床单位,取舒
适体位 ←

整　理

↓

洗手,记录

上肢伸展操评分标准

项目		分值	要　求	标准分	得分	备注
素质要求		10	仪表大方,举止端庄,态度和蔼	5		
			服装、鞋帽整洁	5		
操作前	护士	5	遵医嘱要求,对患者评估正确、全面	3		
			洗手	2		
	患者	10	核对姓名、诊断,介绍并解释,患者理解与配合	5		
			体位舒适、合理	5		
操作中	握拳运动	6	握松拳,五指张开,握紧,稍用力	6		
	手腕运动	6	上下活动手腕,稍用力,向内旋转2圈,再次上下活动手腕,向外旋转2圈	6		
	前臂运动	6	上下屈伸前臂,肩关节仍然夹紧	6		
	肘部运动	6	手臂肘部,以腰为支撑,手指触碰到同侧耳郭,放下,将手臂抬高放置对侧胸前,手指能尽量触碰到对侧肩膀,放下	6		
	抱肘运动	6	手放在胸前,患肢尽量紧靠身体,健侧手拖住患侧手的肘关节,帮助抬高至胸前,还原,两边交替进行	6		
	松肩运动	6	肩关节轻轻往前旋转,含胸,然后往后旋转,抬头挺胸	6		
	爬墙运动	6	面对墙,双腿站稳,双手放在墙面与肩齐平,手指在墙上向上爬,每次记录在墙上能爬越的最高点	6		
	甩手运动	6	双前臂向前平屈,手心向前,双臂由前向下后方摆动,双前臂向前向上摆至头后侧	6		
	观察	2	患者肢体活动程度及不适情况	2		
操作后	整理	5	整理床单位,合理安排体位	3		
			洗手	2		
	记录	2	按要求记录及签名	2		

（续表）

项 目	分值	要　求	标准分	得分	备注
评价	8	患者感觉、目标达到的程度 操作熟练、轻巧	5 3		
理论提问	10	回答全面、正确	10		
总分	100				

六、颈椎活动操

护理常规

【定义】

一种颈部保健运动,通过上下左右,简单轻缓转动头部、颈部的方式,来达到对颈部的局部锻炼。

【常用部位】

颈项部与头部。

【功效】

疏通经络、畅通气血、疏利关节。

【主治】

颈椎病,颈部肌肉劳损。

【操作要点】

1. 做操过程中要专注。颈椎是人体非常薄弱的部分,颈部锻炼必须专心,不能分心分神,以免由于运动不当而造成新的损伤。

2. 全身适当放松。运动时颈部肌肉一定要放松,尽量不用力,使肌肉各关节得到舒展,促进气血流通,加快康复。

3. 动作切记缓慢。由于颈椎患者的颈部肌肉活性度很低,如果转动过急、力度过大,容易拉伤肌肉或韧带。另外,某些患者出现了骨质病变,过快地转动颈部,可能会导致骨刺突然对血管或神经的压迫加剧而导致晕倒。因此,做颈椎操时一定得缓慢,一旦出现疼痛难耐或有眩晕的感觉时,应该马上停止。

4. 保证锻炼强度。做操时,一定要到颈部微微发热的时候才停止,这样才能起到实质的锻炼作用。

5. 动作要做到位。每一个动作都要到达运动的终止位置,才能使颈部得到最充分的锻炼。

【注意事项】

    1. 患者空腹或进餐 1 小时之内不宜做操。

    2. 在护士的指导下进行,病情严重的椎动脉型颈椎病或者颈部转动时疼痛比较厉害的患者,则不适用颈椎操进行锻炼。

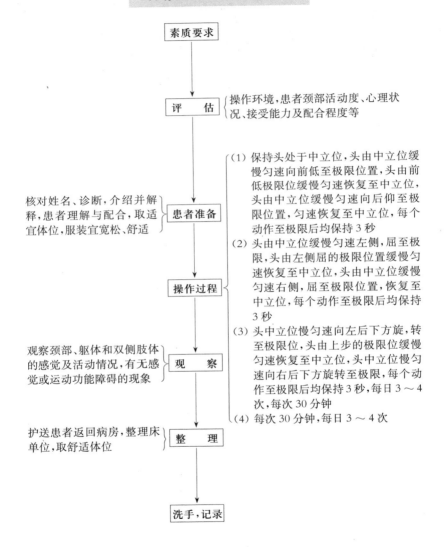

颈椎活动操流程图

素质要求

评　估 { 操作环境,患者颈部活动度、心理状况、接受能力及配合程度等

核对姓名、诊断,介绍并解释,患者理解与配合,取适宜体位,服装宜宽松、舒适 } **患者准备**

操作过程 {

(1) 保持头处于中立位,头由中立位缓慢匀速向前低至极限位置,头由前低极限位缓慢匀速恢复至中立位,头由中立位缓慢匀速向后仰至极限位置,匀速恢复至中立位,每个动作至极限后均保持3秒

(2) 头由中立位缓慢匀速左侧,屈至极限,头由左侧屈的极限位置缓慢匀速恢复至中立位,头由中立位缓慢匀速右侧,屈至极限位置,恢复至中立位,每个动作至极限后均保持3秒

(3) 头中立位慢匀速向左后下方旋,转至极限位,头由上步的极限位缓慢匀速恢复至中立位,头中立位慢匀速向右后下方旋转至极限,每个动作至极限后均保持3秒,每日3～4次,每次30分钟

(4) 每次30分钟,每日3～4次

观察颈部、躯体和双侧肢体的感觉及活动情况,有无感觉或运动功能障碍的现象 } **观　察**

护送患者返回病房,整理床单位,取舒适体位 } **整　理**

洗手,记录

颈椎活动操评分标准

项目		分值	要　求	标准分	得分	备注
素质要求		6	服装、鞋帽整洁	2		
			仪表大方,举止端庄	2		
			语言柔和恰当,态度和蔼可亲	2		
评估		10	全面无遗漏、客观公正	10		
操作前准备		4	备齐用物、放置合理	4		
操作中	病员	10	核对,解释	5		
			安置适宜位置	5		
	操作要点	40	根据病情选择坐式或立式	4		
			颈椎操三个方向动作幅度到位	10		
			颈椎操速度适宜,停顿时间合理	10		
			操作中凝心静气,呼吸自然	5		
			观察患者病情	5		
			注意患者安全	6		
操作后		10	送患者回病室,整理床单位	3		
			物归原处	2		
			洗手	3		
			记录	2		
评价		5	全面、客观、有相应的改善措施	5		
		5	动作到位、熟练、美观	5		
理论提问		10	回答问题全面、正确	10		
总分		100				

七、腰椎活动操

护理常规

【定义】

一种腰部运动方法,通过对腰背肌的主动运动,增强腰部肌肉和韧带的力量,增强与脊柱相关联的软组织的协调性和柔韧性,强化主动稳定系统功能,从而恢复腰椎的生物力学动态平衡。

【常用部位】

腰椎部与腰骶部。

【功效】

疏通经络,消结化瘀,保津益气,畅通气血,减轻和消除腰、臀部及下肢的疼痛麻木等症状,促进腰椎功能的恢复,避免症状复发。

【主治】

腰椎间盘突出症(腰突症)、腰肌劳损、腰腿痛。

【操作要点】

1. 确保在患者安全的前提下开展腰椎活动。

2. 根据患者病情、身体状况的不同,采用平卧或俯卧做操。

3. 做操时,需有护士在旁指导,并保护患者的安全。

4. 要求患者有较高的自觉性、主动性和持之以恒的精神,且动作尽可能的到位,以取得较好的效果。

【注意事项】

患者空腹或进餐 1 小时之内不宜做操。

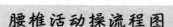

腰椎活动操流程图

素质要求

↓

评　估 { 操作环境,患者腰部活动情况、心理状况、接受能力及配合程度等

↓

核对姓名、诊断,介绍并解释,患者理解与配合,取适宜体位,服装宜宽松、舒适 } **患者准备**

急性卧床期间:
直腿抬高训练:平卧于床上,双手放置于身体两侧,保持膝关节伸直,用力将一侧下肢抬离床面,达到所能及的最大幅度后慢慢放下,双下肢交替进行,每日 3～4 次,每次重复 10 下

↓

操作过程

缓解期:
(1) 飞燕式:患者俯卧于床,先后做双下肢交替抬举、双下肢同时抬举、上半身后伸抬起、身体两端同时抬离于床,坚持每日 3～4 次,循序渐进逐渐增加次数

(2) 五点支撑法:患者俯卧于床,把头部、双肘及双足跟作为支撑点,使劲向上挺腰抬臀,坚持每日 3～4 次,循序渐进逐渐增加次数

↓

观察腰部感觉及活动情况,如有疼痛及时停止 } **观　察**

(3) 三点支撑法:患者俯卧于床,头部及足跟三点作为支撑点,使劲向上挺腰抬臀的三点式锻炼方法,坚持每日 3～4 次,循序渐进逐渐增加次数

↓

护送患者返回病房,整理床单位,取舒适体位 } **整　理**

↓

洗手,记录

腰椎活动操评分标准

项目		分值	要　求	标准分	得分	备注
素质要求		6	服装、鞋帽整洁	2		
			仪表大方,举止端庄	2		
			语言柔和恰当,态度和蔼可亲	2		
评估		10	全面无遗漏、客观公正	10		
操作前准备		4	备齐用物、放置合理	4		
操作中	患者	10	核对,解释	5		
			安置适宜位	5		
	操作要点	40	根据病情选择锻炼方式	1		
			根据锻炼方式选择平卧或俯卧	1		
			直腿抬高:膝关节伸直	4		
			飞燕式 到达所及最大幅度	4		
			交替进行,速度适宜	4		
			双下肢交替抬举到位	4		
			双下肢同时抬举到位	4		
			上半身后伸抬起到位	4		
			身体两端同时抬起到位	4		
			五点支撑:支撑点正确、挺腰抬臀到位	4		
			三点支撑:支撑点正确、挺腰抬臀到位	4		
			观察患者病情,注意患者安全	2		
操作后		10	送患者回病室,整理床单位	4		
			物归原处	3		
			洗手,记录	3		
评价		5	全面、客观、有相应的改善措施	5		
		5	动作到位、熟练、美观	5		
理论提问		10	回答全面、正确	10		
总分		100				

八、五禽戏保健操

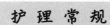

护 理 常 规

【定义】

　　五禽戏保健操,是通过模仿虎、鹿、熊、猿、鸟五种动物的动作,以保健强身的一种健身方法,具有动中求静、动静具备、有刚有柔、刚柔相济、内外兼练的特点。该操以腰为主轴和枢纽,带动上、下肢向各个方向运动,包括前俯、后仰、侧屈、拧转、折叠、提落、开合、缩放等各种不同的姿势。

【常用部位】

　　全身,特别是颈椎、胸椎、腰椎。

【功效】

　　清利头目、增强心肺功能、强壮腰肾、滑利关节,促进身体素质的增强,防病治病养身,延年益寿。

【主治】

　　健康人群、亚健康人群、颈椎疾病、腰椎疾病、各类疾病康复期。

【操作要点】

　　1. 全身放松练功时,不仅肌肉要放松,精神也要放松。要求松中有紧、柔中有刚,切不可用僵劲。练功时意守丹田,做到上虚下实,即胸虚腹实,使呼吸加深,增强内脏器官功能,使血液循环旺盛。身体下部充实,有助于克服头重脚轻和上盛下虚的病象。

　　2. 做到动作外形神气都要像五禽。如练虎戏时,要表现出威猛的神态,目光炯炯、摇头摆尾、扑按搏斗等,有助于强壮体力。练鹿戏时,要仿效鹿那样心静体松、姿势舒展,要把鹿的探身、仰脖、缩颈、奔跑、回首等神态表现出来等。

【注意事项】

　　1. 护士应根据患者病情进行习练,把握动作速度、步姿高低、幅度、锻炼时间、习练遍数。其原则是练功后感到精神愉快、心情舒畅、肌肉略感酸胀，但不感到太疲劳，不妨碍正常的工作和生活。

2. 患者空腹或进餐 1 小时内不宜做操。

五禽戏保健操流程图

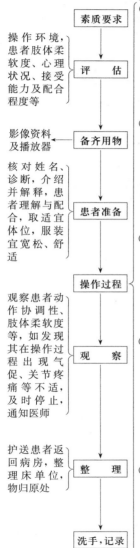

预备势：起势调息，肘微屈，向前平托，向内下按于腹。

(1) 虎戏(肝)：虎戏的手形是虎爪，五指张开，虎口撑圆，第一、二指关节弯曲内扣。表现威武、勇猛的神态。

　　1) 虎举：掌心朝下，十指张开，弯曲，由小指起依次屈指握拳，向上提起，弯于胸平时拳慢慢松开，上举撑掌，再屈指握拳下拉至胸前，再变掌下按

　　2) 虎扑：两手经体侧上提、前伸，上体前俯变虎爪，再下按至膝部两侧，再上提下扑，换做右势。虎扑要注意手形的变化，上提时握空拳前伸，下按时呈虎爪，上提时再变换空拳，下扑时又呈虎爪，速度由慢到快，劲力由柔转刚

(2) 鹿戏(肾)：鹿戏的手形是鹿角，中指、无名指弯曲，其余三指伸直张开。体现鹿静谧、恬然之态。

　　1) 鹿抵：握空拳，两腿微曲，两臂向右侧摆起，与肩等高时拳变鹿角，左脚提起向右前方着地，以腰部转动来带动身体左转，重心右移，两手从左右方伸出，右腿蹬直

　　2) 鹿奔：左脚向前迈步，两手握空拳，两臂前伸屈腕，重心前移成弓步。重心后坐，收腹拱背，手变鹿角，两臂内旋前伸手背相对，含胸低头，使肩背形成横弓，同时尾闾前扣收腹，腰背部形成竖弓，重心前移

(3) 熊戏(脾)：熊戏的手形是熊掌，手指弯曲，大拇指压在示指、中指的指节上，虎口撑圆。充满稳健厚实的劲力

　　1) 熊运：两手呈熊掌状置于腹下，上体前俯，两腿保持不动，固定腰胯，身体顺时针画弧，向右，向上，向左，向下，再逆时针画弧，向左，向上，向右，向下

　　2) 熊晃：提髋，屈腿，身体自然下压落步（膝踝关节放松整个脚掌着地），后坐，前靠，换做右势，提髋，屈腿，落步，后坐，前靠，上下肢动作要配合协调

(4) 猿戏(心)：猿戏手形是猿钩，五指撮拢，屈腕。握固，大拇指压在无名指指根内侧，其余四指撮拢，仿效猿敏捷、灵活之性

　　1) 猿提：两手置于体前，十指撑开快速捏拢成猿钩，肩上耸，缩脖，手上提，两臂内夹，以膻中穴为中心含胸收腹提肛，脚跟起，头向左转，头转回，肩放松，脚跟着地，两手变掌下按至腹前

　　2) 猿摘：退步画弧，丁步下按，上步摘果，握固收回变掌捧桃左手下托。左脚左后方退步，右脚收回变丁步，右脚前跨重心上移再收回变丁步

(5) 鸟戏(肺)：鸟戏的手形是鸟翅，中指和无名指向下，其余三指上翘。意想湖中仙鹤，昂首挺立，伸筋拔骨，展翅翱翔

　　1) 鸟伸：两手上举时耸肩缩颈，尾闾上翘，手部水平，下按时，身体放松，重心右移，后伸左腿，身体向后呈人字形分开后伸

　　2) 鸟飞：两手在腹前相合，沉肩、沉肘、提腕，侧平举，手腕比肩略高，手背相对，提腿独立。下落时先松肩再沉肘按掌，臂腿下落，换做右势，一腿提起时，支撑腿伸直，下落时，支撑腿逐渐弯曲，脚尖点地再提膝

操作环境，患者肢体柔软度、心理状况、接受能力及配合程度等

影像资料及播放器

核对姓名、诊断，介绍并解释，患者理解与配合，取适宜体位，服装宜宽松、舒适

观察患者动作协调性、肢体柔软度等，如发现其在操作过程出现气促、关节疼痛等不适，及时停止，通知医师

护送患者返回病房，整理床单位，物归原处

现代中西医护理操作技能

五禽戏保健操评分标准

项目		分值	要　求	标准分	得分	备注
素质要求		6	服装、鞋帽整洁	2		
			仪表大方,举止端庄	2		
			语言柔和恰当,态度和蔼可亲	2		
评估		7	全面无遗漏、客观公正	7		
操作前准备		10	备齐用物、放置合理	5		
			环境安全	5		
操作中	患者	10	核对,解释	5		
			安置适宜位置	5		
	操作要点	40	根据病情选择体位	2		
			五禽戏动作到位	30		
			观察患者病情	4		
			注意患者安全	4		
操作后		7	送患者回病室,整理床单位	2		
			物归原处	2		
			洗手,记录	3		
评价		5	全面、客观、有相应的改善措施	5		
熟练程度		5	动作到位、熟练、美观	5		
理论提问		10	回答问题全面、正确	10		
总分		100				

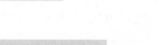

九、快乐拍打疗法

护 理 常 规

【定义】

快乐拍打疗法,就是用手的不同部位,如手掌、手指、小鱼际、掌根、拳背及指尖等,按照不同的手形和动作,在人体的某些部位上,如穴位、经络、病变部位等,有规律的击打,从而产生预防和治疗疾病作用的一种方法。

【常用部位】

云门穴、风市穴、肩井穴、肩髃穴、阳陵穴、足三里穴、神阙穴、命门穴、带脉穴。

【功效】

舒筋通络、活血化瘀、理气止痛。

【主治】

1. 长期伏案工作,缺乏运动,导致肩颈及腰椎不适者。

2. 颈椎、腰椎退行性病变康复期。

【操作要点】

1. 护士应根据患者病情进行习练,其原则是练功后感到精神愉快、心情舒畅、肌肉略感酸胀,但不感到太疲劳,不妨碍正常的工作和生活。

2. 拍打开始宜轻,以后逐渐加重。对儿童和年老体弱者手法宜轻,对年轻体壮者手法宜重。对痹证、痿证和感觉功能迟钝者手法应适当加重。肩部、背部和腰部宜轻拍,骶部要重拍。四肢肌肉丰满处手法宜重,关节及肌肉较薄处手法宜轻。

3. 做操时护士需观察患者病情变化,注意安全。

4. 快乐拍打九节操顺口溜:一拍云门锁骨下,上肢不举有奇效;二拍风市大腿外,腰病脚气皆可疗;三拍肩井手交叉,颈项强痛解郁

117

积；四拍肩髃臂外侧，肩臂疼痛及时疗；五拍阳陵小腿外，膝盖疼痛立时消；六拍外膝足三里，腰腿疲劳逐渐少；七拍神阙脐正中，生死命门少人修；八拍命门腰正中，虚损腰痛至此终；九拍带脉在侧腹，调畅气血补肝肾。

【注意事项】

各种表现湿烂的皮肤病、疮疖、痈疽、发热、急性传染病，以及各种出血倾向的疾病、妇女月经期及妊娠期、内脏肿瘤、骨折未愈合、骨结核、类风湿等禁用。

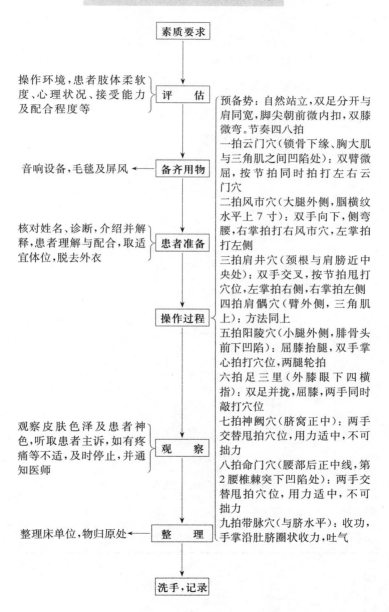

快乐拍打疗法流程图

素质要求

操作环境,患者肢体柔软度、心理状况、接受能力及配合程度等 → **评 估**

音响设备,毛毯及屏风 ← **备齐用物**

核对姓名、诊断,介绍并解释,患者理解与配合,取适宜体位,脱去外衣 → **患者准备**

操作过程

预备势:自然站立,双足分开与肩同宽,脚尖朝前微内扣,双膝微弯。节奏四八拍

一拍云门穴(锁骨下缘、胸大肌与三角肌之间凹陷处):双臂微屈,按节拍同时拍打左右云门穴

二拍风市穴(大腿外侧,腘横纹水平上7寸):双手向下,侧弯腰,右掌拍打右风市穴,左掌拍打左侧

三拍肩井穴(颈根与肩膀近中央处):双手交叉,按节拍甩打穴位,左掌拍右侧,右掌拍左侧

四拍肩髃穴(臂外侧,三角肌上):方法同上

五拍阳陵穴(小腿外侧,腓骨头前下凹陷):屈膝抬腿,双手掌心拍打穴位,两腿轮拍

六拍足三里(外膝眼下四横指):双足并拢,屈膝,两手同时敲打穴位

七拍神阙穴(脐窝正中):两手交替甩拍穴位,用力适中,不可拙力

八拍命门穴(腰部后正中线,第2腰椎棘突下凹陷处):两手交替甩拍穴位,用力适中,不可拙力

九拍带脉穴(与脐水平):收功,手掌沿肚脐圈状收力,吐气

观察皮肤色泽及患者神色,听取患者主诉,如有疼痛等不适,及时停止,并通知医师 → **观 察**

整理床单位,物归原处 ← **整 理**

洗手,记录

119

快乐拍打疗法评分标准

项目		分值	要 求	标准分	得分	备注
素质要求		6	服装、鞋帽整洁	2		
			仪表大方,举止端庄	2		
			语言柔和恰当,态度和蔼可亲	2		
操作前	评估	4	全面无遗漏、客观公正	4		
	用物准备	10	洗手、备齐用物、放置合理	10		
	患者准备	10	核对,解释	5		
			环境安全	5		
操作中		40	根据部位选择轻拍、中拍、重拍	5		
			拍打顺序准确、力量恰当	25		
			观察患者病情	5		
			注意患者安全	5		
操作后	整理	6	送患者回病室,整理床单位	3		
			物归原处	3		
	记录	4	记录及时,内容符合要求	4		
评价		5	动作到位、熟练、美观	5		
		5	全面、客观,有相应的改善措施	5		
理论提问		10	回答全面、正确	10		
总分		100				

十、静功疗法（站桩功）

护理常规

【定义】

站桩功是以站式为主，使躯干、四肢保持一定的姿势，而让某些部位呈持续的静力性收缩，以达到意念集中、思想安静，从而达到防治疾病的静功功效。

【常用部位】

双下肢与足部、全身。

【功效】

疏通经络、调和气血，使阴阳相交、水火既济，又能助长精神、锻炼形骸、增加力气。

【主治】

肠胃病、肝脏病、心脏病、肺病、高血压、骨关节炎及神经官能症等。

【操作要点】

1. 练功在室内或室外皆可，但在室外时避免汗出当风。

2. 练功前，应排除大、小便，并把衣扣腰带松开。

3. 练功时不可屏气，呼吸自然谐调，注意循序渐进，不可急于求成，过犹不及。

4. 练功时间的安排因人而异，一般身体较好的，可从持续 10 分钟开始，身体较差的，可从持续 5 分钟开始，然后逐渐延长。时间的延长，可以是渐进的（如从 5 分钟延长到 6～7 分钟），也可以是跳跃的（如从 10 分钟延长到 20 分钟）。练功次数每天可进行 2～3 次，多不过 5 次。练功时间长短及次数多少，以有余力、有余兴、舒适得力不超过身体的负担（不疲劳）为原则。

【注意事项】

1. 练功时不宜过饥、过饱，练功时间最好在饭后 2 小时。

2. 练功期间应节制房事，妇女经期停止练功，酒后禁忌练功。

3. 练功后宜以温热水擦身，不可洗冷水澡，不可饮冷饮。

静功疗法（站桩功）流程图

素质要求

↓

操作环境,患者肢体柔软度、心理 〉 评　估
状况、接受能力及配合程度等

↓

影像资料及播放器 ← 备齐用物

↓

核对姓名、诊断,介绍并解释, 〉 患者准备
患者理解与配合,取适宜体位,
服装宜宽松、舒适

↓

操作过程

↓

观察患者动作协调性、肢体柔 〉 观　察
软度等,如发现其在练功过程
出现气促、面色及呼吸异常等,
及时停止,通知医师

↓

护送患者返回病房,物归原 ← 整　理
处

↓

洗手,记录

第一节：平行步浑元桩
动作1：凝神定意,两脚分开与肩同宽,两
脚尖稍外分成外八字形
动作2：膝关节微弯曲,胯部微收臀部似
坐,小腹应常圆,胸间微含蓄,两手在胸前
呈抱球状,掌心内向,两手间距两拳左右
动作3：肩撑肘横,力贯掌心
动作4：头直目正,颌下若夹一乒乓球,腋
下若能容球,头顶如有细绳吊系
第二节：大步浑元桩
动作1：两脚分开与肩同宽,再向前迈
出约两个脚长,脚跟不要着力踏实
动作2：右膝前屈,关节处像有物支撑,胯
后吸,臀部后下坐,也像有物依托
动作3：大腿根稍向后收;右腿小腿正面与脚
面约成50°～60°之间
动作4：左小腿正面与脚面约成130°夹角
动作5：上肢动作同上
第三节：平行步平抱桩
动作1：双手向上抬起与肩平,指尖相
对,手心向下,手指分开屈距离胸部
约尺许,两手相距2～3拳
动作2：在意念中,双手及两臂的拇指
一侧如抱一球
第四节：丁八步平抱桩
动作1：丁八步站立,手手抬起约与肩
平,手心向下,中指相对,虎口微撑,指
尖微敛如抓球状
动作2：两手腕处微屈若能夹物
动作3：手略高于前臂,稍有倾斜,两手大
拇指一侧与大小臂弯内如环抱大树
动作4：前手略高于后手约4～5 cm
第五节：收功
动作1：两脚开立与肩同宽,两腿膝关节
微弯曲,胯部微收臀部似坐,两手在胸前
合掌指头微触
动作2：双目闭合,意守丹田,感受中指
指尖搏动,心念默数1～200
动作3：手掌对搓,放松

静功疗法（站桩功）评分标准

项目		分值	要求	标准分	得分	备注
素质要求		6	服装、鞋帽整洁	2		
			仪表大方，举止端庄	2		
			语言柔和恰当，态度和蔼可亲	2		
操作前	评估	4	全面无遗漏、客观公正	4		
	用物准备	10	洗手、备齐用物、放置合理	5		
	患者准备	10	核对，解释	5		
			安置适宜位置	5		
操作中		40	根据病情选择功法	10		
			动作指导准确	25		
			观察患者神志、呼吸	5		
			注意患者安全	5		
操作后	整理	6	护送患者返回病房，整理床单位	3		
			物归原处	3		
	记录	4	记录及时、内容符合要求	4		
评价		10	动作到位、熟练、美观	5		
			全面、客观，有相应的改善措施			
理论提问		10	回答全面、正确	10		
总分		100				

十一、关节功能训练

护 理 常 规

【定义】

利用专用器械使膝关节进行持续较长时间的缓慢被动运动（CPM）的一种训练方法，可使关节在一定活动范围内进行缓慢被动运动，防止关节粘连和挛缩。

【常用部位】

膝关节、全身各个关节。

【功效】

锻炼膝关节的屈伸度，加速关节软骨及周围的韧带和肌腱的愈合和再生。

【主治】

下肢骨折术后，关节囊切除术后，关节松解术后，髋、膝关节置换术后。

【操作要点】

1. 进行操作前应认真向患者讲明功能锻炼的意义，调动其积极性，对缓慢被动运动（CPM）锻炼出现的疼痛有心理准备，理解手术与锻炼的辩证关系。

2. CPM 的活动范围应根据手术中关节屈伸最大范围确定，告知患者感到疼痛或不适时，要及时告知护理人员，护士应立即停止操作，并在当时运动角度上减 5°，继续观察 5 分钟，询问患者有无不适，如无不适，可在此基础上增加 10°左右，可给予患者鼓励、暗示，告诉患者恢复得很好。

3. 应用 CPM 机过程中，增加角度要循序渐进，速度由慢到快，以患者能够接受为宜，减少患者的不舒适感。

4. 对每一个进行 CPM 锻炼的患者有详细记录，用每日增长的微小度数来鼓励患者坚持不懈的锻炼。

【注意事项】

1. 术后伤口内如有引流管时,要注意运动时不要影响引流管。

2. 手术切口如与肢体长轴垂直时,早期不宜采用 CPM 训练,以免影响伤口愈合。

3. 训练中如同时使用抗凝治疗,应适当减少训练时间,以免出现局部血肿。

4. 训练程序的设定应根据外科手术方式、患者反应及身体状况加以调整。

关节功能训练流程图

素质要求

操作环境,患者肢体柔软度、心理状况、认知合作程度,手术部位的皮肤等情况,患膝关节活动度等 } 评　估

治疗车,CPM 机,毛毯,屏风 ← 备齐用物

核对姓名、诊断、部位,介绍并解释,取适宜体位,服装宜宽松、舒适,暴露患肢,注意保暖,屏风遮挡 } 患者准备

操作过程

注意观察患者患肢的皮温、颜色、弹性、肿胀等情况,以及疼痛、膝关节活动度和 CPM 机的性能等变化,早期活动时观察伤口的渗血、渗液情况,如有异常,及时对症处理 } 观　察

训练结束后,安置患者舒适体位,整理床单位 } 整理床单位

整理用物

洗手,记录

（1）取平卧位。将 CPM 训练机放置在患侧下肢下
（2）插上电源,开机,使膝关节与电子量角器成一直线,脚掌妥善固定于脚踏板,根据患者患肢长度,调整 CPM 机:
1）设置:角度 − 10°～120°(遵医嘱)
2）速度(SPEED):初期为"二"(以 90° 为例一个周期过程大约在 70 秒钟),一般做到"三"(以 90° 为例一个周期过程大约在 1 分钟),出院时可达到"五"
3）强度(FORCE):一般设置到最小
4）暂停(PAUSE):一般为 5 秒
5）时间(TIMES):一般为 30 分钟
（3）每日增加关节活动角度,1 周内膝关节活动度尽量达到 90°
（4）训练结束,患肢复位、关机,拔去电源

关节功能训练评分标准

项 目		分值	要 求	标准分	得分	备注
素质要求		5	服装、鞋帽整洁	2		
			仪表大方,举止端庄	2		
			语言柔和恰当,态度和蔼可亲	1		
操作前	评估	10	全面无遗漏、客观公正	10		
	用物准备	4	洗手、备齐用物、放置合理	4		
	患者准备	10	核对,解释	5		
			安置适宜位置,注意保暖	5		
操作中	放置CPM机	10	膝关节与电子量角器成一直线 脚掌固定于脚踏板	5 5		
	调节CPM机	20	调整 CPM 机 设置角度、速度、强度、时间	10 10		
	观察	10	注意患者安全,观察 5 分钟,并询问患者的反应、自觉症状 再次调节角度	6 4		
操作后	整理	6	整理床单位,指导注意事项	3		
			清理用物,物归原处	3		
	记录	5	记录及时,内容符合要求	5		
评价		10	动作轻巧、稳当、准确、安全 注意节力原则	5 5		
理论提问		10	回答全面、正确	10		
合计		100				

十二、步态平衡功能训练

护 理 常 规

【定义】

步态平衡是针对骨骼系统的病变或损伤患者的一种功能训练法，锻炼其平衡和协调能力，通过指导患者正确运用双腋杖，协助其早期下床行步态锻炼。

【常用部位】

四肢与全身。

【功效】

促使气血通畅，减少粘连及并发症的发生。

【主治】

肢体功能活动不利。

【操作要点】

1. 功能训练时护士观察患者病情变化，注意安全。

2. 一名护士在前指导，另有护士在旁保证其安全，并助行。

3. 在步行训练前期，做好肌力锻炼、起立床训练及站立训练。

4. 使用腋杖时，要使患者认识到是通过把手负重而不是靠腋垫，否则有损伤臂丛神经的危险。

【注意事项】

对于站立平衡功能障碍、下肢骨折未愈合，且未行内固定处理、各种原因所致的关节不稳者，禁用此训练法。

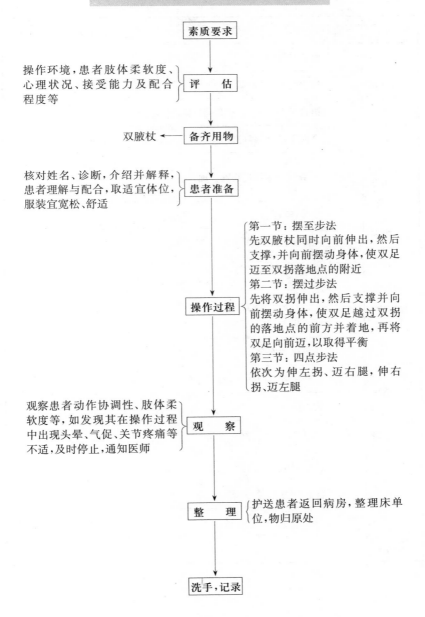

步态平衡功能训练流程图

素质要求

操作环境，患者肢体柔软度、心理状况、接受能力及配合程度等 → 评 估

双腋杖 ← 备齐用物

核对姓名、诊断，介绍并解释，患者理解与配合，取适宜体位，服装宜宽松、舒适 → 患者准备

操作过程

第一节：摆至步法
先双腋杖同时向前伸出，然后支撑，并向前摆动身体，使双足迈至双拐落地点的附近
第二节：摆过步法
先将双拐伸出，然后支撑并向前摆动身体，使双足越过双拐的落地点的前方并着地，再将双足向前迈，以取得平衡
第三节：四点步法
依次为伸左拐、迈右腿，伸右拐、迈左腿

观察患者动作协调性、肢体柔软度等，如发现其在操作过程中出现头晕、气促、关节疼痛等不适，及时停止，通知医师 → 观 察

整 理 — 护送患者返回病房，整理床单位，物归原处

洗手，记录

步态平衡功能训练评分标准

项目		分值	要　　求	标准分	得分	备注
素质要求		6	服装、鞋帽整洁	2		
			仪表大方,举止端庄	2		
			语言柔和恰当,态度和蔼可亲	2		
操作前	评估	4	全面无遗漏、客观公正	4		
	用物准备	10	洗手、备齐用物、放置合理	10		
	患者准备	15	核对,解释	5		
			做好步行前训练	10		
操作中		35	根据病情选择训练工具	5		
			训练步法到位	20		
			观察患者病情	5		
			注意患者安全	5		
操作后	整理	6	护送患者返回病房,整理床单位	3		
			物归原处	3		
	记录	4	记录及时,内容符合要求	4		
评价		10	动作到位、熟练、美观	5		
			注意节力原则	5		
理论提问		10	回答全面、正确	10		
总分		100				

十三、助消化操

护 理 常 规

【定义】

将中医搅海、漱津、揉丹田的方法进行整合，以帮助减轻消化道症状的一种保健操。

【常用部位】

口腔与舌头、腰与腹部。

【功效】

增津补肾、强壮身体、调整胃肠、帮助消化，还可以治疗口苦、咽干、舌涩、咽痛等症状。

【主治】

慢性肾功能不全、腹部手术后肠蠕动减慢引起的消化道不良反应。

【操作要点】

1. 做操前观察患者皮肤情况，做操时动作轻柔。
2. 训练要循序渐进，不能操之过急。

【注意事项】

腹部皮肤有化脓性感染，或腹部有急性炎症（如肠炎、痢疾、阑尾炎等）时，不宜按揉，以免炎症扩散。

助消化操流程图

素质要求

操作环境，患者皮肤、心理状况、接受能力及配合程度等 → 评估

核对姓名、诊断，介绍并解释，患者理解与配合，取适宜体位，服装宜宽松、舒适 → 患者准备

操作过程

（1）搅海：先用舌头在口内、牙齿上下左右轻轻搅动，顺时针 9 次，逆时针 9 次，共 36 次，然后，舌抵上颚，使唾液增多

（2）漱津：将口中唾液鼓腮漱口 9 次。津液自生，渐至满口，分作 3 次，缓缓咽下，用意念把唾液引导到丹田，意守丹田 3 分钟

（3）揉丹田：丹田位于肚脐下一寸至二寸处，相当于石门穴位置。方法是将手搓热后，用右手中间三指在该处旋转按摩 50 ～ 60 次

观察患者全身情况、动作节奏等，如发现其在操作过程中出现腹部疼痛等不适，及时停止，通知医师 → 观察

整理 ├ 护送患者返回病房，整理床单位，取舒适体位

洗手，记录

助消化操评分标准

项目		分值	要　　求	标准分	得分	备注
素质要求		6	服装、鞋帽整洁	2		
			仪表大方,举止端庄	2		
			语言柔和恰当,态度和蔼可亲	2		
操作前	评估	4	全面无遗漏、客观公正	4		
	用物准备	10	洗手、备齐用物、放置合理	10		
	患者准备	10	核对,解释	5		
			安置适宜位置	5		
操作中		40	根据病情选择坐式或立式	5		
			腹部助消化操动作到位	25		
			观察患者病情	5		
			注意患者安全	5		
操作后	整理	6	护送患者返回病房,整理床单位	3		
			物归原处	3		
	记录	4	记录及时、内容符合要求	4		
评价		10	动作到位、熟练、美观	5		
			注意节力原则	5		
理论提问		10	回答全面、正确	10		
总分		100				

十四、头部疏松功

护理常规

【定义】

头部疏松功是一种辅助治疗,是因慢性肾功能不全、高血压肾病等引起的以头痛、头晕、头胀、耳鸣为主要临床表现的一种头部放松疗法。

【常用部位】

头面部。

【功效】

提神、醒脑、疏松筋骨,促进头颈部血液循环。

【主治】

慢性肾脏疾病引起的头痛、头晕、耳鸣等。

【操作要点】

1. 做操时观察患者全身情况,如有不适及时停止。

2. 训练要循序渐进,不能操之过急。

3. 要求患者有较高的自觉性、主动性和持之以恒的精神,且动作尽可能的到位,以取得较好的效果。

【注意事项】

患者空腹或进餐 1 小时之内不宜做功。

头部疏松功流程图

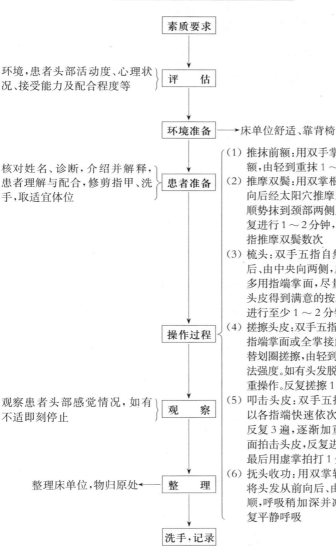

素质要求

环境,患者头部活动度、心理状况、接受能力及配合程度等 ┤ 评　估

环境准备 ——→ 床单位舒适、靠背椅

核对姓名、诊断,介绍并解释,患者理解与配合,修剪指甲、洗手,取适宜体位 ┤ 患者准备

操作过程

观察患者头部感觉情况,如有不适即刻停止 ┤ 观　察

整理床单位,物归原处 ←—— 整　理

洗手,记录

(1) 推抹前额:用双手掌面左右推抹前额,由轻到重抹 1～2 分钟

(2) 推摩双鬓:用双掌根或大鱼际从前向后经太阳穴推摩双侧鬓角,后面顺势抹到颈部两侧风池穴以下,反复进行 1～2 分钟,随后再用 2～5 指推摩双鬓数次

(3) 梳头:双手五指自然分开,从前向后、由中央向两侧,反复梳理头发,多用指端掌面,尽量少用指甲,使头皮得到满意的按摩,该手法反复进行至少 1～2 分钟

(4) 搓擦头皮:双手五指自然分开,用各指端掌面或全掌接触头皮,双手交替划圈搓擦,由轻到重,逐渐增加手法强度。如有头发脱落,手法不宜过重操作。反复搓擦 1～2 分钟

(5) 叩击头皮:双手五指自然分开,先以各指端快速依次轻轻叩击头皮反复 3 遍,逐渐加重。其次用手指面拍击头皮,反复进行 1～2 分钟,最后用虚掌拍打 1 分钟

(6) 抚头收功:用双掌轻轻抚摸头部,将头发从前向后、由中间向两侧理顺,呼吸稍加深并减慢,数次后恢复平静呼吸

头部疏松功评分标准

项目		分值	要 求	标准分	得分	备注
素质要求		6	服装、鞋帽整洁	2		
			仪表大方,举止端庄	2		
			语言柔和恰当,态度和蔼可亲	2		
评估		10	全面无遗漏、客观公正	10		
操作前准备		4	备齐用物、放置合理	4		
操作中	患者	10	核对,解释	5		
			安置适宜位置	5		
	操作要点	40	根据病情选择坐式或立式	4		
			头部疏松功动作幅度到位	10		
			头部疏松功速度适宜、停顿时间合理	10		
			操作中凝心静气,呼吸自然	5		
			观察患者病情	5		
			注意患者安全	6		
操作后		10	送患者回病室,整理床单位	3		
			物归原处	2		
			洗手	3		
			记录	2		
评价		10	全面、客观,有相应的改善措施	5		
			动作到位、熟练、美观	5		
理论提问		10	回答全面、正确	10		
总分		100				

十五、三线放松功

护理常规

【定义】

放松功是静功的一种,是通过大脑思维意识的放松,把身体调整到自然、轻松、舒适,解除身心紧张状态,以消除身体和大脑的疲劳,恢复体力和精力。

【常用部位】

头,四肢与躯干,全身。

【功效】

安定心神、疏通经络、协调脏腑,有助于增强体质、防治疾病。

【主治】

心悸、心神不宁。

【操作要点】

1. 根据患者病情、身体状况的不同,采用站、坐、卧、行做功。

2. 从自然呼吸开始,逐步过渡到腹式呼吸。呼吸与默念相结合,吸气时静静的观想松的部位,呼气时默想部位"松"。

3. 做操时观察患者病情变化,注意安全。

4. 练功时间:每天为上午 10:00～10:20,下午 3:00～3:20,每次 20 分钟。

5. 入静标准

(1) 判定方法:包括观察法、自身感觉法和心电图(ECG)鉴定法。

(2) 生命体征:收缩压或舒张压平均可下降 5 mmHg,心率下降 5 次/分,呼吸频率下降 2 次/分。

【注意事项】

1. 立式做功时,应让患者靠墙扶把手站立;带操时,需有护士在旁指导,并保护患者的安全。

2. 患者空腹或进餐 1 小时之内不宜做功。

三线放松功流程图

素质要求

操作环境,患者肢体活动度、心理状况、接受能力及配合程度等 〉 评　估

核对姓名、诊断,介绍并解释,患者理解与配合

备齐用物 ——→ 影像资料,播放器,椅子

(1) 自然站式:两脚平分,与肩同宽,两足尖微向内扣,膝关节略微弯曲,膝盖不超出足尖,腰部伸展,臀部似坐高凳,上身正直,含胸拔背、松肩、坠肘、虚腋,两手放在身体两侧,头部正直,双目轻合,舌抵上腭,下颌微收

(2) 平坐式:练功者坐在方凳的前1/3,凳子的高度应与小腿长度相等,坐下后大腿与地面平行,两膝弯曲成90°,两脚平分,与肩同宽,头身正直,双臂自然下垂,两手自然安放在大腿上,手心向下

患者准备

(3) 靠坐式:除背部可以轻靠在椅背或沙发上之外,其余的姿势均同平坐式。由于背向后靠了,两足可以略向前伸一些

操作过程

(4) 仰卧式:平躺在床上,仰面朝天,头部正直,口眼轻闭,四肢自然伸展,两腿并拢,足尖自然斜向两侧,双臂自然分放在身体两侧,双手掌心向内,轻贴在大腿外侧

三线放松:
第一条线:从头部两侧 → 颈部两侧 → 肩部 → 上臂 → 肘关节 → 前臂 → 腕关节 → 两手 → 十个手指
第二条线:从面部 → 颈部 → 胸部 → 腹部 → 两大腿 → 膝关节 → 两小腿 → 十个脚趾
第三条线:从后脑部 → 后颈部 → 背部 → 腰部 → 两大腿后面 → 两膝盖 → 两小腿 → 两腿底
收功:做完三条线的放松练习后,将意念收回,观想肚脐内丹田处,意守3～5分钟结束
姿势:站、坐、卧、行
呼吸:一般从自然呼吸开始,逐步过渡到腹式呼吸。呼吸与默念相结合,吸气时静静的观想松的部位,呼气时默想部位"松"
意念:属流动性意守

观察患者生命体征、心率等病情变化,如有不适及时告知医师 〉 观　察

整理床单位,合理安排体位 ←—— 整　理

洗手,记录

三线放松功评分标准

项目		分值	要　求	标准分	得分	备注
素质要求		7	仪表大方，举止端庄，态度和蔼	5		
			服装、鞋帽整洁	2		
操作前	护士	7	遵照医嘱要求，对患者评估正确、全面	5		
			洗手，戴口罩	2		
	物品	3	音响设备一套、椅子、床	3		
	患者	10	核对姓名、诊断，介绍并解释，患者理解与配合	5		
			室内环境，光线柔和，体位舒适、合理。指导患者调整意念及呼吸	5		
操作中	体位	5	再次核对；指导患者取正确体位	5		
	放松过程	30	第一条线放松	10		
			第二条线放松	10		
			第三条线放松	10		
	观察	5	观察患者心率、血压等变化	5		
	放松完毕	3	全身放松，卧床休息5～10分钟后可下床活动	3		
操作后	整理	8	整理床单位，合理安排体位	3		
			清理用物，归还原处，洗手	5		
	记录	2	按要求记录及签名	2		
评价		10	过程熟练、顺畅	5		
			体位适宜，动作规范，患者感觉，目标达到的程度	5		
理论提问		10	回答全面、正确	10		
总分		100				

十六、下肢运动操

护 理 常 规

【定义】

一种下肢功能锻炼的方法,通过肌肉规律性收缩,使得深部静脉血液回流加速,减轻皮下静脉的压力,有助于预防和缓解下肢静脉曲张。

【常用部位】

双下肢与足部。

【功效】

调畅气机,改善血液循环,有利于下肢静脉功能恢复。

【主治】

糖尿病足周围神经病变。

【操作要点】

1. 提供安静、舒适、无不良刺激的环境床单位,清洁干燥,无碎屑杂物,拉起床栏及隔帘。

2. 患者取平卧,衣着宽松、舒适。

3. 做操时,需有护士在旁指导,并保护患者的安全。

4. 做操时观察患者下肢活动情况,有无疼痛、红肿等病情变化,如出现胸闷、心慌等不适症状应立即停止运动。

5. 根据患者病情、身体状况的不同,控制运动操的强度及方法。一般有适度出汗,肌肉有略微酸胀的感觉为佳。

【注意事项】

1. 饭后 1 小时开始运动。因为此时血糖较高,运动时不易发生低血糖,不宜在饱餐后或饥饿时运动。

2. 反复水肿的患者不宜运动,因运动时由于神经内分泌等的变化,可以促进水、盐在体内的蓄积,使水肿加重。

3. 血压控制不良的糖尿病足患者,在血压尚未得到满意的控制时不宜运动。

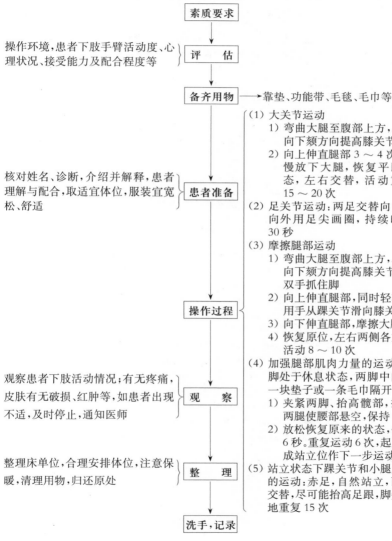

下肢运动操流程图

素质要求

评　估 — 操作环境,患者下肢手臂活动度、心理状况、接受能力及配合程度等

备齐用物 → 靠垫、功能带、毛毯、毛巾等

核对姓名、诊断,介绍并解释,患者理解与配合,取适宜体位,服装宜宽松、舒适 — 患者准备

操作过程

（1）大关节运动
 1）弯曲大腿至腹部上方,尽量向下颏方向提高膝关节
 2）向上伸直腿部 3～4 次,慢慢放下大腿,恢复平卧状态,左右交替,活动重复 15～20 次
（2）足关节运动:两足交替向内和向外用足尖画圈,持续时间 30 秒
（3）摩擦腿部运动
 1）弯曲大腿至腹部上方,尽量向下颏方向提高膝关节,用双手抓住脚
 2）向上伸直腿部,同时轻轻地用手从踝关节滑向膝关节
 3）向下伸直腿部,摩擦大腿
 4）恢复原位,左右两侧各重复活动 8～10 次
（4）加强腿部肌肉力量的运动:两脚处于休息状态,两脚中间放一块垫子或一条毛巾隔开
 1）夹紧两脚、抬高髋部,挺直两腿使腰部悬空,保持 6 秒
 2）放松恢复原来的状态,休息 6 秒。重复运动 6 次,起床换成站立位作下一步运动
（5）站立状态下踝关节和小腿肌肉的运动:赤足,自然站立,两脚交替,尽可能抬高足跟,脚尖点地重复 15 次

观察患者下肢活动情况;有无疼痛,皮肤有无破损、红肿等,如患者出现不适,及时停止,通知医师 — 观　察

整理床单位,合理安排体位,注意保暖,清理用物,归还原处 — 整　理

洗手,记录

141

下肢运动操评分标准

项目		分值	要　求	标准分	得分	备注
素质要求		10	仪表大方,举止端庄,态度和蔼	5		
			服装、鞋帽整洁	5		
操作前	护士	8	遵照医嘱要求,对患者评估正确、全面	5		
			洗手,准备用物(活动毯、毛巾)	3		
	患者	10	核对、解释,患者理解与配合	5		
			患者穿着较宽松、透气性好的衣裤	5		
操作中	定位	5	再次核对;检查各项准备是否符合要求,拉起两边床栏	5		
	康复锻炼	35	大关节运动:①弯曲大腿至敷布上方,尽量向下颏方向提高膝关节,向上伸直腿部3～4次;②慢慢放下大腿,恢复平卧状态,左右交替,活动重复15～20次	7		
			足关节运动:两足交替向内或向外用足尖画圈,持续时间30秒	7		
			摩擦腿部运动:①屈大腿至敷布上方,尽量向下颏方向提高膝关节,用双手抓住脚;②向上伸直腿部,同时轻轻地用手从踝关节滑向膝关节;③向下伸直腿部,摩擦大腿;④恢复原位,左右两侧各重复活动8～10次	7		
			加强腿部肌肉力量的运动:两腿处于休息状态,两脚中间放一块垫子或一条毛巾隔开。①夹紧双脚,抬高髋部,挺直腿部,使腰悬空,保持6秒;②放松恢复原来的状态,休息6秒,重复运动6次,起床换成站立位作下步运动	7		
			站立状态下踝关节和小腿肌肉的运动:赤足,自然站立,两脚交替,尽可能抬高足跟,脚尖点地重复16次	7		
	观察	5	锻炼过程中随时观察患者的情况	5		
	结束	5	嘱患者注意保暖	5		
操作后	整理	5	整理床单位,合理安排体位	3		
			清理用物,归还原处,洗手	2		
	评价	7	评价患者皮肤情况、感觉,目标达到的程度	7		
理论提问		10	回答全面、正确	10		
总分		100				

十七、无创经络功

护 理 常 规

【定义】

一种下肢功能锻炼的方法,是沿经络走向途径,在特定穴位上进行点压、揉搓,有效发挥心泵、呼吸泵、肌肉泵的节律性作用,达到修复萎缩、塌陷、挛缩的静脉瓣膜和改善回流的目的。

【常用部位】

穴位:涌泉穴、足三里、八风穴、三阴交穴、气海穴。

经络:足阳明胃经、足太阴脾经、足少阳胆经。

【功效】

气血通畅,营卫调和。

【主治】

下肢静脉回流不畅、肢体功能活动不良、肌肉疼痛。

【操作要点】

1. 提供安静、舒适、无不良刺激的环境,床单位清洁干燥,无碎屑杂物,拉起床栏及隔帘。

2. 患者取平卧,衣着宽松、舒适。

3. 做操时,需有护士在旁指导,并保护患者的安全。

4. 做操时观察患者下肢活动情况,有无疼痛、红肿等病情变化,如出现胸闷、心慌等不适症状应立即停止运动。

5. 根据患者病情、身体状况的不同,控制运动操的强度及方法。一般有适度出汗、肌肉有略微酸胀的感觉为佳。

【注意事项】

1. 确保在患者安全的前提下开展无创经络功。

2. 要求患者每天坚持锻炼,且动作尽可能的到位,以取得较好的效果。

3. 患者空腹或进餐 1 小时之内不宜做操。

无创经络功流程图

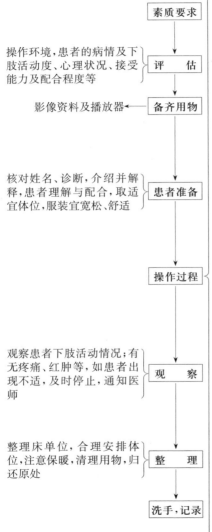

素质要求

评 估
操作环境,患者的病情及下肢活动度、心理状况、接受能力及配合程度等

备齐用物 ← 影像资料及播放器

患者准备
核对姓名、诊断,介绍并解释,患者理解与配合,取适宜体位,服装宜宽松、舒适

操作过程

观 察
观察患者下肢活动情况;有无疼痛、红肿等,如患者出现不适,及时停止,通知医师

整 理
整理床单位,合理安排体位,注意保暖,清理用物,归还原处

洗手,记录

(1) 心泵经络功
1) 叠手点睛功:弯曲膝关节,双手交叉重叠,环握左足掌,示指端相向重叠按压左足涌泉穴(点睛),右足相同
2) 观海赏月功:弯曲膝关节,一手按住左下肢足三里,一手握住左足八风穴,以踝关节为轴,尽量作伸踝关节(观海)和屈踝关节(赏月)运动,右足相同
3) 仙掌摇扇功:弯曲膝关节,一手按住左下肢足三里,一手握住左足八风穴,以踝关节为轴,交替作顺时针和逆时针环绕运动,右足相同

(2) 肌肉泵经络功
1) 秀才弹琴功:双手掌跟部交叉重叠,尽量放在左下肢远端正上方,沿足阳明胃经走向,吸气时垂直向下用力,呼气时抬离,向上移患者一手掌的距离,依次到左下肢大腿根部,随即沿足太阴脾经、足少阳胆经作同样的练习,右下肢相同
2) 飘然若仙功:双手握成空拳状,以腕关节为轴,犹如弹棉花一样,吸气时,敲击下肢,呼气时迅速离开,顺序沿足太阴脾经由远端至大腿根部,然后沿足阳明胃经、足少阳胆经做同样的练习
3) 鹬蚌相争功:平卧位,下肢以髋关节和膝关节为轴,吸气时做屈曲运动,大腿尽量靠近下腹部,小腿尽量靠近大腿,同时两手中指同时按压三阴交穴,呼气时两手松开,沿床面伸直下肢

(3) 呼吸泵经络功:吞云吐雾功:平卧位,放松身体,双手五指自然分开,示指交叉重叠放在脐中神阙穴上,中指交叉重叠,放在气海穴上,深吸气的同时两手按压气海穴,然后慢慢吐气,抬高中指

144

无创经络功评分标准

项目		分值	要　求	标准分	得分	备注
素质要求		6	服装、鞋帽整洁	2		
			仪表大方,举止端庄	2		
			语言柔和恰当,态度和蔼可亲	2		
操作前	评估	4	全面无遗漏、客观公正	4		
	用物准备	10	洗手、备齐用物、放置合理	10		
	患者准备	10	核对,解释	5		
			安置适宜位置	5		
操作中		40	根据病情选择坐位或平卧位	5		
			功法动作到位	25		
			观察患者病情	5		
			注意患者安全	5		
操作后	整理	6	整理床单位,合理安排体位	3		
			物归原处	3		
	记录	4	记录及时,内容符合要求	4		
评价		10	动作到位、熟练、美观	5		
			注意节力原则	5		
理论提问		10	回答全面、正确	10		
总分		100				

十八、特色脉管康复太极拳

护理常规

【定义】

特色脉管康复太极拳是结合太极拳,根据下肢脉管的解剖、生理功能的特点而简化的一种柔和、缓慢、轻灵的拳术 。

【常用部位】

四肢关节与全身。

【功效】

使人体的四肢经络气血得以正常流通,调节人体的阴阳平衡,舒展筋骨,培养正气。

【主治】

糖尿病,下肢脉管病。

【操作要点】

1. 提供温度适宜、安静、舒适的环境,保持室内空气流通,地面平整无潮湿。

2. 患者应衣着宽松、舒适,鞋子应防滑。

3. 行拳开始要思想人静,行拳中动作都应有意念支配,以意领先,以意行气,以气运身,使全身的筋、骨、皮、肉和肌腱、韧带得到彻底的放松和舒展。动作平常自然、轻松余暇、圆润和谐。

4. 做操时观察患者病情变化,并注意安全。

【注意事项】

1. 根据患者病情、身体状况的不同,因人制宜、量力而行,把握好运动量。

2. 做操时,需有护士在旁指导,并保护患者的安全。

3. 要求患者每天坚持锻炼,由简而繁、由易而难、循序渐进,且动作尽可能的到位,以取得较好的效果。

4. 患者空腹或进餐 1 小时之内不宜做操。

特色脉管康复太极拳流程图

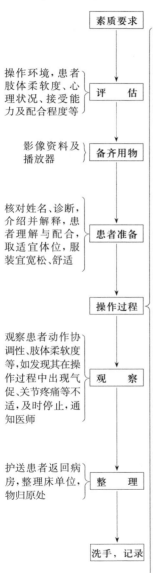

素质要求

操作环境,患者肢体柔软度、心理状况、接受能力及配合程度等 —— **评　估**

影像资料及播放器 —— **备齐用物**

核对姓名、诊断,介绍并解释,患者理解与配合,取适宜体位,服装宜宽松、舒适 —— **患者准备**

操作过程

观察患者动作协调性、肢体柔软度等,如发现其在操作过程中出现气促、关节疼痛等不适,及时停止,通知医师 —— **观　察**

护送患者返回病房,整理床单位,物归原处 —— **整　理**

洗手,记录

第一式:起势
① 身体自然直立,含胸拔背;② 两脚开立,两臂前举,屈肘塌腕;③ 屈膝按掌

第二式:手挥琵琶
① 右脚跟半步,屈肘展开手臂,左手略高于右手;② 身体后坐,重心落于右腿,挑掌;③ 左脚跟点地呈虚步,夹肘合臂

第三式:左右搂膝拗步
(1) ① 身体左转,左、右手胸前划弧;② 身体右转收脚,右手前上方举臂,左手落手于右上臂处;③ 左脚出步屈肘;④ 弓步中心转移至左腿,左手搂左膝,右手自右耳边推出
(2) ① 身体后坐转脚,左、右手胸前划弧;② 身体左转收脚,左手左前上方举臂,右手落手于左上臂处;③ 右脚出步屈肘;④ 弓步重心转移至右腿,右手搂右膝,左手自左耳边推出
(3) ① 身体后坐转脚,左、右手胸前划弧;② 身体右转收脚,右手右前上方举臂,左手落手于右上臂处;③ 左脚出步屈肘;④ 弓步中心转移至左腿,左手搂左膝,右手自右耳边推出

第四式:倒卷肱
① 两手自胸前展开,右手向右后方;② 提左膝屈肘;③ 左脚向撤步,错手;④ 身体后坐推右掌(重复3次,左右相反)

第五式:左揽雀尾
① 身体右转收左脚抱球;② 身体左转,左脚出步;③ 弓步棚臂,左手身体正前方,掌心向内,右手于右胯旁,掌心向下;④ 身体左转,右臂跟随展掌;⑤ 身体后坐,右转下捋;⑥ 身体左转,左脚出步,右手搭于左腕;⑦ 弓步前挤;⑧ 身体后坐,分手屈肘收掌;⑨ 弓步按掌

第六式:右揽雀尾
① 后坐扣脚、右转分手;② 回体重收脚抱球;③ 右转出步;④ 弓步棚臂;⑤ 右转随臂展掌;⑥ 后坐右转下捋;⑦ 右转出步搭手;⑧ 弓步前挤;⑨ 后坐分手屈肘收掌;⑩ 弓步推掌

第七式:前后伸腿
① 展开双臂;② 左腿前后伸腿5次;③ 右腿前后伸腿5次

第八式:右蹬腿
① 收脚收手;② 左转出步;③ 弓步,双手胸前划弧;④ 双手合抱,提左膝;⑤ 分手蹬右脚

第九式:双峰贯耳
① 收脚落手;② 右脚出步收手;③ 弓步贯拳

第十式:转身左蹬脚
① 身体后坐扣左脚;② 身体左转展手;③ 双手胸前划弧,双手合抱提左膝;④ 分手蹬左脚

第十一式:右、左穿梭
① 落步落手,跟步抱球;② 右转出步,弓步推架;③ 后坐落手,跟步抱球;④ 左转出步,弓步推架

第十二式:收势
① 双手下落,双膝伸直;② 右脚回收并步

特色脉管康复太极拳评分标准

项目		分值	要　求	标准分	得分	备注
素质要求		5	服装、鞋帽整洁	2		
			仪表大方,举止端庄	2		
			语言柔和恰当,态度和蔼可亲	1		
评估		5	全面无遗漏、客观公正	5		
操作前		10	备齐用物、放置合理	5		
			环境安全	5		
操作中	患者准备	10	核对,解释	5		
			安置适宜位置	5		
	操作要点	40	根据病情选择体位	2		
			太极拳动作到位	30		
			观察患者病情	4		
			注意患者安全	4		
操作后		10	送患者回病室,整理床单位	3		
			物归原处	3		
			洗手,记录	4		
评价		10	全面、客观,有相应的改善措施	5		
			动作到位、熟练、美观	5		
理论提问		10	回答全面、正确	10		
总分		100				

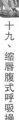

十九、缩唇腹式呼吸操

护理常规

【定义】

一种呼吸功能锻炼的方法,缩唇呼吸是指吸气时用鼻子,呼气时嘴呈缩唇状施加一些抵抗,慢慢呼气;腹式呼吸是吸气时轻轻扩张腹肌,在感觉舒服的前提下,尽量吸得越深越好,呼气时再将肌肉放松,让横膈膜上下移动。

【常用部位】

口唇,呼吸道,胸腹部。

【功效】

改变浅而快呼吸为深而慢的有效呼吸,通过加强胸、膈呼吸肌肌力和耐力,可减慢呼吸频率、增加潮气量,有效改善肺功能。

【主治】

适用于慢性阻塞性肺病患者、运动康复或需锻炼呼吸肌患者。

【操作要点】

1. 根据患者病情、身体状况的不同,采用立位、坐位或仰卧位做操。

2. 立位做操时,应让患者靠墙扶把手站立,防止眩晕跌倒;做操时,需有护士在旁指导,保证操作方法准确,并保护患者的安全,如出现不适,及时停止。

3. 缩唇呼吸锻炼的呼吸深度和缩唇程度,以能使距离口唇 30 cm 处与唇等高点水平的蜡烛火焰随气流倾斜,又不至于熄灭为宜。

4. 腹式呼吸锻炼时,身体好的人,屏息时间可延长,呼吸节奏尽量放慢加深;身体差的人,可以不屏息,但气要吸足。呼吸过程中如有口津溢出,可徐徐下咽。

【注意事项】

1. 患者空腹或进餐 1 小时之内不宜做操。

2. 呼吸系统疾病急性期不宜做操。

缩唇腹式呼吸操流程图

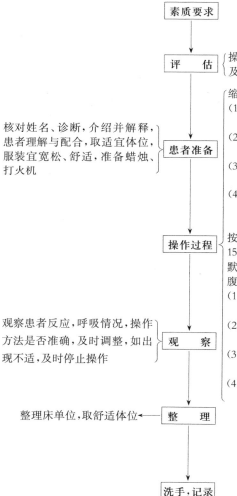

素质要求

评　估　操作环境、心理状况、接受能力及配合程度等

缩唇呼吸锻炼：

核对姓名、诊断，介绍并解释，患者理解与配合，取适宜体位，服装宜宽松、舒适，准备蜡烛、打火机

患者准备

(1) 患者取立位(体弱者可取坐位或仰卧位)
(2) 用鼻吸气,呼气时口唇呈吹口哨状缓慢呼出
(3) 同时胸部保持不动,吸气与呼气时间比为1∶2或1∶3
(4) 呼吸的深度和缩唇程度,以能使距离口唇30 cm处与唇等高点水平的蜡烛火焰随气流倾斜又不致于熄灭为宜

操作过程

按照以上方法每天练习3～4次,每次15～30分钟,吸气时默数1、2,呼气时默数1、2、3、4或1、2、3、4、5、6

腹式呼吸锻炼：

观察患者反应,呼吸情况,操作方法是否准确,及时调整,如出现不适,及时停止操作

观　察

(1) 患者取立位(体弱者可取坐位或仰卧位)
(2) 全身放松,一手放于胸前,一手放于腹部
(3) 吸气时用鼻吸气,尽力挺腹,胸部不动
(4) 呼气时用口呼出,同时收缩腹部,胸部活动最小幅度

整理床单位,取舒适体位

整　理

洗手,记录

缩唇腹式呼吸操评分标准

项目		分值	要　求	标准分	得分	备注
素质要求		10	仪表大方,举止端庄,态度和蔼	5		
			服装、鞋帽整洁	5		
操作前	护士	10	遵照医嘱要求,对患者评估正确、全面	4		
			洗手,戴口罩	4		
			备齐用物、放置合理	2		
	患者	10	核对姓名、诊断,介绍并解释,患者理解与配合	5		
			体位舒适、合理,注意保暖	5		
操作中	锻炼方法	30	缩唇呼吸锻炼方法正确	15		
			腹式呼吸锻炼方法正确	15		
	观察	10	观察患者面色,询问有无不适	5		
			随时询问对呼吸的反应,及时调整力度	5		
操作后	整理	6	整理床单位,合理安排体位	6		
	记录	4	按要求记录及签名	4		
评价		10	操作正确、呼吸均匀	5		
			动作熟练	5		
理论提问		10	回答全面、正确	10		
总分		100				

二十、音乐疗法

护 理 常 规

【定义】

音乐是一种乐音运动的形式,治疗是以特定的方法减缓疼痛和改善健康的一门科学。将音乐这门艺术与治疗这门科学加以联系,有控制地让音乐来治疗和康复人体躯体疾病和精神障碍,保持或增进身体和心理健康,这便是音乐疗法。

【常用部位】

大脑、耳朵与全身。

【功效】

通过良性音乐,能提高大脑皮质的兴奋性,可以改善人们的情绪,激发人们的感情,振奋人们的精神。同时有助于消除心理、社会因素所造成的紧张、焦虑、忧郁、恐怖等不良心理状态,提高应激能力。

【主治】

烦躁,抑郁症,高血压,糖尿病,失眠,头痛。

【操作要点】

1. 根据患者的症状及需求播放合适的音乐,指导患者全身放松,可闭目聆听,使身心得以舒缓。

2. 播放音乐时观察患者病情变化及有无不适反应。

3. 倾听患者主诉,与患者交流治疗效果。

【注意事项】

音乐疗法过程中,注意保暖,避免外感风寒。

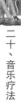

二十、音乐疗法

音乐疗法流程图

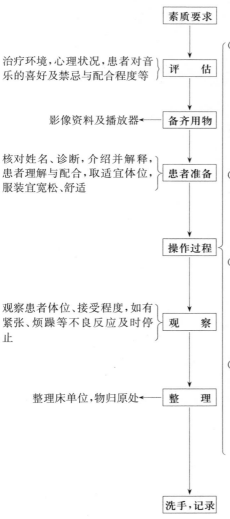

素质要求

治疗环境，心理状况，患者对音乐的喜好及禁忌与配合程度等 → 评 估

影像资料及播放器 → 备齐用物

核对姓名、诊断，介绍并解释，患者理解与配合，取适宜体位，服装宜宽松、舒适 → 患者准备

操作过程

观察患者体位、接受程度，如有紧张、烦躁等不良反应及时停止 → 观 察

整理床单位，物归原处 → 整 理

洗手，记录

(1) 心理调适音乐处方：选择曲调亲切爽朗、豁达的音乐，一来可以克制旺盛的肝气，以免过多的肝气演变成火，另外可利用这个时间旺盛的阴气来滋养肝，使之平衡、正常。最佳欣赏时间：19:00～23:00。这是一天中阴气最重的时间。同时准备一杯绿茶，里面少放一些白糖，以起到疏顺肝气的作用

(2) 养生音乐处方：选择中国古典音乐，曲调柔和舒缓，旋律优美动听，能使人忘却烦恼，开阔胸襟，刺激人体分泌出快乐激素（荷尔蒙），具有抗衰老、养颜、美容的功能，促进人们身心健康，达到养生的效果

(3) 舒眠音乐处方：选择典雅轻音乐，将身体韵律调整至熟睡时的韵律，快速消除焦虑及紧张情绪，快速进入睡眠，同时刺激人体分泌褪黑激素，调整人体生理时钟，使人体的再生能力增强，对各种压力引起的失眠有显著效果

(4) 头痛音乐处方：选择古典音乐，调整身体的频率，消除肌肉及神经的过度紧张，并启动人体抗氧化作用，使体内自然产生吗啡物质，缓解头痛、偏头痛。对70％～80％的头痛、偏头痛人群有效，同时明显降低头痛发作频率

153

音乐疗法评分标准

项目		总分	要 求	标准分	得分	备注
素质要求		5	服装、鞋帽整洁	2		
			仪表大方,举止端庄	2		
			语言柔和恰当,态度和蔼可亲	1		
评估		5	了解患者对音乐的喜好及禁忌	5		
操作前		10	环境安全、安静、舒适	5		
			音响设备功能正常	5		
操作中	患者	10	安置适宜位置	10		
	操作要点	40	根据病情选择音乐	20		
			播放音乐,调节合适的音量	10		
			观察患者病情	5		
			注意患者安全	5		
操作后		10	关闭音响设备	2		
			整理床单位	3		
			物归原处	2		
			记录	2		
评价		10	全面、客观,有相应的改善措施	5		
			动作到位、熟练、美观	5		
理论提问		10	回答全面、正确	10		
总分		100				

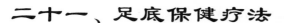

二十一、足底保健疗法

护 理 常 规

【定义】

　　足底保健疗法是一种通过对双脚的经穴、反射区的刺激，达到调整脏腑虚实、疏通经络气血，以预防或治疗某些疾病的方法。

【常用部位】

　　双下肢与足部。

【功效】

　　促进人体气血运行、上下贯通、平衡阴阳、扩张血管、温煦脏腑，从而起到防病治病的保健效果。

【主治】

　　亚健康人群、失眠、食欲不振等。

【操作要点】

　　1. 操作时，应让患者靠墙扶把手站立，需有护士在旁指导，并保护患者的安全。

　　2. 全身放松，使重量位于相应反射区或穴位，以感到酸、麻、胀为宜。

　　3. 力度：轻—中—重；速度：慢—快—慢。

　　4. 操作时观察患者病情变化及有无不适反应。

【注意事项】

　　1. 出血患者不宜使用，如：呕血、便血、咳血、内脏出血等。

　　2. 妇女在妊娠期间或怀孕期间不宜使用。

　　3. 肺结核活动期、急性心肌梗死病情不稳定者，以及严重肾衰竭、危重患者不宜使用。

　　4. 操作前勿空腹，进餐 1 小时之内亦不宜做操。

现代中西医护理操作技能

足底保健疗法流程图

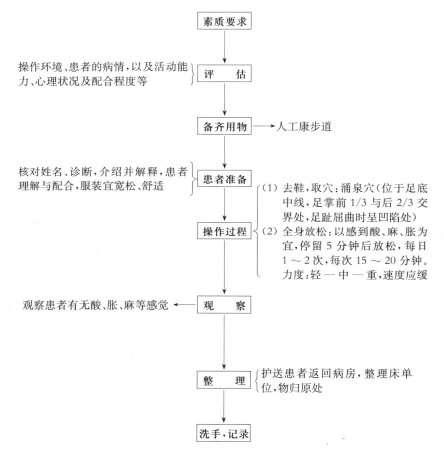

```
                    ┌──────────┐
                    │ 素质要求 │
                    └──────────┘
                         │
操作环境、患者的病情,以及活动能  ┌──────────┐
力、心理状况及配合程度等      │ 评  估 │
                    └──────────┘
                         │
                    ┌──────────┐
                    │ 备齐用物 │ ──→ 人工康步道
                    └──────────┘
                         │
核对姓名、诊断,介绍并解释,患者  ┌──────────┐
理解与配合,服装宜宽松、舒适    │ 患者准备 │
                    └──────────┘
                         │          (1) 去鞋,取穴:涌泉穴(位于足底
                                   中线,足掌前 1/3 与后 2/3 交
                    ┌──────────┐      界处,足趾屈曲时呈凹陷处)
                    │ 操作过程 │   (2) 全身放松:以感到酸、麻、胀为
                    └──────────┘      宜,停留 5 分钟后放松,每日
                         │          1 ~ 2 次,每次 15 ~ 20 分钟。
                                   力度:轻—中—重,速度应缓
观察患者有无酸、胀、麻等感觉 ←── ┌──────────┐
                    │ 观  察 │
                    └──────────┘
                         │
                    ┌──────────┐   护送患者返回病房,整理床单
                    │ 整  理 │   位,物归原处
                    └──────────┘
                         │
                    ┌──────────┐
                    │ 洗手,记录 │
                    └──────────┘
```

足底保健疗法评分标准

项目		分值	要　求	标准分	得分	备注
素质要求		6	服装、鞋帽整洁	2		
			仪表大方,举止端庄	2		
			语言柔和恰当,态度和蔼可亲	2		
操作前	评估	4	全面无遗漏、客观公正	4		
	用物准备	10	洗手、备齐用物、放置合理	10		
	患者准备	10	核对,解释	5		
			安置适宜位置	5		
操作中		40	取涌泉穴	5		
			速度适当,力度适中	25		
			观察患者病情	5		
			注意患者安全	5		
操作后	整理	6	护送患者返回病房,整理床单位	3		
			物归原处	3		
	记录	4	记录及时,内容符合要求	4		
评价		10	动作到位、熟练、美观	5		
			全面、客观,有相应的改善措施	5		
理论提问		10	回答全面、正确	10		
总分		100				

二十二、八段锦

护 理 常 规

【定义】

八段锦,是中国的传统保健功法,它动作简单易行、功效显著。古人把这套动作比喻为"锦",意为动作舒展优美,如锦缎般优美、柔顺,又因为功法共为八段,每段一个动作,故名为"八段锦"。

【常用部位】

全身各个关节与肌肉。

【功效】

疏通经络、消结化瘀、保津益气、降脂降压,达到畅通气血、疏筋柔体、强体增智的作用。

【主治】

健康人群、亚健康人群、颈椎疾病、腰椎疾病、各类疾病的康复期。

【操作要点】

1. 动作符合规范:练功时的身体姿势与练习方法要合乎功法要求,做到"身形中正"。

2. 要适当用意:用意念引导身体放松,不要刻意追求呼吸方式。

3. 要坚持练习,循序渐进,卸掉拙力。

4. 根据运动后的身体感觉来确定运动量安排是否合理。如果运动后精神愉快、脉搏稳定、血压正常、食欲及睡眠良好,练习后次日身体无不良反应,表明运动量适宜;如果运动后身体明显疲劳、脉搏长时间得不到恢复、食欲不振、睡眠不佳,表明运动量过大,应及时进行调整。

【注意事项】

1. 练习中如出现心慌、气短、头晕、抖动等不舒服现象,应马上中止练习。

2. 要正确对待可能产生的酸麻疼痛、津液增多、打嗝、刺痒、蚁走、发热、出汗等感觉或现象,这是练功过程中的正常反应,只要尽量保持放松入静状态,坚持练功就可以了,过一段时间上述感觉会自然消失。

八段锦流程图

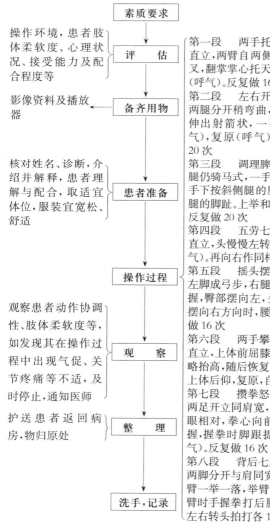

素质要求

操作环境,患者肢体柔软度、心理状况、接受能力及配合程度等

评　估

影像资料及播放器

备齐用物

核对姓名、诊断,介绍并解释,患者理解与配合,取适宜体位,服装宜宽松、舒适

患者准备

操作过程

观察患者动作协调性、肢体柔软度等,如发现其在操作过程中出现气促、关节疼痛等不适,及时停止,通知医师

观　察

护送患者返回病房,物归原处

整　理

洗手,记录

第一段　两手托天理三焦
直立,两臂自两侧上举至头顶,两手手指相叉,翻掌掌心托天,两足跟离地(吸气),复原(呼气)。反复做16次

第二段　左右开弓似射雕
两腿分开稍弯曲,两臂平举胸前,眼看一手伸出射箭状,一手用力向后拉并握拳(吸气),复原(呼气)。如此一左一右,反复做20次

第三段　调理脾胃须单举
腿仍骑马式,一手上举过头顶,掌心向上,一手下按斜侧腿的膝盖,腿一直一弯,眼看直腿的脚趾。上举和下按时吸气,还原时呼气,反复做20次

第四段　五劳七伤往后瞧
直立,头慢慢左转,眼望后方(吸气),复原(呼气)。再向右作同样的动作,反复做16次

第五段　摇头摆尾祛心火
左脚成弓步,右腿伸直,两臂置后腰,两手紧握,臀部摆向左,头转向右,自然呼吸。臀部摆向右方向时,腰直吸气,练法同左式。反复做16次

第六段　两手攀足固肾腰
直立,上体前屈膝盖挺直,两手握两足尖,头略抬高,随后恢复直立。再两手背抵住后腰,上体后仰,复原,自然呼吸。反复做16次

第七段　攒拳怒目增力力
两足开立同肩宽,手举至头顶,用力握拳,拳眼相对,拳心向前,瞪眼怒目。两拳一开一握,握拳时脚跟提起(吸气),松拳复原(呼气)。反复做16次

第八段　背后七颠百病消
两脚分开与肩同宽,上身端直,两眼平视,两臂一举一落,举臂时手过头顶,手心向上,落臂时手握拳打后腰眼部位,转头看后脚跟。左右转头拍打各16次

160

八段锦评分标准

项目		分值	要　　求	标准分	得分	备注
素质要求		6	服装、鞋帽整洁	2		
			仪表大方,举止端庄	2		
			语言柔和恰当,态度和蔼可亲	2		
操作前	评估	4	全面无遗漏、客观公正	4		
	用物准备	10	洗手、备齐用物、放置合理	10		
	患者准备	10	核对、解释	5		
			安置适宜位置	5		
操作中		40	根据病情选择坐式或立式	5		
			八节操动作到位	25		
			观察患者病情	5		
			注意患者安全	5		
操作后	整理	6	护送患者返回病房,整理床单位	3		
			物归原处	3		
	记录	4	记录及时,内容符合要求	4		
评价		10	动作到位、熟练、美观	5		
			全面、客观,有相应的改善措施	5		
理论提问		10	回答全面、正确	10		
总分		100				

二十三、二十四式太极拳

护理常规

【定义】

　　二十四式太极拳由传统杨式太极拳简化而来,是一种健身拳术,动作由简入繁、循序渐进、易学易记、柔和均匀、姿势中正平稳。吸取了古典哲学和传统的中医学理论而形成的一种内外兼练、柔和、缓慢、轻灵的拳术。

【常用部位】

　　全身各个关节与肌肉。

【功效】

　　加大经络传导速度和强度,有助于经络畅通透达,使气血充盈灌注全身,濡养各脏腑组织器官,营阴阳,维持保护机体功能,加大抗御病邪和自我修复能力。

【主治】

　　健康人群、亚健康人群、颈椎疾病、腰椎疾病、各类疾病的康复期。

【操作要点】

　　1. 心静体松:打太极拳要心里安静,思想集中,排除杂念,全神贯注,体态舒松,动静结合,"用意不用力"。

　　2. 以意导体,意气合一:太极拳的动作在意念引导下进行,达到意到气到的"意气合一"时,肢体内有热、胀、蚁走、电麻样的感觉在流动,甚至自指端有向外放电的感觉。

　　3. 上下相随,周身协调:练太极拳时,要使上、下肢,以及躯干等各部分进行协调地运转。

　　4. 呼吸自然:呼吸要与动作配合,开、提、收时为吸,合、沉、伸时为呼,但避免屏息,最好吸气时舌顶上颌。

【注意事项】

　　1. 根据患者病情、身体状况的不同,因人制宜、量力而行,把握好运动量。

 2. 做操时,需有护士在旁指导,并保护患者的安全。

 3. 要求患者每天坚持锻炼,由简而繁、由易而难、循序渐进,且动作尽可能的到位,以取得较好的效果。

 4. 患者空腹或进餐 1 小时之内不宜做操。

二十四式太极拳流程图

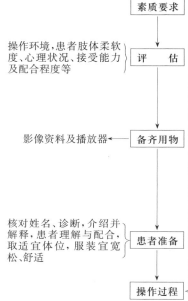

操作环境,患者肢体柔软度、心理状况、接受能力及配合程度等

影像资料及播放器

核对姓名、诊断,介绍并解释,患者理解与配合,取适宜体位,服装宜宽松、舒适

素质要求

评　估

备齐用物

患者准备

操作过程

第一式:起势
① 身体自然直立,含胸拔背;② 两脚开立,两臂前举,屈肘塌腕;③ 屈膝按掌

第二式:左右野马分鬃
A. ① 上身微向右转,身体重心转移至右腿,收左脚脚尖点地、右抱球;② 上身微向左转左脚出步;③ 弓步分手

B. ① 后坐身体重心移至左腿,左脚以脚跟为轴微向外转;② 左腿前弓,身体左转,重心移至左腿,收右脚脚尖点地、左抱球;③ 上身微向右转右脚出步;④ 弓步 分手

C. ① 后坐身体重心移至右腿,右脚以脚跟为轴微向外转;② 右腿前弓,身体左转,重心移至右腿,收左脚脚尖点地、右抱球;③ 上身微向右转左脚出步;④ 弓步 分手

第三式:白鹤亮翅
① 右脚跟半步胸前抱球;② 身体后坐重心转移至右腿举右臂向右前上方,左手跟至右肘处;③ 左脚脚尖点地,虚步分手

第四式:左右搂膝拗步
A. ① 身体左转,左、右手胸前划弧;② 身体右转收脚,右手右前上方举臂,左手落手于右上臂处;③ 左脚出步屈肘;④ 弓步中心转移至左腿,左手搂左膝,右手自右耳边推出

B. ① 身体后坐转脚,左右手胸前划弧;② 身体左转收脚,左手左前上方举臂,右手落手于左上臂;③ 右脚出步屈肘;④ 弓步重心转移至右腿,右手搂右膝,左手自左耳边推出

C. ① 身体后坐转脚,左、右手胸前划弧;② 身体右转收脚,右手右前上方举臂,左手落手于右上臂处;③ 左脚出步屈肘;④ 弓步中心转移至左腿,左手搂左膝,右手自右耳边推出

第五式:手挥琵琶
① 右脚跟半步,屈肘展开手臂,左手略高于右手;② 身体后坐,重心落于右腿,挑掌;③ 左脚跟点地呈虚步,夹肘合臂

第六式:倒卷肱
① 两手自胸前展开,右手向右后方;② 提左膝屈右肘;③ 左脚向撤步,错手;④ 身体后坐推右掌。
(重复3次,左右相反)

第七式:左揽雀尾
① 身体右转收左脚右抱球;② 身体左转,左脚出步;③ 弓步掤臂,左手身体正前方,掌心向内,右手于右胯旁,掌心向下;④ 身体左转,右臂跟随展掌;⑤ 身体后坐,右手下捋;⑥ 身体左转,左脚出步,右手搭于左腕;⑦ 弓步前挤;⑧ 身体后坐,分手屈肘收掌;⑨ 弓步按掌

第八式:右揽雀尾
① 后坐扣脚、右转分手;② 回体重收脚抱球;③ 右转 出步;④ 弓步掤臂;⑤ 右转随臂展掌;

⑥ 后坐 左转下捋；⑦ 右转出步搭手；⑧ 弓步前挤；⑨ 后坐分手屈肘收掌；⑩ 弓步推掌

第九式：单鞭
① 左转扣脚；② 右转收脚展臂；③ 左脚出步，右手勾手；④ 弓步左手推举

第十式：云
① 右转落手；② 左转云手；③ 并步按掌；④ 右转云手；⑤ 出步按掌
以上动作重复 2 次

第十一式：单鞭
① 斜落步右转举臂；② 左脚出步，右手勾手；③ 弓 步左手推举

第十二式：高探马
① 右脚跟半步，身体后坐，重心落于右腿，展手；② 左脚脚尖点地，虚步推掌

第十三式：右蹬脚
① 收脚收手；② 左转出步；③ 弓步，双手胸前划弧；④ 双 手合抱，提右膝；⑤ 分手蹬右脚。

第十四式：双峰贯耳
① 收脚落手；② 右脚出步收手；③ 弓步贯拳

第十五式：转身左蹬脚
① 身体后坐扣右脚；② 身体左转展手；③ 双手胸前划弧，双手合抱提左膝；④ 分手蹬左脚

第十六式：左下势独立
① 收左脚，右手身后勾手；② 蹲身仆步，穿左掌下势；③ 转左脚弓腿，扣脚转身；④ 提左膝挑掌

第十七式：右下势独立
① 落右脚左转，左手勾手；② 蹲身仆步，穿右掌下势；③ 转右脚弓腿，扣脚转身；④ 提右膝挑掌

第十八式：右、左穿梭
① 落步落手，跟步抱球；② 右转出步，弓步推架；③ 后坐落手，跟步抱球；④ 左转出步，弓步推架

第十九式：海底针
① 右脚跟半步落手，后坐提手；② 左脚尖点地虚步插掌

第二十式：闪通臂
① 收脚举臂，出步翻掌；② 弓步推架

第二十一式：转身搬拦捶
① 后坐扣脚右转摆掌；② 收脚握拳，垫步搬捶；③ 跟步 旋臂，出步裹拳拦掌；④ 弓步打拳

第二十二式：如封似闭
① 穿臂翻掌，后坐收掌；② 弓步推掌

第二十三式：十字手
① 后坐扣脚，右转转脚分手；② 移重心扣脚划弧，收脚合抱；③ 旋臂分手下落

第二十四式：收势
① 双手下落，双膝伸直；② 右脚回收并步

操作过程

观察患者动作协调性、肢体柔软度等，如发现其在操作过程中出现气促、关节疼痛等不适，及时停止，通知医师

观　察

整　理 护送患者返回病房，整理床单位，物归原处

洗手，记录

二十四式太极拳评分标准

项目		分值	要　求	标准分	得分	备注
素质要求		5	服装、鞋帽整洁	2		
			仪表大方,举止端庄	2		
			语言柔和恰当,态度和蔼可亲	1		
评估		5	全面无遗漏、客观公正	5		
操作前		10	备齐用物、放置合理	5		
			环境安全	5		
操作中	患者	10	核对,解释	5		
			安置适宜位置	5		
	操作要点	40	根据病情选择体位	2		
			太极拳动作到位	30		
			观察患者病情	4		
			注意患者安全	4		
操作后		10	送患者回病室,整理床单位	2		
			物归原处	2		
			洗手	4		
			记录	2		
评价		10	全面、客观,有相应改善措施	5		
			动作到位、熟练、美观	5		
理论总分		10	回答全面、正确	10		
总得分		100				

二十四、面瘫康复操

护理常规

【定义】

面瘫康复操是通过面部肌肉功能训练及按摩,调畅气血、疏通经络,使因人体气血不足、经脉空虚、风邪乘虚侵袭面部经络而致病的面部肌肉功能恢复正常。

【常用部位】

颜面部,头颈部。

【功效】

调畅气血、疏通经络。

【主治】

面瘫。

【操作要点】

1. 训练前患者修剪指甲、洗手,并做好面部清洁。

2. 取舒适体位,卧位者枕好头部,坐位者头靠椅背,注意安全。

3. 训练时护士在旁指导,观察患者病情变化。面部皮肤发红过敏时暂停按摩,避免过度促进循环。

4. 一般在发病 10 天到 2 周进行为好,每天 1～2 次,每个动作 10～20 次为宜。

【注意事项】

减少对面部神经的刺激,注意面部保暖,不要受风,忌冷水洗脸。

面瘫康复操流程图

素质要求

环境,患者面部活动情况、心理
状况、接受能力及配合程度等 } 评　估

环境准备 ——→ 床单位舒适、靠背椅

核对姓名、诊断,介绍并解释,
患者理解与配合,修剪指甲、洗 } 患者准备
手、清洁面部,取适宜体位

操作过程 {

吮嘴运动:用力吸吮双颊使抬眉运动;
　　　　　有节律地、用力将双眉抬起
闭眼运动:有节律地用力挤眼,使上下
　　　　　眼睑闭合
鼓腮运动:闭住双唇;有节律的鼓起双
　　　　　腮,使之不漏气;嘴噘起呈
　　　　　O形,两颊内陷
浴面运动:搓热双手,双掌进行面颊
　　　　　部、眼部、额部按摩

观察患者动作协调性、面部肌
肉活动情况,如有不适,及时停 } 观　察
止,通知医师

整理床单位,物归原处 ←—— 整　理

洗手,记录

面瘫康复操评分标准

项目		分值	要 求	标准分	得分	备注
素质要求		5	服装、鞋帽整洁	2		
			仪表大方,举止端庄	2		
			语言柔和恰当,态度和蔼可亲	1		
评估		5	全面无遗漏、客观公正	5		
操作前		10	备齐用物、放置合理	5		
			环境安全	5		
操作中	患者	10	核对,解释	5		
			安置适宜位置	5		
	操作要点	40	根据病情选择体位	2		
			训练动作到位	30		
			观察患者病情	4		
			注意患者安全	4		
操作后		10	整理床单位	2		
			物归原处	2		
			洗手	4		
			记录,并签名	2		
评价		10	全面、客观,有相应改善措施	5		
			动作到位、熟练、美观	5		
理论提问		10	回答全面、正确	10		
总分		100				

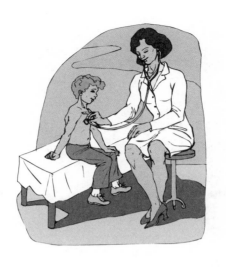

下 篇

西医护理操作技能

第三章

基础护理

一、备用床

【作用与用途】

1. 保持病室整洁。
2. 供新患者或转入患者使用。

【护理与注意事项】

1. 病室内有患者进餐、治疗时，以及医师查房时暂停铺床。
2. 铺床前检查病床、床旁桌、床旁椅各部有无损坏，确保安全。
3. 铺床前检查床上用品是否清洁，有无破损。被褥厚薄是否适宜。
4. 备齐用物，折叠正确，放置有序。
5. 动作轻巧、稳重、熟练，遵循节力原则。
6. 床单位应舒适、平整、美观。
7. 注意整理病室环境，保持病室物品摆放整齐。

备用床操作流程图

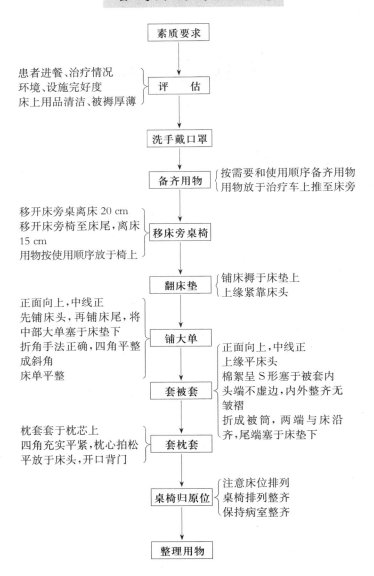

素质要求

患者进餐、治疗情况
环境、设施完好度
床上用品清洁、被褥厚薄

评　估

洗手戴口罩

备齐用物
按需要和使用顺序备齐用物
用物放于治疗车上推至床旁

移开床旁桌离床 20 cm
移开床旁椅至床尾，离床
15 cm
用物按使用顺序放于椅上

移床旁桌椅

翻床垫
铺床褥于床垫上
上缘紧靠床头

正面向上，中线正
先铺床头，再铺床尾，将
中部大单塞于床垫下
折角手法正确，四角平整
成斜角
床单平整

铺大单

套被套
正面向上，中线正
上缘平床头
棉絮呈 S 形塞于被套内
头端不虚边，内外整齐无
皱褶
折成被筒，两端与床沿
齐，尾端塞于床垫下

枕套套于枕芯上
四角充实平紧，枕心拍松
平放于床头，开口背门

套枕套

桌椅归原位
注意床位排列
桌椅排列整齐
保持病室整齐

整理用物

174

备用床操作评分标准

项目		分值	要 求	标准分	得分	备注
素质要求		5	服装、鞋帽整洁；仪表大方，举止端庄	3		
			语言柔和恰当，态度和蔼可亲	2		
操作前		10	评估	2		
			洗手，戴口罩	2		
			按需要备齐物品	2		
			折叠整齐，按顺序放置备用物于床尾	2		
			移开床旁桌椅，桌离床 20 cm，椅离床 15 cm	2		
操作中	铺大单	25	翻床垫	2		
			大单放置正确（正面向上）	3		
			中线正	4		
			床头床尾包紧	8		
			折角手法正确，四角平整成斜角	8		
	套被套	27	中线正	4		
			头端与床头平	4		
			头端不虚边	4		
			被套内外整齐，无皱褶	7		
			折成被筒，两端与床沿齐	4		
			尾端塞入床垫下整齐	4		
	套枕套	8	四角充实平紧	4		
			拍松枕芯	2		
			平放于床头，开口背门	2		
操作后		5	桌椅归原处，床单位整齐划一	3		
			洗手脱口罩	2		
评价		10	操作时间＜5 分钟	5		
			动作轻巧、准确、稳重，注意节力	5		
理论提问		10	回答全面、正确	10		
总分		100				

二、麻醉床

护 理 常 规

【作用与用途】

1. 便于接受和护理麻醉手术后的患者。

2. 使患者安全、舒适,预防并发症。

3. 防止污染被褥。

【护理与注意事项】

1. 同铺备用床法铺好大单后,根据病情和手术部位需要,在床头或床尾、床中部铺橡皮单、中单。

2. 铺麻醉床时应将全部被单换为清洁被单。

3. 盖被厚薄视季节、室温加以调节,冬季可加盖毛毯,也可将带有布套的热水袋置于盖被内,温度合适防止烫伤。夏季不使患者出汗。

4. 被套上端距床头 15 cm,两侧边缘向内折成被筒与床沿齐,床尾内折与床尾齐,并将盖被纵向三折叠于一侧床边,开口向门。

5. 头横立于床头。

6. 床旁桌归原处,椅子放于折叠被同侧。置麻醉护理盘、治疗盘于床旁桌上,其他用物逐一放妥善处。

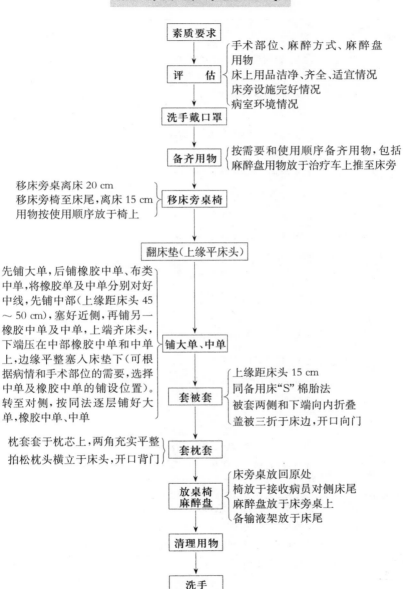

麻醉床操作流程图

素质要求

评 估 — 手术部位、麻醉方式、麻醉盘用物
床上用品洁净、齐全、适宜情况
床旁设施完好情况
病室环境情况

洗手戴口罩

备齐用物 — 按需要和使用顺序备齐用物,包括麻醉盘用物放于治疗车上推至床旁

移床旁桌离床 20 cm
移床旁椅至床尾,离床 15 cm — 移床旁桌椅
用物按使用顺序放于椅上

翻床垫(上缘平床头)

先铺大单,后铺橡胶中单、布类中单,将橡胶单及中单分别对好中线,先铺中部(上缘距床头 45～50 cm),塞近侧,再铺另一橡胶中单及中单,上端齐床头,下端压在中部橡胶中单和中单上,边缘平整塞入床垫下(可根据病情和手术部位的需要,选择中单及橡胶中单的铺设位置)。转至对侧,按同法逐层铺好大单,橡胶中单、中单 — 铺大单、中单

套被套 — 上缘距床头 15 cm
同备用床"S"棉胎法
被套两侧和下端向内折叠
盖被三折于床边,开口向门

枕套套于枕芯上,两角充实平整拍松枕头横立于床头,开口背门 — 套枕套

放桌椅麻醉盘 — 床旁桌放回原处
椅放于接收病员对侧床尾
麻醉盘放于床旁桌上
备输液架放于床尾

清理用物

洗手

麻醉床操作评分标准

项目		分值	要　求	标准分	得分	备注
素质要求		5	服装、鞋帽整洁;仪表大方,举止端庄 语言柔和恰当,态度和蔼可亲	3 2		
评　估		10	手术部位、麻醉方式	4		
			床旁设施完好情况及病室环境	4		
			床上用品洁净、齐全、适宜情况	2		
操作前		10	洗手,戴口罩	2		
			备齐用物,按顺序摆放于床尾	4		
			移开床旁桌椅,桌 20 cm、椅 15 cm	4		
操作中	铺大单 橡胶单 中单	20	翻床垫(上缘平床头)	4		
			大单放置正确,中线正,正面朝上	4		
			床头、床尾包紧	4		
			折角手法正确,角平紧成斜角	4		
			两块橡胶单、中单铺法正确	4		
	套被套	20	中线正	4		
			头端距床头 15 cm,头端无虚边	4		
			被套内外整齐,无皱褶	4		
			折成被筒,两侧与床沿齐	3		
			床尾整齐	3		
			盖被三折于床一边,开口向门	2		
	套枕套	5	两角充实、平整,枕头拍松	3		
			开口背门,横立于床头	2		
操作后		10	桌椅放回原处,椅放于接收患者对侧床尾	5		
			备齐抢救用品,放置合理	5		
评价		10	床单位平整、美观	5		
			动作轻巧、稳重、准确,注意节力	5		
理论提问		10	回答全面、正确	10		
总分		100				

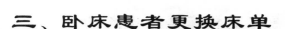

三、卧床患者更换床单

护 理 常 规

【作用与用途】

1. 更换卧有患者床,使病床平整、无皱褶,患者睡卧舒适,病室整洁美观。

2. 观察病情,协助患者变换卧位,预防压疮及坠积性肺炎。

【护理与注意事项】

1. 操作过程中动作均应迅速、轻柔,为患者翻身时,须将患者身体抬起后再翻转,不可拖拉,以免皮肤破损。

2. 注意观察患者的皮肤有无异常改变,不可多翻动和暴露患者,以免疲劳及受凉。

3. 注意保护患者,防止其坠床或脱管等情况发生。

4. 卷使用过的中单、大单时污染面朝内,卷清洁大单、中单时,清洁面朝内,向内卷曲。

5. 手法正确,各层床单均对正中线,四角方正、平整、紧、清洁、美观。

6. 避免被头空虚。被筒不可太紧,勿使患者足部受压,以防足下垂。

7. 更换床单中应运用人体力学原理,符合节力原则,节省力和时间,提高工作效率。

8. 操作中注意观察患者面色、脉搏、呼吸,并询问患者有无不适。

卧床患者更换床单操作流程

素质要求

患者的病情、活动能力,是否要便器
病室环境、床单位清洁程度
患者的意识状态、合作程度

评　估

治疗车上层备大单、被套、枕
套、扫床巾,必要时备清洁衣
裤,将用物放在治疗车上,推至
床旁成45°角

备齐用物

关门窗,拉围帘,调节室温,周
围无患者进餐或治疗

环境准备

移开床旁桌离床旁20 cm,松开
床尾盖被,移枕头至对侧,拉起
对侧床栏,助患者翻身侧卧在
床的一边
松开近侧各层被单,污染面向
内卷入患者身下,从床头到床
尾扫净褥垫上的渣屑,将清洁
大单中线和床中线对齐,正面
向上铺于床褥上,铺好近侧半
幅大单,对侧一半向内翻转塞
于患者身下,移回枕头,助患者
平卧、保暖,推车至对侧移枕
头,助患者翻身侧卧于已铺好
一边(转至对侧)污大单卷置污
衣袋内同上法铺好各层,助患
者仰卧

核对、解释;协助排尿移床旁桌
20 cm,床椅15 cm,将清洁被服按顺
序放于床旁椅上

患者准备

更换床单

将棉胎从污被套内脱出,铺在污被
套上(更换被套时,棉胎不应接触患
者)S形折叠于床尾,将清洁被套平
放于污被套上层,从被套开口处向
内套住棉胎,将污被套撤去,放在污
衣袋内,沿床沿折叠被筒,塞紧被尾
至对侧同法折叠

更换被套

一手托起患者头颈部,另一
手迅速将枕头取出更换枕
套,拍松,开口背门,置患者
头下

更换枕套

桌椅放回原处
开窗通风

清理用物

卧床患者更换床单操作评分标准

项目		分值	要求	标准分	得分	备注
素质要求		5	服装、鞋帽整洁;仪表大方,举止端庄 语言柔和恰当,态度和蔼可亲	3 2		
评估		10	患者的病情、意识状态、合作程度	5		
			病室环境、关窗、调节室温	5		
操作前		5	洗手,戴口罩	2		
			备齐用物,放置合理	3		
操作中	更换床单	25	松开床尾盖被	5		
			移动患者方法正确,注意安全,使用床栏	5		
			松开大单,扫床垫,大单放置正确(正反面、位置)	5		
			中线正	5		
			床单平、紧、整	5		
	更换被套	25	更换方法正确,内外无皱褶	5		
			棉胎不接触患者,头端不虚边	5		
			被筒对称,中线正,两侧被套筒齐床沿	5		
			外观整齐、美观	5		
			关心患者,注意保暖	5		
	更换枕套	5	两角充实,枕芯拍松,枕头放置正确,开口背门	5		
操作后		5	移回桌椅,开窗通风	5		
评价		10	动作轻巧、稳重、准确	5		
			注意节力原则	5		
理论提问		10	回答正确、全面	10		
总分		100		100		

四、各种卧位

护 理 常 规

【作用与用途】

1. 卧位是患者在休息、治疗、检查时采取的姿势和体位。

2. 适当安置患者卧位，使其身体各个部位处于舒适位置，达到休息的目的。

3. 促进体位引流。

4. 便于检查、治疗，根据病情选择正确合适的卧位，减轻症状，以起到治疗疾病的协助作用。

5. 预防长期卧床所产生的并发症。

【护理与注意事项】

1. 卧床姿势尽量符合人体力学的要求，将体重平均分配到身体的负重部位，降低关节的压力和活动限制，维持关节处于正常的功能位置。定时巡视检查，避免关节僵硬、肌肉萎缩。

2. 长期卧床的患者应协助经常更换体位，至少每 2 小时 1 次，避免局部长期受压而导致压疮。

3. 昏迷或者神志不清的患者注意使用床栏保护。定时检查卧床体位的角度是否改变，防止无效体位。

4. 适当地遮盖患者身体，保护患者隐私，促进患者身心舒适。

各种卧位操作流程图

```
        素质要求
           │
           ▼
患者的病情,一般情况受压部
位皮肤情况            ┤评  估
患者的意识状态、合作程度
           │
           ▼
        备齐用物 ┤将用物放治疗车上,推至床旁
                 成 45° 角
           │
           ▼
                 去枕平卧位:患者仰卧,头偏向一侧,
                 两臂放于体侧,枕头横置于床头,双腿
                 伸直自然平放
        仰卧位 ┤休克卧位:患者仰卧,两臂放体侧,抬
                 高头胸 10° ~ 20°,抬高下肢 20° ~ 30°
                 屈膝仰卧位:患者仰卧,头下垫枕,两
                 臂放于身体两侧,两膝屈起并稍向外
                 分开
           │
           ▼
侧卧位:患者侧卧,双臂屈肘,
一手放枕旁,一手放胸前,下腿 ┤侧卧位
伸直,上腿弯曲,将患者的背
部、肢体用软枕垫
           │
           ▼
        半坐卧位 ┤摇床:床头摇高 30° ~ 50° 摇起
                   膝下支架,防止下滑于下,床尾
                   置软垫,垫于足底
           │
           ▼
扶患者坐起,用床头支架将床
头抬高 70° ~ 80°,让患者身体 ┤端坐位
稍前倾,床上放一跨床小桌,桌
上放一软枕,患者可伏桌休息
           │
           ▼
        俯卧位 ┤患者俯卧,两臂屈曲放于头
                 的两侧,两腿伸直;胸下,髋
                 部及踝部各放一软枕,头偏
                 向一侧
           │
           ▼
        放平床 ──→ 先放床尾,后放床头
           │
           ▼
        洗手,脱口罩
```

各种卧位操作评分标准

项目	分值	要　求	标准分	得分	备注
素质要求	5	服装、鞋帽整洁,仪表大方,举止端庄 语言柔和恰当,态度和蔼可亲	3 2		
评估	10	了解病情,并解释,以取得合作	5		
		评估受压部位皮肤状况	5		
操作前	5	洗手,戴口罩,备齐用物,放置合理	5		
操作中	55	去枕平卧位　患者仰卧,头偏向一侧,两臂放于体侧,枕头横置于床头	7		
		休克卧位　患者仰卧,两臂放体侧。抬高头胸20°～30°,抬高下肢15°～20°	7		
		屈膝仰卧位　患者仰卧,两臂放于身体两侧,两膝屈起并稍向外分开	7		
		侧卧位　侧卧位:患者侧卧,双臂屈肘,一手放枕旁,一手放胸前,下腿伸直,上腿弯曲,将患者的背部、肢体用软枕垫妥	8		
		半坐卧位　床头摇高30°～50°,摇起膝下支架 将患者上半身抬高,床头垫褥下放靠被架,下肢屈膝,垫枕于下,床尾置软垫	8		
		端坐位　扶患者坐起,用床头支架将床头抬高70°～80°让患者身体稍前倾,床上放一跨床小桌,桌上放软枕,患者可伏桌休息	8		
		俯卧位　患者俯卧,两臂屈曲放于头的两侧,两腿伸直;胸下、髋部及踝部各放一软枕,头偏向一侧	7		
		放平床　先放床头,后放床尾	3		
操作后	5	洗手,脱口罩	5		
评价	10	动作轻巧、稳重、准确,注意节力原则	10		
理论提问	10	回答全面、正确	10		
总分	100				

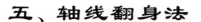

五、轴线翻身法

护理常规

【作用与用途】

1. 协助颅骨牵引、脊椎损伤、脊椎手术、髋关节术后的患者在床上翻身。

2. 预防脊椎再损伤和关节脱位。

3. 预防压疮,增加患者舒适感。

【护理与注意事项】

1. 翻转患者时,护士双脚前后分开,扩大支撑面,降低重心,有利节力,且可防止护士的腰部发生职业性损伤。

2. 翻转时,勿让患者身体屈曲,以免脊柱错位。翻身角度不可超过 $60°$,避免由于脊柱负重增大而引起关节突骨折。

3. 患者有颈椎损伤时,勿扭曲或者旋转患者的头部,以免加重神经损伤引起呼吸机麻痹而死亡。

4. 为手术后患者翻身时,应检查敷料有无脱落,如分泌物浸湿敷料,应先更换再翻身。

5. 翻身时注意保暖并防止坠床,必要时使用床栏。避免拖拉,保护局部皮肤,确保患者卧位稳定、安全。

6. 石膏固定或者伤口较大的患者,翻身后应安置适当体位,防止受压。

7. 颈椎和颅骨牵引患者,翻身时不放松牵引。

8. 翻身间隔时间视病情及局部受压情况而定。准确记录翻身时间。

185

现代中西医护理操作技能

轴线翻身法操作流程图

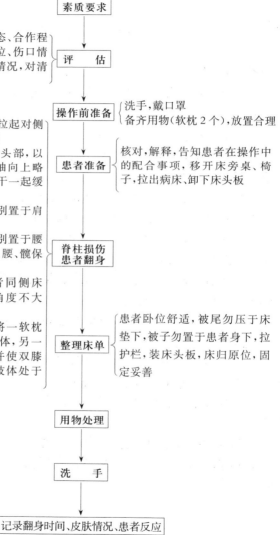

素质要求

患者的病情、意识状态、合作程
度,观察患者损伤部位、伤口情
况和管路情况、输液情况,对清
醒者作好解释 ⟩ 评　估

操作前准备 ⟨ 洗手,戴口罩
备齐用物(软枕 2 个),放置合理

移去枕头,松开被尾,拉起对侧
床栏,操作者站于同侧
第一操作者站于患者头部,以
固定患者头部,沿纵轴向上略
加牵引,使头、颈随躯干一起缓
慢移动
第二操作者将双手分别置于肩
部、腰部
第三操作者将双手分别置于腰
部、臀部,使头、颈、肩、腰、髋保
持在同一水平线上
将患者平移至操作者同侧床
旁,翻转至侧卧位,角度不大
于 60°
观察受压部位皮肤,将一软枕
放于患者背部支持身体,另一
软枕放于两膝之间,并使双膝
呈自然弯曲状,安置肢体处于
功能位,保持头部牵引

患者准备 ⟨ 核对,解释,告知患者在操作中
的配合事项,移开床旁桌、椅
子,拉出病床,卸下床头板

脊柱损伤
患者翻身

整理床单 ⟨ 患者卧位舒适,被尾勿压于床
垫下,被子勿置于患者身下,拉
护栏,装床头板,床归原位,固
定妥善

用物处理

洗　手

记录翻身时间、皮肤情况、患者反应

轴线翻身法操作评分标准

项目		分值	要　求	标准分	得分	备注
素质要求		5	服装、鞋帽整洁;仪表大方,举止端庄 语言柔和恰当,态度和蔼可亲	3 2		
评估		10	了解患者病情、意识状态及配合能力	4		
			观察患者损伤部位、伤口情况和管路情况、输液情况	4		
			清醒者做好解释,取得合作	2		
操作前		5	洗手,戴口罩	2		
			备齐用物,放置合理	3		
操作中	患者准备	5	核对腕带,解释、告知患者在操作中的配合事项	5		
	操作要点	45	移去枕头,松开被尾,拉起对侧床栏	2		
			操作者站于患者同侧,将患者平移至操作者同侧床旁	3		
			翻身方法正确: 患者有颈椎损伤时,第一操作者固定患者头部,沿纵轴向上略加牵引,使头、颈随躯干一起缓慢移动	10		
			第二操作者将双手分别置于肩部、腰部	10		
			第三操作者将双手分别置于腰部、臀部,使头、颈、肩、腰、髋保持在同一水平线上,翻转至侧卧位,观察受压部位,处理恰当	10		
			将一软枕放于患者背部支持身体,另一软枕放于两膝之间,并使双膝呈自然弯曲状	10		
操作后		10	整理床单位,患者卧位舒适,被子不能置于身下	3		
			清理用物,洗手	4		
			记录翻身时间及皮肤情况	3		
评价		10	动作轻巧、稳重、准确、安全 注意节力原则	10		
理论提问		10	回答全面、正确	10		
总分		100		100		

六、手卫生

护理常规

【作用与用途】

洗去污垢、皮屑及部分致病菌,减少将病原体带给患者、物品及个人的机会。

【护理与注意事项】

1. 认真清洁指甲、指间、指缝和指关节等易污染部位。

2. 手指不佩戴戒指等饰物。

3. 应当使用一次性纸巾或干净的小毛巾擦干双手,毛巾应当一用一消毒。

4. 手未受到患者血液、体液等明显污染时,可使用速干手消毒剂消毒双手。

5. 洗手指征:①直接接触患者前后;②无菌操作前后;③处理清洁或者无菌物品之前;④穿脱隔离衣前后;⑤接触不同患者之间或者从患者身体的污染部位移动到清洁部位时;⑥处理污染物品后;⑦接触患者的血液、体液、分泌物、排泄物、皮肤黏膜或伤口敷料后。

手卫生操作流程图

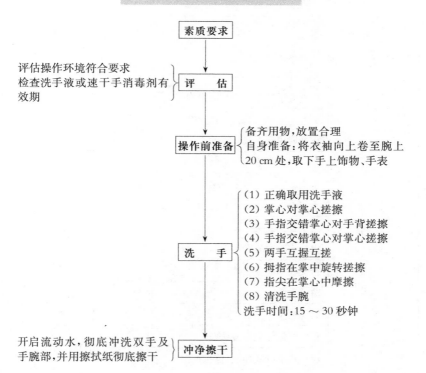

素质要求

↓

评估 — 评估操作环境符合要求
检查洗手液或速干手消毒剂有效期

↓

操作前准备 — 备齐用物，放置合理
自身准备：将衣袖向上卷至腕上20 cm处，取下手上饰物、手表

↓

洗 手 —
（1）正确取用洗手液
（2）掌心对掌心搓擦
（3）手指交错掌心对手背搓擦
（4）手指交错掌心对掌心搓擦
（5）两手互握互搓
（6）拇指在掌中旋转搓擦
（7）指尖在掌心中摩擦
（8）清洗手腕
洗手时间：15～30秒钟

↓

冲净擦干 — 开启流动水，彻底冲洗双手及手腕部，并用擦拭纸彻底擦干

手卫生操作评分标准

项目	分值	要　　求	标准分	得分	备注
素质要求	5	仪表端庄,服装整洁	5		
评估	10	操作环境符合要求	5		
		检查洗手液或速干手消毒剂有效期	5		
操作前	5	备齐用物,放置合理,自身准备	5		
操作过程	55	正确取用洗手液	5		
		掌心对掌心搓擦	5		
		手指交错掌心对手背搓擦	5		
		手指交错掌心对掌心搓擦	5		
		两手互握互搓	5		
		拇指在掌中旋转搓擦	5		
		指尖在掌心中摩擦	5		
		清洗手腕	5		
		时间、方法、范围正确	10		
		正确开启流动水方法	5		
		流动水下彻底冲洗、擦拭纸擦干	5		
评价	10	操作顺序正确、熟练	5		
		动作轻巧、稳重、准确	5		
理论提问	10	回答全面、正确	10		
总分	100				

七、无菌技术

护 理 常 规

【作用与用途】

1. 保持无菌溶液及已灭菌物品的无菌状态。

2. 将无菌巾扑在清洁干燥的治疗盘内,形成无菌区,放置无菌物品,供实施治疗时使用。

3. 防止一切微生物侵入机体,预防感染。

【护理与注意事项】

1. 每一容器只放一把无菌持物钳。

2. 不可将敷料、器械放入瓶内蘸取无菌溶液。

3. 无菌包内物品一次用不完,可按原顺序包好,注意开包时间,超过 4 小时仍未用完,应重新灭菌。

4. 戴无菌手套前将手洗净擦干,选择合适的手套号码。戴手套时应当注意未带手套的手不可触及手套外面,戴手套的手不可触及未带手套的手或另一手套的内面。

无菌技术操作流程图

素质要求

评估操作环境符合要求
检查无菌物品的有效期
消毒效果、完整、无潮湿 → 评　估

洗手,戴口罩,清洁操作台
备齐用物:治疗盘、无菌包、无
菌罐、无菌持物钳、无菌手套、
无菌溶液 → 操作前准备

核对用物名称、有效期及有效
指示标记,签署开封时间、姓
名,干镊罐有效时间≤4小时。
取放无菌钳时,钳端闭合向下,
不可触及容器口边缘,用后立
即放回容器内。如从远处夹取
物品,应将持物钳连同容器一
并移至所需物品处使用 → 无菌持物钳的使用

检查用物名称、灭菌有效期及
指示标记,包布完好无潮湿,签
署开封时间、姓名
开包:按顺序打开无菌包(解
带,揭外、右、左、内角,内层包
布用无菌持物钳打开),按原折
痕包内、左、右、外角,注明有效
期(24小时内有效) → 无菌包的使用

检查(名称、灭菌日期)
开盖(打开容器盖,内面向上)
取物(用无菌持物钳)
手持容器(手托容器底) → 无菌容器使用

核对瓶签,检查药液质量
消毒瓶盖、开瓶塞,消毒瓶口
标签向手心,倒出少量溶液冲
洗瓶口
从原处倒液,盖瓶塞
注明开瓶时间并签名,24小时
内有效 → 取用无菌溶液法

检查灭菌有效期及标记、手套
型号、有无破损
戴手套,保持外面无菌,双手对
合交叉调整手套位置,将手套
翻边扣套在工作服衣袖外面,
拱手于胸前
脱手套,手套口翻转脱下,洗手 → 戴无菌手套法

治疗盘清洁干燥,用无菌钳取无菌
巾,捏住无菌巾一端,两角外面扇形
折叠,无菌面向上,无菌物放入合
理,覆盖,边缘反折,外观整齐,保存
4小时 → 铺无菌盘

整理用物

洗　手

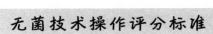

无菌技术操作评分标准

项目		总分	要　　求	标准分	得分	备注
素质要求		5	服装、鞋帽整洁;仪表大方,举止端庄 语言柔和恰当,态度和蔼可亲	3 2		
评估		10	操作环境符合要求	5		
			检查无菌物品有效期、消毒效果、完整、无潮湿	5		
操作前		5	洗手,戴口罩,清洁台面,备齐用物,放置合理	5		
操作中	无菌持物钳使用	10	核对检查正确,签署开封时间、姓名 取放钳正确,用钳正确	5 5		
	无菌包使用	10	核对检查正确,签署开封时间、姓名 按顺序打开无菌包(内层包布用无菌持物钳打开) 按原折痕包好,注明有效期	2 5 3		
	取用无菌溶液法	10	核对检查正确,签署开封时间、姓名 消毒瓶口,打开瓶盖方法正确 取无菌溶液方法正确(标签向上,冲洗瓶口)	3 4 3		
	无菌容器使用	10	开盖方法正确,取物用无菌钳,用后关盖 无菌包内取出正确	5 5		
	戴无菌手套法	10	检查方法正确 戴手套方法正确,脱手套口翻转脱下	5 5		
	铺无菌盘法	10	治疗盘清洁干燥 铺巾方法正确 无菌物品放置合理	2 4 4		
操作后		5	清理用物,整理环境	5		
评价		5	掌握无菌原则,动作轻巧、稳重、正确	5		
理论提问		10	回答全面、正确	10		
总分		100				

八、穿脱隔离衣

护 理 常 规

【作用与用途】

1. 防止病原微生物的传播,减少感染和交叉感染的发生。

2. 保护患者和工作人员。

【护理与注意事项】

1. 隔离衣的长短要合适,需全部遮盖工作服。如有破洞,应补好再穿。

2. 隔离衣每日更换,如有潮湿或污染,应立即更换。

3. 穿脱隔离衣的过程中要始终保持衣领的清洁。

4. 穿好隔离衣后,不得进入清洁区,避免接触清洁物品。

5. 消毒手时不能沾湿隔离衣,隔离衣也不可触及其他物品。

6. 脱下的隔离衣,如挂在半污染区,则清洁面向外;如挂在污染区,则污染面向外。

穿脱隔离衣操作流程图

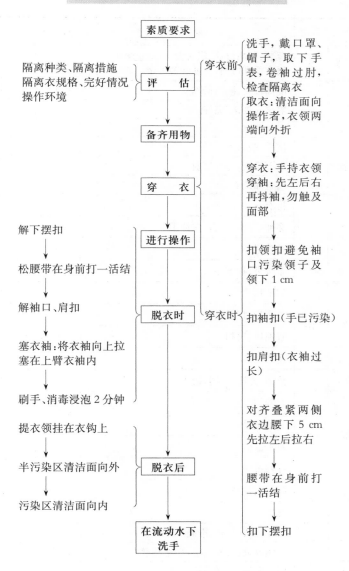

素质要求

↓

隔离种类、隔离措施
隔离衣规格、完好情况
操作环境 〕 评　估

穿衣前〔 洗手，戴口罩、
帽子，取下手
表，卷袖过肘，
检查隔离衣

↓

备齐用物

取衣：清洁面向
操作者，衣领两
端向外折

↓

穿　衣

穿衣：手持衣领
穿袖：先左后右
再抖袖，勿触及
面部

解下摆扣

↓

松腰带在身前打一活结

↓

解袖口、肩扣

↓

塞衣袖：将衣袖向上拉
塞在上臂衣袖内

↓

刷手、消毒浸泡2分钟 〕

进行操作

扣领扣避免袖
口污染领子及
领下1cm

↓

脱衣时

穿衣时〔 扣袖扣（手已污染）

↓

扣肩扣（衣袖过
长）

↓

对齐叠紧两侧
衣边腰下5cm
先拉左后拉右

提衣领挂在衣钩上

↓

半污染区清洁面向外

↓

污染区清洁面向内 〕

脱衣后

腰带在身前打
一活结

↓

在流动水下
洗手

扣下摆扣

穿脱隔离衣操作评分标准

项目		分值	要　求	标准分	得分	备注
素质要求		5	服装、鞋帽整洁;仪表大方,举止端庄 语言柔和恰当,态度和蔼可亲	3 2		
评估		10	隔离种类、隔离措施	4		
			隔离衣规格、完好情况	4		
			操作环境	2		
操作前		10	洗手,戴口罩	2		
			取下手表,卷袖过肘	4		
			检查隔离衣	4		
操作中	穿	20	持衣	5		
			穿袖(一左、二右、三伸手)	5		
			系领、扣袖	5		
			系腰带,扣下扣	5		
	脱	16	解下扣	4		
			松腰带、打活结	4		
			解袖口、肩扣	4		
			塞衣袖	4		
	刷手	4	范围、方法、时间、搭手正确	4		
	脱	10	解领扣	2		
			脱袖包手	2		
			双手退出	3		
			挂好备用	3		
操作后		5	隔离衣备洗	2		
			洗手	3		
评价		10	动作轻巧、稳重、准确	5		
			整体效果:衣领平整,穿着利索	5		
理论提问		10	回答全面、正确	10		
总得分		100				

九、测量体温、脉搏、呼吸

护 理 常 规

【作用与用途】

1. 测量并记录患者体温,以观察机体内在温度及病情变化与转归,为治疗、护理提供依据。

2. 计数每分钟的脉搏数,评价脉搏节律及强弱,以了解心脏负荷、心脏功能及周围血管的情况。

3. 观察呼吸的频率、深浅、节律,呼吸的声音,提供治疗护理依据。

【护理与注意事项】

1. 婴幼儿、精神异常、昏迷、不合作、口鼻手术或呼吸困难者,不可测口温。进食、吸烟,以及面颊部做热、冷敷者,应推迟 30 分钟后,方可测口腔温度。

2. 腹泻、直肠或肛门手术、心肌梗死及某些心脏病患者,不可做直肠测温。坐浴或灌肠后需待 30 分钟,方可测直肠温度。

3. 对腋下有创伤、手术、炎症、腋下出汗较多、极度消瘦的患者,不适用腋下测温。沐浴后需待 30 分钟再测腋下温度。

4. 发现体温和病情不相符合时,应重复测温,必要时可同时测量另一部位对照,以便得到更为准确的体温数值。

5. 如患者不慎咬碎体温计时,应立即清除剥离碎屑,再口服蛋清或牛奶延缓汞的吸收。病情允许者可食用粗纤维丰富的食物,促使汞排泄。

6. 不可用拇指诊脉,因小拇指动脉易与患者的脉搏相混淆;为偏瘫患者测量脉搏,应选择健侧肢体。

7. 对心脏病患者应测脉搏 1 分钟,对有脉搏短绌的患者,应由两人同时分别测量脉搏与心率 1 分钟,以分数方式记录,即心率/脉率。

8. 呼吸不规则的患者及婴幼儿应测量 1 分钟。

9. 危重患者呼吸不易观察时,可用棉花少许置于患者鼻孔前,观察棉花吹动情况,加以计数,记录 1 分钟呼吸次数。

测量体温、脉搏、呼吸操作流程图

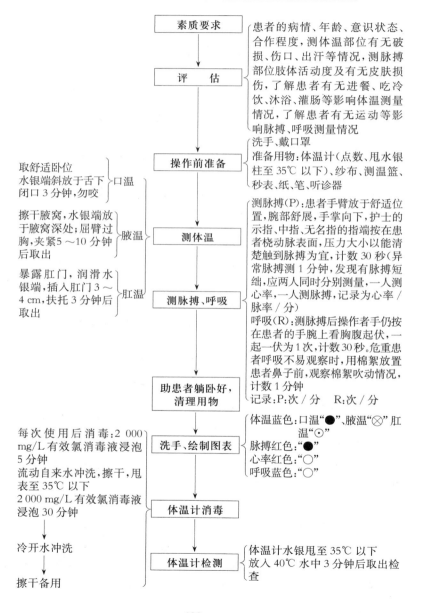

素质要求

评估 — 患者的病情、年龄、意识状态、合作程度,测体温部位有无破损、伤口、出汗等情况,测脉搏部位肢体活动度及有无皮肤损伤,了解患者有无进餐、吃冷饮、沐浴、灌肠等影响体温测量情况,了解患者有无运动等影响脉搏、呼吸测量情况

操作前准备 — 洗手、戴口罩
准备用物:体温计(点数、甩水银柱至 35℃ 以下)、纱布、测温篮、秒表、纸、笔、听诊器

口温:取舒适卧位 水银端斜放于舌下 闭口 3 分钟,勿咬

腋温:擦干腋窝,水银端放于腋窝深处;屈臂过胸,夹紧 5～10 分钟后取出

肛温:暴露肛门,润滑水银端,插入肛门 3～4 cm,扶托 3 分钟后取出

测体温

测脉搏、呼吸 — 测脉搏(P):患者手臂放于舒适位置,腕部舒展,手掌向下,护士的示指、中指、无名指的指端按在患者桡动脉表面,压力大小以能清楚触到脉搏为宜,计数 30 秒(异常脉搏测 1 分钟,发现有脉搏短绌,应两人同时分别测量,一人测心率,一人测脉搏,记录为心率/脉率/分)

呼吸(R):测脉搏后操作者手仍按在患者的手腕上看胸腹起伏,一起一伏为 1 次,计数 30 秒。危重患者呼吸不易观察时,用棉絮放置患者鼻子前,观察棉絮吹动情况,计数 1 分钟
记录:P:次/分 R:次/分

助患者躺卧好,清理用物

洗手、绘制图表 — 体温蓝色:口温"●"、腋温"⊗"肛温"⊙"
脉搏红色:"●"
心率红色:"○"
呼吸蓝色:"○"

每次使用后消毒:2 000 mg/L 有效氯消毒液浸泡 5 分钟
流动自来水冲洗,擦干,甩表至 35℃ 以下
2 000 mg/L 有效氯消毒液浸泡 30 分钟

冷开水冲洗

擦干备用

体温计消毒

体温计检测 — 体温计水银甩至 35℃ 以下
放入 40℃ 水中 3 分钟后取出检查

测量体温、脉搏、呼吸操作评分标准

项目		分值	要　求	标准分	得分	备注
素质要求		5	服装、鞋帽整洁;仪表大方,举止端庄 语言柔和恰当,态度和蔼可亲	3 2		
评估		10	患者的病情、一般情况,患者的意识状态、配合程度 测体温部位情况	5 5		
操作前		10	洗手,戴口罩 按需要备齐物品	5 5		
操作中	测量体温	15	核对,解释 操作方法正确 口述其他两种测温方法	5 5 5		
	测脉搏	15	测脉用示指、中指、无名指 部位正确、时间正确(测 0.5 分钟) 误差不超过 4 次/分	5 5 5		
	测呼吸	10	方法、时间准确 误差不超过 2 次/分	5 5		
操作后		5	患者安置,用物处理	5		
		5	体温计消毒、检测方法正确	5		
绘制曲线		5	数据输入电脑正确	5		
评价		10	测量准确 动作轻巧、稳重、准确、安全	5 5		
理论提问		10	回答全面、正确	10		
总分		100				

十、测量血压

护理常规

【作用与用途】

1. 判断血压有无异常。

2. 观察血压动态变化,评估患者循环功能情况。

3. 帮助诊断,为预防、治疗、康复、护理提供依据。

【护理与注意事项】

1. 对需要长期观察血压者应做到四定,即定时间、定部位、定体位、定血压计,以保证血压值的准确性和对照的可比性。

2. 偏瘫患者或一侧肢体外伤手术者,应选择健侧肢体测血压。

3. 充气不可过猛、过高,防止水银外溢;放气速度应适中,以免数值误差。

4. 当所测血压异常或波动听不清时,应重复测量,先将袖带内空气驱尽,使汞柱降至零点,稍等片刻后再测量,取最低值。

5. 舒张压变音和消失音有差异时,可取两个读数,如 20/13.3～6.7 kPa(150/100～50 mmHg)。

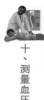

测量血压操作流程图

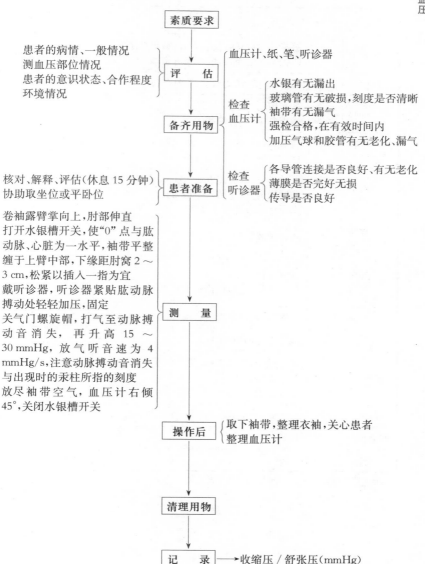

素质要求

患者的病情、一般情况
测血压部位情况
患者的意识状态、合作程度
环境情况

评　估　———— 血压计、纸、笔、听诊器

备齐用物

检查
血压计
　水银有无漏出
　玻璃管有无破损,刻度是否清晰
　袖带有无漏气
　强检合格,在有效时间内
　加压气球和胶管有无老化、漏气

核对、解释、评估(休息15分钟)
协助取坐位或平卧位

患者准备

检查
听诊器
　各导管连接是否良好、有无老化
　薄膜是否完好无损
　传导是否良好

卷袖露臂掌向上,肘部伸直
打开水银槽开关,使"0"点与肱
动脉、心脏为一水平,袖带平整
缠于上臂中部,下缘距肘窝2～
3 cm,松紧以插入一指为宜
戴听诊器,听诊器紧贴肱动脉
搏动处轻轻加压,固定
关气门螺旋帽,打气至动脉搏
动音消失, 再升高 15 ～
30 mmHg,放气听音速为 4
mmHg/s,注意动脉搏动音消失
与出现时的汞柱所指的刻度
放尽袖带空气,血压计右倾
45°,关闭水银槽开关

测　量

操作后　———— 取下袖带,整理衣袖,关心患者
　　　　　　　　整理血压计

清理用物

记　录　————→ 收缩压 / 舒张压(mmHg)

测量血压操作评分标准

项目		分值	要　求	标准分	得分	备注
素质要求		5	服装、鞋帽整洁;仪表大方,举止端庄 语言柔和恰当,态度和蔼可亲	3 2		
评估		10	病情、年龄、活动情况、测量部位	10		
操作前		10	备齐用物 检查血压计、听诊器	5 5		
操作中	患者准备	10	核对,解释,休息 体位正确(坐位,平卧位)	5 5		
	卷袖缠带	10	系袖带正确(肘窝上 2~3 cm,平整) 松紧度适宜(以插入一指为宜) 血压计放置合理	4 4 2		
	放听诊器	5	位置正确	5		
	注气放气	10	注气平稳 放气平稳(水银徐徐落下)	5 5		
	听诊	10	一次听清,测量数值正确	10		
	放气	5	放尽袖带内空气	5		
操作后		10	取下袖带,整理衣袖,关心患者 整理血压计 记录正确	3 2 5		
评价		5	动作轻巧、准确、稳重,注意节力原则	5		
理论提问		10	回答全面、正确	10		
合计		100		100		

注:血压数值误差超过 20 mmHg 应视为不及格

十一、口腔护理

护 理 常 规

【作用与用途】

1. 保持口腔及牙齿清洁,预防口臭,促进食欲,使患者舒适。

2. 预防口腔感染及其他并发症。

3. 观察口腔黏膜和舌苔变化及特殊的口腔气味,为病情提供动态信息。

【护理与注意事项】

1. 操作过程中动作轻柔,尤其是凝血功能障碍患者,应避免损伤口腔黏膜及牙龈。

2. 昏迷患者禁忌漱口,棉球不宜过湿,以防患者将溶液吸入呼吸道。

3. 擦洗时须用血管钳夹紧棉球,每次一个,防止将棉球遗漏在口腔内,操作前后清点棉球数量。

4. 昏迷患者使用张口器时,应从臼齿处放入,牙关紧闭者不可使用暴力使其张口。

5. 有活动性义齿者应取下,应冷水刷洗干净后浸泡在冷开水中。

6. 口腔护理时一般棉球不少于 16 个,如遇患者全口牙脱落或牙垢较多者,棉球可根据具体情况增减。

口腔护理操作流程图

```
            素质要求
               ↓
            评  估 ─── 了解患者病情、意识状态、合作程
                        度、有无假牙、患者口腔及口腔黏膜
                        情况、环境情况。解释操作目的、注
                        意事项,备好冷开水
               ↓
                        洗手、戴口罩
                        备齐用物:擦洗液、手电筒、压舌板、
准备漱口液,吸管 ←── 操作前准备 ── 口腔护理包(制备棉球)、棉签、纱
                        布,根据患者需要备外用药及张口
                        器
               ↓
核对、解释
头侧向一边或侧卧 ─── 患者准备
治疗巾铺颌下,弯盘置口角旁
               ↓
                        擦口唇、漱口(昏迷者禁用)
                        用压舌板撑开面颊部,观察口腔
            观察口腔 ── 上下左右有无出血、溃疡、真菌
                        感染及特殊气味,有义齿者用纱
                        布裹住取下(口述)
               ↓
                        用血管钳夹取棉球并绞干
                        顺序:左外侧面(纵向)→ 右外侧
                        面 → 左上内侧面 → 左上咬合面(螺
                        旋型)→ 左下内侧面 → 左下咬合
            擦洗口腔 ── 面 → 左颊黏膜(弧形)→ 右上内侧
                        面 → 右上咬合面 → 右下内侧面 →
                        右下咬合面 → 右颊黏膜 → 硬腭 →
                        舌面 → 口唇
                        擦拭时勿触及咽部,以免引起恶心
               ↓
清点棉球,再观察口腔 ─── 帮助漱口
                      擦干面部
               ↓
                        ┌ 口述:溃疡(锡类散等)
            口腔疾病涂药 ┤  口唇干裂(石蜡油等)
                        └ 真菌感染(制霉菌素等)
               ↓
            助患者躺卧舒适
               ↓
            整理床单位
               ↓
            清理用物
            洗手,记录
```

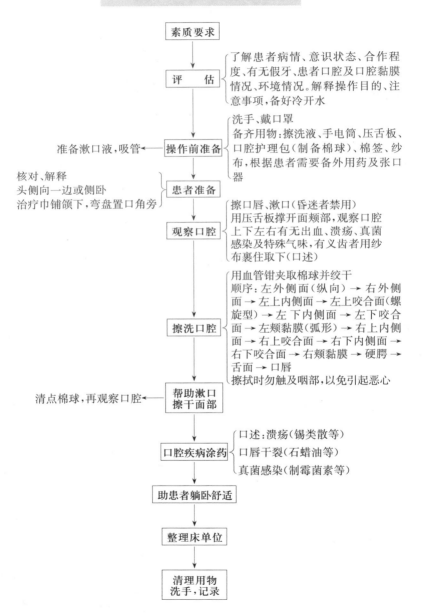

204

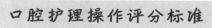

口腔护理操作评分标准

项目	分值	要　求	标准分	得分	备注
素质要求	5	服装、鞋帽整洁;仪表大方,举止端庄 语言柔和恰当,态度和蔼可亲	3 2		
评估	10	患者病情、意识状态、合作程度	5		
		患者口腔及口腔黏膜情况	5		
操作前	5	洗手,戴口罩 检查备齐用物,清点棉球	2 3		
操作中	55	核对正确,解释得体	5		
		协助患者取合适体位	2		
		用物摆放合理	3		
		义齿取下,正确处理(口述)	3		
		漱口方法正确(二次)	5		
		观察口腔方法正确(二次)	5		
		擦拭方法正确,棉球干湿适宜	5		
		擦拭顺序正确,安全稳重	10		
		正确处理口腔疾患	5		
		避免清洁、污染交叉混淆	2		
		擦拭后再次清点棉球	2		
		整理床单位,助患者舒适体位	3		
		观察病情,关爱患者,应变能力良好	5		
操作后	5	整理处理用物方法正确,洗手记录	5		
评价	10	操作轻柔稳重,安全准确	5		
		口腔清洁,无臭、无垢	5		
理论提问	10	回答全面、正确	10		
合计	100				

十二、气管插管口腔护理

护理常规

【作用与用途】

1. 保持口腔清洁、湿润,预防口臭,使患者舒适。

2. 防止口腔、口咽和气管被插管或气囊损伤。

3. 有利于防范吸入性肺炎、气管拔管,以及降低因非计划拔管而带来的风险,保证气道通畅和分泌物的清除,以减低呼吸机相关性肺炎等医源性感染的风险。

4. 观察口腔黏膜和舌苔变化,以及特殊的口腔气味,提供病情的动态信息。

【护理与注意事项】

1. 病室空气清新,定时开窗通风,保持室内温湿度适宜。

2. 给患者和家属解释,包括气管插管护理的目的和气管插管口腔护理对于预防感染的重要性,以取得清醒患者与家属的理解和合作。

3. 操作前停止肠内营养,患者平卧,头偏向一侧。

4. 口腔护理前气囊一定充满气体,以密闭插管与气管的间隙,避免口水顺气管插管流入下呼吸道而造成肺部感染,同时注意保护口角。

5. 如果患者是经鼻气管插管,用生理盐水浸润的纱布清洁插管周围;如果患者是经口气管插管,口腔护理前移除牙垫或是口咽通气道。

6. 由 2 名护士共同完成,1 名护士固定气管插管,防止牵拉动作造成意外拔管,另 1 名护士进行口腔护理,如患者出现恶心,嘱患者轻咬牙垫同时做深呼吸。

7. 严格检查气管导管于门齿处的刻度及气囊的充盈度,以保证气囊和气管壁密闭,确保擦洗液不进入气道。

8. 操作过程中密切观察患者面色、心率、呼吸、血氧饱和度,以及有无呛咳、呕吐、缺氧等,如有异常,立即停止操作。

9. 口腔护理结束后重新确认气管插管的位置,安全固定气管插管在位,并及时记录。

气管插管口腔护理操作流程图

素质要求

评估患者意识、牙垫固定情况,评估呼吸机监测参数,双肺听诊,判断是否需要吸痰;检查气囊充盈度;检查口插管距门齿刻度:男性 22～24 cm、女性 21～23 cm;观察患者脸部贴胶布的皮肤处,有无过敏、破损,口腔黏膜有无破损

↓

评 估

洗手、戴口罩
备齐用物:口腔护理液(中 2 号方)、生理盐水 250 ml、乙醇 250 ml、手电筒、压舌板、口腔护理包(内含 25 个棉球)、一次性药碗、乳胶手套、骨形胶布、系带、长棉签,另备无菌镊子及血管钳各一把,必要时备开口器,准备相应的药物

↓

操作前准备

核对解释,患者体位保持在30°～45°,头偏向一侧,头部垫高,使下颌尽量靠近胸骨柄,减少和防止误吸的发生,治疗巾铺颌下,弯盘置口角旁放压舌板、纱布

↓

患者准备

操作者 2 人,分别站在患者头胸部两侧,解开固定气管插管的系带和胶布,站在患者左侧的护士用左手示、中指固定气管插管,右手置于患者额部,固定患者头部,如患者牙关紧闭可从白齿处插入开口器,将气管插管置于口角一侧;右侧护士擦洗口腔用血管钳夹取棉球并绞干

↓

观察口腔

加大氧流量 4～6 L/min,要求 SaO_2 >95％,吸尽气管内和口腔内的痰液,检查气囊有无漏气,取出牙垫用长棉签清洁,生理盐水清洗后浸泡于乙醇中
观察患者的心率、呼吸
擦口唇,用压舌板撑开面颊部,观察口腔上、下、左、右有无出血、溃疡,有无分泌物及舌苔变化

↓

擦洗口腔

顺序:左外侧面 → 左上内侧面 → 左上咬合面 → 左下内侧 → 左下咬合 → 左颊黏膜 → 口插管左上由内到外 → 口插管左下由内到外 → 右外侧面 → 右上内侧 → 右上咬合 → 右下内侧 → 右下咬合面 → 右颊黏膜 → 口插管右上由内到外 → 口插管右下由内到外 → 硬腭 → 舌面 → 口插管下面由内到外 → 口唇

↓

擦干面部

清点棉球
黏膜完整,无溃疡,无真菌感染,无出血点,根据口腔情况涂药

↓

观 察

操作过程中密切观察患者的呼吸、面色、SaO_2 的变化,注意有无呛咳、呕吐,如有异常立即停止操作

↓

再次观察插管深度,SaO_2,用生理盐水冲洗牙垫后擦干,重新固定牙垫于上下白齿间,牙垫位置适宜,避免压迫磨擦口唇及口腔黏膜

固 定

↓

助患者躺卧舒适

↓

整理床单位

↓

清理用物,洗手,记录

207

气管插管口腔护理操作评分标准

项目	分值	要求	标准分	得分	备注
素质要求	5	服装、鞋帽整洁；仪表大方，举止端庄	3		
		语言柔和恰当，态度和蔼可亲	2		
评估	10	患者意识、合作程度，脸部皮肤、口腔黏膜情况	5		
		患者呼吸机参数、气囊充盈度，是否漏气、气管插管深度，判断是否需要吸痰	5		
操作前	5	洗手、戴口罩	2		
		备齐用物，放置合理	3		
操作中	55	核对，解释	2		
		协助患者取合适体位，吸尽气管内和口腔内痰液，检查气囊有无漏气	5		
		取出牙垫，正确处理（口述）	5		
		观察口腔方法正确	3		
		气管插管固定手法正确；擦拭顺序、方法正确，安全稳重	10		
		观察患者的呼吸、面色、SaO_2 的变化，注意有无呛咳、呕吐	5		
		避免清洁、污染交叉混淆	5		
		牙垫固定松紧适宜、美观牢固	5		
		整理床单位，躺卧舒适	5		
		观察病情，关爱患者，应变能力良好	5		
操作后	5	正确用物处理	3		
		洗手、脱口罩，记录	2		
评价	10	操作轻柔稳重，安全准确，口腔清洁无臭无垢	5		
		气插管固定通畅，无移位、打折或脱出	5		
理论提问	10	回答全面、正确	10		
总分	100				

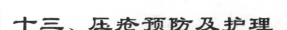

十三、压疮预防及护理

护理常规

【作用与用途】

1. 促进局部血液循环,预防压疮。

2. 对已发生的压疮进行有效监控,采取相应的护理措施,防止压疮进行性加重。

3. 降低压疮的发生率,提高患者生活质量。

【护理与注意事项】

1. 操作过程中注意保暖,控制室温、关门窗。

2. 协助患者翻身、变换体位时,避免拖、拉、推等动作,以免形成摩擦力而损伤皮肤。

3. 清洁皮肤时应避免使用肥皂,以免皮肤干燥。

4. 不可在早期压疮处按摩或加压。合理使用各种支垫,放置部位恰当。

5. 保护患者隐私、保证安全。操作时应注意节时、省力。

6. 使用过的用物注意消毒,避免交叉感染。

现代中西医护理操作技能

压疮预防及护理操作流程图

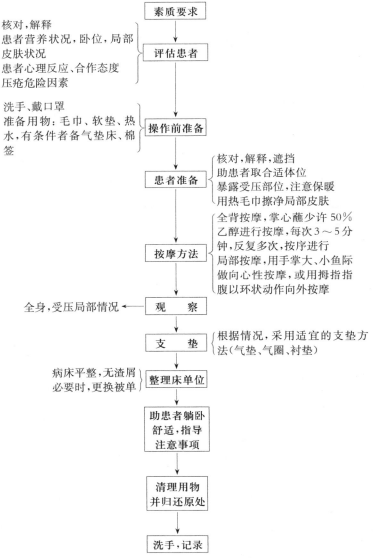

素质要求

核对,解释
患者营养状况,卧位,局部
皮肤状况
患者心理反应、合作态度
压疮危险因素
} **评估患者**

洗手、戴口罩
准备用物:毛巾、软垫、热
水,有条件者备气垫床、棉
签
} **操作前准备**

患者准备 {核对,解释,遮挡
助患者取合适体位
暴露受压部位,注意保暖
用热毛巾擦净局部皮肤

按摩方法 {全背按摩,掌心蘸少许 50%
乙醇进行按摩,每次 3～5 分
钟,反复多次,按序进行
局部按摩,用手掌大、小鱼际
做向心性按摩,或用拇指指
腹以环状动作向外按摩

全身,受压局部情况 ← **观　察**

支　垫 {根据情况,采用适宜的支垫方
法(气垫、气圈、衬垫)

病床平整,无渣屑
必要时,更换被单
} **整理床单位**

**助患者躺卧
舒适,指导
注意事项**

**清理用物
并归还原处**

洗手,记录

(每周 2 次压疮评估,根据实际情况调整护理措施)

压疮预防及护理操作评分标准

项目		分值	要求	标准分	得分	备注
素质要求		5	服装、鞋帽整洁,仪表大方;举止端庄 语言柔和恰当,态度和蔼可亲	3 2		
评估患者		10	患者营养状态、卧位、局部皮肤状况 患者心理反应、合作态度 压疮危险因素	3 3 4		
操作前		5	洗手,戴口罩 备齐用物,放置合理	2 3		
操作中	患者准备	3	核对,解释,遮挡	3		
	翻身	7	翻身方法正确(不拖、拉、推) 体位舒适,露出背部,防受凉	5 2		
	擦洗	10	擦洗方法正确	10		
	按摩	15	按摩方法,顺序正确	15		
	预防措施	10	合理使用气垫等支垫措施 预防措施齐全	5 5		
	观察	5	全身,受压局部情况	5		
操作后		10	整理床单位,患者卧位舒适,指导注意事项 清理用物 洗手,作好交班和翻身记录	3 2 5		
评价		10	动作轻巧、稳重、正确 注意节力原则	5 5		
理论提问		10	回答全面、正确	10		
总分		100				

现代中西医护理操作技能

十四、口服给药

护 理 常 规

【作用与用途】

1. 协助患者按照医嘱正确、安全有效地服药,以减轻症状、治疗疾病、维持正常生理功能。

2. 协助诊断,预防疾病。

【作用与用途】

1. 严格执行"三查七对"制度。

三查:操作前、操作中、操作后核查。

七对:床号、姓名、药名、浓度、剂量、用药方法及时间。

2. 严格遵医嘱按时发药,双人核对后方可发药。

3. 按规定时间送药至患者旁,做好患者身份的识别,核对床号、姓名无误后再发药,若患者不在病房或因故不能服药者,暂不发药,并做好交接班。

4. 协助患者服药,为鼻饲患者给药时,应将药物研碎溶解后由胃管注入。

5. 掌握患者所服药物的作用、不良反应,以及某些药物服用的特殊要求,观察患者服药效果和不良反应。

6. 发药时,如患者提出疑问,应重新核对,确认无误后给予解释,再给患者服下。

7. 对服用强心苷类药物的患者,服药前应当先测脉搏、心率,注意其节律变化,如脉率低于 60 次/分钟或者节律不齐时,不可以服药。

口服给药操作流程图

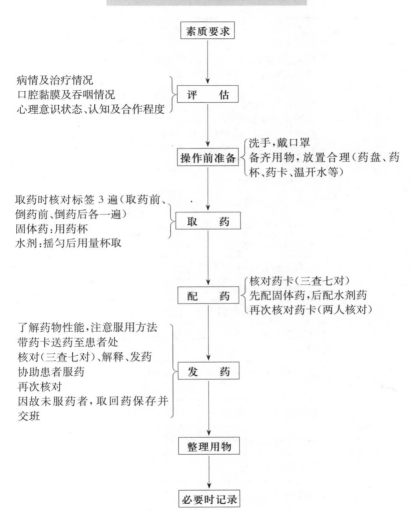

素质要求

病情及治疗情况
口腔黏膜及吞咽情况
心理意识状态、认知及合作程度
} 评 估

操作前准备 {
洗手,戴口罩
备齐用物,放置合理(药盘、药杯、药卡、温开水等)

取药时核对标签3遍(取药前、倒药前、倒药后各一遍)
固体药:用药杯
水剂:摇匀后用量杯取
} 取 药

配 药 {
核对药卡(三查七对)
先配固体药,后配水剂药
再次核对药卡(两人核对)

了解药物性能,注意服用方法
带药卡送药至患者处
核对(三查七对)、解释、发药
协助患者服药
再次核对
因故未服药者,取回药保存并交班
} 发 药

整理用物

必要时记录

213

口服给药操作评分标准

项目		分值	要　求	标准分	得分	备注
素质要求		5	服装、鞋帽整洁;仪表大方,举止端庄 语言柔和恰当,态度和蔼可亲	3 2		
评估		10	病情及治疗情况 口腔黏膜及吞咽情况 心理意识状态、认知和合作程度	10		
操作前		5	洗手,戴口罩,用物准备齐全	2		
			核对医嘱及药物	3		
操作过程	摆药	20	核对药卡、药物,取药方法正确	5		
			配药液时倾倒方法正确,剂量正确	5		
			配药过程应严格执行三查七对	5		
			经两人核对后,方可发药	5		
	发药	30	发药时核对患者床号、姓名及药物	6		
			发药到口,协助患者服药	6		
			正确掌握各种药物的服用方法,服药后核对	6		
			患者因故不能及时服药时,取回药保存并交班	6		
			收回药杯,集中处理	6		
操作后		10	整理床单位,清洁药盘	5		
			注意用药后反应	5		
评价		10	注意节力原则,安全服药	5		
			动作轻巧、准确、稳重	5		
理论提问		10	回答全面、正确	10		
总得分		100				

十五、肌内注射

护 理 常 规

【作用与用途】

1. 注射不能或不宜口服和静脉注射的药物,要求比皮下注射更迅速发生疗效时采用。

2. 注射刺激性较强或药量较大的药物。

【护理与注意事项】

1. 需要两种药物同时注射时,应注意配伍禁忌。

2. 为使臀部肌肉松弛,可取下列体位:

侧卧位:上腿伸直,下腿稍弯曲。

俯卧位:足尖相对,足跟分开,头偏向一侧。

仰卧位:常用于危重患者及不能翻身的患者。

坐位:便于操作,但坐位要稍高,为门诊患者的常用体位。

3. 选择合适的注射部位,应避开炎症、硬结、瘢痕,避免刺伤神经和血管,无回血时方可注射。

4. 对 2 岁以下婴幼儿不宜选用臀大肌注射,婴幼儿在未能独立行走前,其臀部肌肉发育不完善,臀大肌注射有损伤坐骨神经的危险,应选用臀中肌或臀小肌注射。

5. 切勿将针梗全部刺入,以防针梗从根部衔接处折断,无法取出,消瘦者及病儿,进针深度应酌减。

6. 长期注射者,如若出现局部硬结,可采用热敷、理疗或外敷活血化瘀的中药,如蒲公英、金黄散等。

肌内注射操作流程图

素质要求

询问、了解患者身体状况
向患者解释,取得配合
药物使用注意事项
患者注射部位状况

评　估

操作前准备 ——→ 洗手,戴口罩,备齐用物

核　对 注射单与医嘱(患者床号、姓名、药名剂量、浓度、时间、方法)

铺无菌注射盘(纱布或巾),抽取药液放置无菌盘,携至患者床旁

药物准备

核对标签 { 药名、剂量
浓度、有效期 }

检查 { 瓶身、安瓿有无破损
配伍禁忌
药液有无变质 }

核对,解释
松解衣裤
安置注射体位

患者准备

选定注射部位 { 臀大肌 { 十字法
联线法 }
臀中肌、臀小肌(小儿适用) }

消毒皮肤:安尔碘,夹干棉签(螺旋式内到外,直径5cm以上)
核对药液,排尽空气

注　射

绷紧皮肤,快速进针,与皮肤成90°角,进针深度为针头的2/3,消瘦者或患儿进针深度酌减
固定针拴,回抽无回血
注药(缓慢),中间观察反应
拔针(快速),按压针眼(干棉签),再次核对

助患者穿衣裤
躺卧舒适

整理床单位

清理用物

洗手,记录

肌内注射操作评分标准

十五、肌内注射

项目	分值	要　求	标准分	得分	备注
素质要求	5	服装、鞋帽整洁；仪表大方，举止端庄 语言柔和恰当，态度和蔼可亲	3 2		
评估	10	了解病情及合作程度	5		
		了解药物使用注意事项及患者注射部位情况	5		
操作前	10	洗手，戴口罩	2		
		备齐用物	3		
		铺无菌盘	5		
操作中	45	查对注射卡、检查药物	5		
		锯安瓿、开瓶一次完成	2		
		抽取方法正确（安瓿、密封瓶药不余、不漏、不污染）	5		
		核对、解释、环境准备，安置体位	3		
		正确选择注射部位（两种注射方法）	5		
		消毒皮肤范围，方法正确	3		
		排气方法正确，不浪费药液，再次查对	5		
		进针角度、深度适宜	5		
		抽回血	2		
		注药速度适宜，并观察患者反应	5		
		迅速拔针，用干棉签按压进针点	3		
		核对、观察用药后反应	2		
操作后	10	整理床单位，合理安置患者	3		
		正确处理用物	3		
		洗手，记录	4		
评价	10	动作轻巧，无菌概念强	10		
理论提问	10	回答全面、正确	10		
总分	100				

十六、皮内注射

护理常规

【作用与用途】

皮内注射是将小量药液注射于表皮与真皮之间的方法,主要用于皮肤过敏试验、预防接种及局部麻醉的前驱步骤。

【护理与注意事项】

1. 严格执行查对制度和无菌操作制度。

2. 勿用碘酊消毒皮肤,嘱患者勿揉擦和覆盖注射部位,以免影响结果的观察。

3. 做皮试前必须询问有无过敏史,有过敏史者不可做试验。避免在饥饿、剧烈运动后做皮试,皮试后打完针一定要观察 20 分钟方可离去。

4. 药液要现用现配,剂量准确。

5. 必要时药敏试验需作对照,即在另一前臂相同部位,注入 0.1 ml生理盐水,20 分钟后,对照观察结果。

6. 进针角度不宜过大,避免将药液注入皮下,影响结果的判断和观察。

皮内注射操作流程图

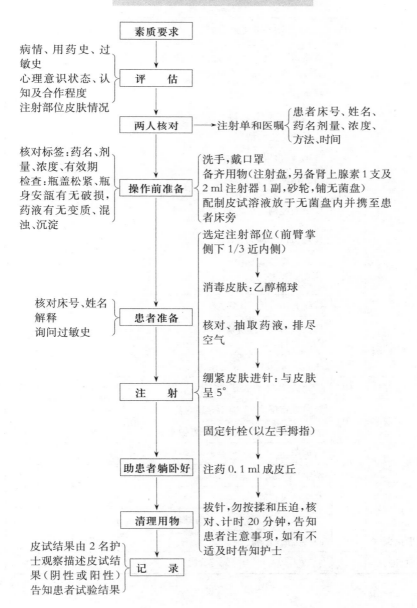

素质要求

病情、用药史、过敏史
心理意识状态、认知及合作程度
注射部位皮肤情况

评　估

两人核对 → 注射单和医嘱 { 患者床号、姓名、药名剂量、浓度、方法、时间

核对标签:药名、剂量、浓度、有效期
检查:瓶盖松紧、瓶身安瓿有无破损，药液有无变质、混浊、沉淀

操作前准备

洗手,戴口罩
备齐用物(注射盘,另备肾上腺素1支及2 ml注射器1副,砂轮,铺无菌盘)
配制皮试溶液放于无菌盘内并携至患者床旁

选定注射部位(前臂掌侧下1/3近内侧)

↓

消毒皮肤:乙醇棉球

核对床号、姓名
解释
询问过敏史

患者准备

核对、抽取药液,排尽空气

↓

注　射

绷紧皮肤进针:与皮肤呈5°

固定针栓(以左手拇指)

↓

助患者躺卧好

注药0.1 ml成皮丘

↓

清理用物

拔针,勿按揉和压迫,核对、计时20分钟,告知患者注意事项,如有不适及时告知护士

皮试结果由2名护士观察描述皮试结果(阴性或阳性)
告知患者试验结果

记　录

現代中西医护理操作技能

皮内注射操作评分标准

项目		分值	要　求	标准分	得分	备注
素质要求		5	服装、鞋帽整洁;仪表大方,举止端庄 语言柔和恰当,态度和蔼可亲	3 2		
评估		10	病情、用药史、过敏史	4		
			心理意识状态,认知及合作程度	3		
			注射部位皮肤情况	3		
操作前		10	洗手,戴口罩,两人核对	5		
			备齐用物,放置合理	5		
操作中	皮试液配制	10	皮试液配制方法正确、浓度精确	10		
	患者准备	10	核对、解释、询问过敏史	2		
			正确选择注射部位	2		
			消毒皮肤范围、方法正确	3		
			排气方法准确,不浪费药液	3		
	注射	10	再次核对,左手绷紧皮肤,右手持注射器以5°进针	5		
			注入药液0.1 ml成皮丘	5		
	拔针	10	迅速拔针,不可按压,对表看时间	5		
	观察	10	及时观察反应,正确指导患者注意事项	5		
			皮试结果按规定时间由2名护士观察	5		
操作后		10	清理用物	5		
			洗手,记录方法准确	5		
评价		10	判断结果正确	5		
			动作轻巧、稳重、安全,无菌概念强	5		
理论提问		10	回答全面、正确	10		
总得分		100				

220

十七、皮下注射

护 理 常 规

【作用与用途】

皮下注射是将小量药液注入皮下组织的方法,主要用于:

1. 需迅速达到药效和不能或不宜经口服给药时采用。

2. 预防接种。

3. 局部麻醉用药或术前用药。

【护理与注意事项】

1. 尽量避免应用刺激性较强的药物做皮下注射。

2. 注射少于 1 ml 药液时必须使用 1 ml 注射器,保证药液剂量准确。

3. 持针时,一手示指固定针栓,但不可接触针梗,以免污染。

4. 针头刺入角度不宜超过 45°,以免刺入肌层。

5. 经常注射者,应更换部位,轮流注射。

皮下注射操作流程图

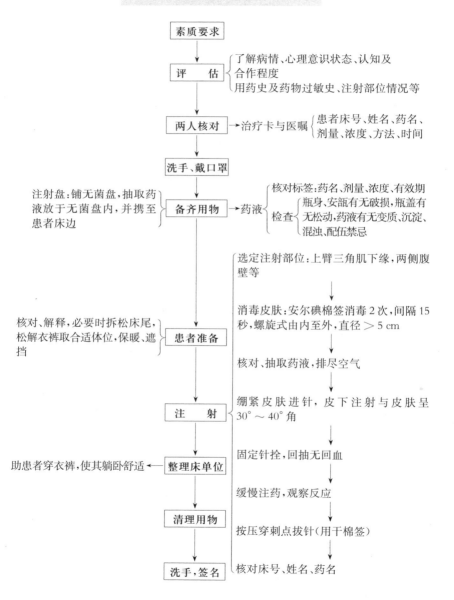

素质要求

↓

评估 — 了解病情、心理意识状态、认知及合作程度
用药史及药物过敏史、注射部位情况等

↓

两人核对 → 治疗卡与医嘱 — 患者床号、姓名、药名、剂量、浓度、方法、时间

↓

洗手、戴口罩

↓

注射盘:铺无菌盘,抽取药液放于无菌盘内,并携至患者床边 — 备齐用物 → 药液 — 核对标签:药名、剂量、浓度、有效期
检查 — 瓶身、安瓿有无破损,瓶盖有无松动,药液有无变质、沉淀、混浊、配伍禁忌

↓

核对、解释,必要时拆松床尾,松解衣裤取合适体位,保暖、遮挡 — 患者准备

选定注射部位:上臂三角肌下缘,两侧腹壁等

消毒皮肤:安尔碘棉签消毒2次,间隔15秒,螺旋式由内至外,直径 > 5 cm

核对、抽取药液,排尽空气

↓

注射

绷紧皮肤进针,皮下注射与皮肤呈30°~40°角

固定针拴,回抽无回血

↓

助患者穿衣裤,使其躺卧舒适 ← 整理床单位

缓慢注药,观察反应

↓

清理用物

按压穿刺点拔针(用干棉签)

↓

洗手,签名

核对床号、姓名、药名

222

皮下注射操作评分标准

项目		分值	要 求	应得分	扣分	备注
素质要求		5	服装鞋帽整洁；仪表大方，举止端庄 语言柔和恰当，态度和蔼可亲	3 2		
评估		10	患者病情及合作程度，有无药物过敏史 注射部位情况	5 5		
操作前		10	洗手，戴口罩 备齐用物 铺无菌盘(铺无菌巾或无菌纱布)	2 3 5		
操作中	两人核对	2	核对医嘱 核对及检查药物方法正确	2		
	抽液	10	锯安瓿、开瓶一次完成 抽液方法准确(安瓿、密封瓶)不余、不漏、不污染	5 5		
	患者准备	7	核对，解释，取合适体位 正确选择注射部位	3 4		
	消毒皮肤	5	消毒皮肤范围、方法正确	5		
	排气	5	排气方法正确，不浪费药液，再次核对	5		
	注射	8	绷紧皮肤，进针角度、深度适宜 抽回血，注药速度适宜	5 3		
	拔针	5	迅速拔针，用干棉签按压进针点	5		
	观察	3	核对 注药后反应	2 1		
操作后		10	整理床单位，合理安置患者 正确处理用物，洗手	5 5		
评价		10	注意节力原则 动作轻巧、稳重、准确，无菌概念强	5 5		
理论提问		10	回答全面、正确	10		
总得分		100				

十八、密闭式静脉输液

护理常规

【作用与用途】

1. 维持水和电解质、酸碱平衡,补充能量和水分。

2. 增加血容量,维持血压。

3. 利尿消肿、治疗疾病等。

【护理与注意事项】

1. 对长期输液的患者应注意保护和合理使用静脉,选用静脉应从远心端开始,注意交替使用保护静脉。

2. 协助患者做好准备工作,取舒适体位,选择适宜的穿刺部位。

3. 穿刺部位下铺垫巾,穿刺上方 6 cm 处系紧止血带,消毒皮肤,嘱患者握紧拳头,使静脉充盈;穿刺成功后松止血带,固定。

4. 调节输液速度,一般成人 40~60 滴/分钟,儿童 20~40 滴/分钟。

5. 协助患者取舒适体位,将呼叫器放置于患者可及位置。

6. 防止空气进入血管形成气栓,及时更换输液瓶,输液完毕后及时拔针。

7. 大量输液时根据医嘱安排输液计划,注意配伍禁忌。

8. 连续输液 24 小时应更换输液器一次。

9. 加强巡视,观察输液是否通畅,滴速及患者对药物的反应,发现异常立即处理,必要时停止输液并通知医师。

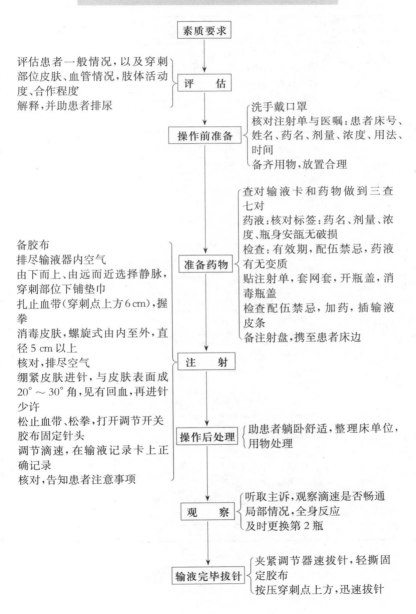

密闭式静脉输液操作流程图

素质要求

↓

评估患者一般情况,以及穿刺部位皮肤、血管情况,肢体活动度、合作程度
解释,并助患者排尿

评　估

↓

操作前准备
- 洗手戴口罩
- 核对注射单与医嘱:患者床号、姓名、药名、剂量、浓度、用法、时间
- 备齐用物,放置合理

↓

备胶布
排尽输液器内空气
由下而上、由远而近选择静脉,穿刺部位下铺垫巾
扎止血带(穿刺点上方6 cm),握拳
消毒皮肤,螺旋式由内至外,直径5 cm以上
核对,排尽空气
绷紧皮肤进针,与皮肤表面成20°～30°角,见有回血,再进针少许
松止血带、松拳,打开调节开关
胶布固定针头
调节滴速,在输液记录卡上正确记录
核对,告知患者注意事项

准备药物
- 查对输液卡和药物做到三查七对
- 药液:核对标签:药名、剂量、浓度、瓶身安瓿无破损
- 检查:有效期,配伍禁忌,药液有无变质
- 贴注射单,套网套,开瓶盖,消毒瓶盖
- 检查配伍禁忌,加药,插输液皮条
- 备注射盘,携至患者床边

↓

注　射

↓

操作后处理
- 助患者躺卧舒适,整理床单位,用物处理

↓

观　察
- 听取主诉,观察滴速是否畅通
- 局部情况,全身反应
- 及时更换第2瓶

↓

输液完毕拔针
- 夹紧调节器速拔针,轻撕固定胶布
- 按压穿刺点上方,迅速拔针

密闭式静脉输液操作评分标准

项目		分值	要　求	标准分	得分	备注
素质要求		5	服装鞋帽整洁；仪表大方，举止端庄	3		
			语言柔和恰当，态度和蔼可亲	2		
评估		10	核对医嘱，解释，助（嘱）排尿	5		
			评估患者病情、合作程度、血管情况	5		
操作前		5	洗手，戴口罩	2		
			备齐用物，放置合理	3		
操作中	药物准备	8	核对检查药物方法正确	2		
			贴注射单（倒贴），消毒瓶盖	2		
			插一次性输液器	2		
			加药（吸药）方法正确	4		
	患者准备	4	核对，解释	2		
			体位舒适	2		
	注射	40	备胶布	2		
			排气一次成功	6		
			选择合适血管，扎止血带	4		
			消毒皮肤，再次核对	4		
			握拳，进针见回血	6		
			松止血带、松调节器、松拳	3		
			正确固定针头	4		
			调节滴速，观察记录	4		
			输液记录书写正确	2		
			核对，关心患者，并嘱咐有关事项	5		
操作后		8	整理床单位，合理安置体位	2		
			清理用物，正确处理	2		
			洗手，脱口罩	1		
			观察输液反应，及时处理故障	3		
评价		10	操作熟练、准确、稳重、节力	5		
			遵循无菌原则，患者安全舒适	5		
理论提问		10	回答全面、正确	10		
总分		100				

十九、静脉留置针输液

护 理 常 规

【作用与用途】

1. 用于长期输液患者。
2. 为患者建立静脉通路,便于抢救。
3. 减轻患者痛苦,保护血管。
4. 合理用药,提高疗效。

【护理与注意事项】

1. 留置针一般保留3～5天。若患者主诉穿刺部位疼痛或穿刺部位出现红、肿、外渗时,应立即拔除,并给予相应处理。

2. 告知患者注意保护使用静脉留置针的肢体,不输液时,也要尽量避免肢体下垂姿势,以免造成回血而堵塞导管。

3. 更换穿刺点,应选用对侧手臂或不同的静脉。

4. 及时做好记录,记录穿刺时间、部位、导管型号、操作者姓名、每日留置状况、有无红肿疼痛,以及拔管日期、原因、拔管后有无异常。

静脉留置针输液操作流程图

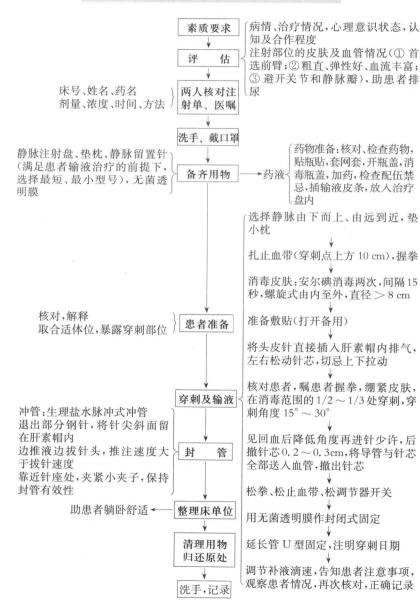

素质要求 → 病情、治疗情况,心理意识状态,认知及合作程度

评 估 → 注射部位的皮肤及血管情况(① 首选前臂;②粗直、弹性好、血流丰富;③ 避开关节和静脉瓣),助患者排尿

床号、姓名、药名剂量、浓度、时间、方法 〉两人核对注射单、医嘱

洗手、戴口罩

静脉注射盘、垫枕、静脉留置针(满足患者输液治疗的前提下,选择最短、最小型号),无菌透明膜 〉备齐用物 → 药液 → 药物准备:核对、检查药物,贴瓶贴,套网套,开瓶盖,消毒瓶盖,加药,检查配伍禁忌,插输液皮条,放入治疗盘内

选择静脉由下而上、由远到近,垫小枕

扎止血带(穿刺点上方 10 cm),握拳

消毒皮肤:安尔碘消毒两次,间隔15秒,螺旋式由内至外,直径 > 8 cm

核对,解释取合适体位,暴露穿刺部位 〉患者准备 → 准备敷贴(打开备用)

将头皮针直接插入肝素帽内排气,左右松动针芯,切忌上下拉动

穿刺及输液 → 核对患者,嘱患者握拳,绷紧皮肤,在消毒范围的 1/2～1/3 处穿刺,穿刺角度 15°～30°

冲管:生理盐水脉冲式冲管退出部分钢针,将针尖斜面留在肝素帽内边推液边拔针头,推注速度大于拔针速度靠近针座处,夹紧小夹子,保持封管有效性 〉封 管 → 见回血后降低角度再进针少许,后撤针芯 0.2～0.3cm,将导管与针芯全部送入血管,撤出针芯

松拳、松止血带、松调节器开关

助患者躺卧舒适 ← 整理床单位 → 用无菌透明膜作封闭式固定

清理用物归还原处 → 延长管 U 型固定,注明穿刺日期

洗手,记录 → 调节补液滴速,告知患者注意事项,观察患者情况,再次核对,正确记录

静脉留置针输液操作评分标准

项目		分值	要　　求	标准分	得分	备注
素质要求		5	服装、鞋帽整洁;仪表大方,举止端庄	3		
			语言柔和恰当,态度和蔼可亲	2		
评估		10	患者病情及合作程度	5		
			注射部位的皮肤及血管情况	5		
操作前		5	洗手,戴口罩	2		
			备齐用物,放置合理	3		
操作中	药物准备	7	双人核对药液(三查七对)	2		
			加药(吸药)方法正确,插输液皮条	5		
	病员准备	5	核对,解释	2		
			取合适体位,助排尿	3		
	注射	37	选择合适静脉,距进针点上方 10 cm 扎止血带	2		
			常规消毒皮肤(范围、方法)正确	3		
			连接留置针,排气,再次核对	6		
			嘱握拳,穿刺角度正确,见回血	8		
			送外套管、撤针芯	6		
			松止血带,打开调节器,嘱患者松拳	3		
			固定留置针,注明穿刺日期	5		
			调节滴速,核对,正确记录	2		
			关心患者,密切观察用药后反应(局部、全身)	2		
	封管	6	冲管:生理盐水脉冲式冲管	2		
			边推液边拔针头,推注速度大于拔针速度	2		
			夹紧夹子	2		
操作后		5	安置合适体位,清理用物	2		
			洗手,脱口罩,记录	3		
评价		10	无菌概念强	5		
			动作轻巧、稳重、正确、熟练	5		
理论提问		10	回答全面、正确	10		
总得分		100				

十九、静脉留置针输液

二十、静脉注射

护 理 常 规

【作用与用途】

1. 因药物不宜口服、皮下及肌内注射时,通过静脉注射迅速发挥药效。

2. 静脉注入药物做诊断性检查,如造影。

3. 静脉营养治疗。

【护理与注意事项】

1. 严格执行查对制度和无菌操作原则。

2. 长期静脉用药的患者,应当做好血管保护工作,由远心端向近心端选择血管穿刺。

3. 静脉注射有强烈刺激性的药物时,可用生理盐水进行穿刺,确定针头在血管内后再行推注,以防止药液外渗至组织坏死。

4. 根据病情及药物的性质,决定药物推注的速度并观察注射局部及患者的反应。

5. 注射过程中要试抽回血,以确定针头是否在血管内。

6. 头皮静脉注射过程中要约束患儿,防止抓拽注射局部。

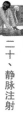

静脉注射操作流程图

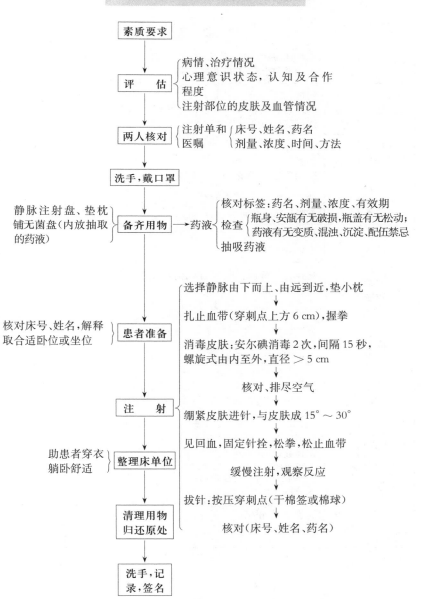

素质要求

评　估　病情、治疗情况
心理意识状态，认知及合作程度
注射部位的皮肤及血管情况

两人核对　注射单和医嘱　{床号、姓名、药名　剂量、浓度、时间、方法

洗手，戴口罩

静脉注射盘、垫枕
铺无菌盘（内放抽取的药液）　**备齐用物**　→药液　核对标签：药名、剂量、浓度、有效期
检查　{瓶身、安瓿有无破损，瓶盖有无松动；药液有无变质、混浊、沉淀、配伍禁忌
抽吸药液

核对床号、姓名，解释
取合适卧位或坐位　**患者准备**

选择静脉由下而上、由远到近，垫小枕

扎止血带（穿刺点上方6 cm），握拳

消毒皮肤：安尔碘消毒2次，间隔15秒，
螺旋式由内至外，直径＞5 cm

核对、排尽空气

注　射

绷紧皮肤进针，与皮肤成15°～30°

见回血，固定针拴，松拳，松止血带

助患者穿衣
躺卧舒适　**整理床单位**

缓慢注射，观察反应

拔针：按压穿刺点（干棉签或棉球）

**清理用物
归还原处**

核对（床号、姓名、药名）

**洗手，记
录，签名**

静脉注射操作评分标准

项目		分值	要　求	标准分	得分	备注
素质要求		5	服装、鞋帽整洁；仪表大方，举止端庄 语言柔和恰当，态度和蔼可亲	3 2		
评估		10	病情、治疗情况 心理意识状态，认知及合作程度 注射部位的皮肤及血管情况	3 3 4		
操作前		10	洗手，戴口罩 备齐用物 铺无菌盘(铺无菌巾或无菌纱布)	2 3 5		
操作中	药物准备	10	两人核对药液(三查七对) 抽吸药液方法正确	5 5		
	患者准备	5	核对、解释 安置舒适体位	2 3		
	消毒皮肤	5	选择合适静脉，垫枕，常规消毒皮肤(范围、方法)正确 距进针点上方6 cm，扎止血带	3 2		
	注射	15	再次核对，握拳，静脉穿刺一次成功 松止血带，松拳，固定针拴 缓慢注入药物，观察患者反应	5 5 5		
	拔针	10	注药毕，以干棉签按压穿刺点，迅速拔针 关心患者，密切观察用药后反应(局部、全身)	5 5		
操作后		10	整理床单位，助患者躺卧舒适 正确处理用物，洗手	5 5		
评价		10	注意节力原则，动作轻巧、稳重、正确 无菌概念强	10		
理论提问		10	回答全面、正确	10		
总得分		100				

二十一、密闭式静脉输血

护理常规

【作用与用途】

1. 补充血容量,改善血液循环,提升血压。
2. 补充红细胞、血红蛋白,纠正贫血。
3. 补充各种凝血因子、血小板,以助止血。
4. 补充抗体、白细胞,以增加机体抵抗力。
5. 按需要输入不同成分的血液制品。

【护理与注意事项】

1. 操作前做好评估工作,了解患者身体状况、有无输血史及不良反应。选择适宜的静脉。

2. 血液在运输途中严禁剧烈震荡,库血不能加温,若输血较多时,可在室温中放置 15～20 分钟后输入。

3. 血液内不可随意加入其他药品,以防血液凝集或溶解。

4. 输血过程中,应严密观察有无局部疼痛、有无输血反应,一旦患者出现输血反应,应立即停止输血,并通知医师。将剩余的血保留,以备检查分析。

现代中西医护理操作技能

密闭式静脉输血操作流程图

```
        ┌──────────────┐
        │   素质要求    │
        └──────┬───────┘
               │
               ▼
        ┌──────────────┐   ┌评估患者病情、输血史及合作
        │   评估患者    │───┤程度
        └──────┬───────┘   └评估患者血管情况
               │
               ▼
        ┌──────────────┐   ┌洗手,戴口罩
        │  操作前准备   │───┤准备用物,放置合理
        └──────┬───────┘   └
               │
               ▼
        ┌──────────────┐   ┌认真核对医嘱,贴真空采血管
        │   配    血    │   │再次双人核对患者姓名、性别、年
        └──────┬───────┘───┤龄、病案号、病室、床号、血型
               │           │采集血样一次一人
               │           └将血样交血库做交叉配血试验
               ▼
```

护士与发血者双方交接查对:
(1) 交叉配血报告单:受血者科别、姓名、病案号、血型(包括Rh因子)、血液成分、有无凝集反应
(2) 核对血袋标签:血型(包括Rh因子)、血液有效期,储血号
(3) 检查血袋有无破损渗漏,血袋内血液有无溶血及凝块,核对无误后,双方在交叉配血报告单上签字

```
        ┌──────────────┐
        │   取    血    │
        └──────┬───────┘
               │
               ▼
        ┌──────────────┐
        │   输    血    │
        └──────┬───────┘
               │
               ▼
```

血液领回病房后护士双人核对:① 配血报告单:受血者姓名、病案号、血型(包括Rh因子)、血液成分、有无凝集反应、献血者血型(包括Rh因子)、血液有效期、储血号;② 核对血袋标签:血型(包括Rh因子)、血液有效期、储血号;③ 检查血袋包装、血液性质

双人在交叉配血报告单上签字

至患者床旁核对姓名及血型(双人)

轻轻旋转血袋,将血液摇匀

再次核对血型后输血,观察有无输血反应,开始速度宜慢,观察10分钟,患者无不适反应,合理调节输血速度

输血前、后静脉滴注生理盐水冲洗输血管道。连续输用不同供血者的血液时,两袋之间用生理盐水滴注冲洗管道

血袋上注明结束日期、时间并签名,送血库保留24小时

```
        ┌──────────────┐
        │   用物处理    │
        └──────┬───────┘
               │
               ▼
        ┌──────────────┐
        │  交叉配血报告  │
        │  单贴在病历中  │
        └──────┬───────┘
               │
               ▼
        ┌──────────────┐
        │   洗手,记录   │
        └──────────────┘
```

密闭式静脉输血操作评分标准

项目		分值	要　求	标准分	得分	备注
素质要求		5	服装、鞋帽整洁；仪表大方，举止端庄 语言柔和恰当，态度和蔼可亲	3 2		
评估		10	评估患者病情、输血史及合作程度	5		
			评估患者血管情况	5		
操作前		5	洗手、戴口罩	2		
			备齐物品，放置合理	3		
操作中	配血	5	核对医嘱，根据医嘱采血样送血库，并做交叉配血试验	5		
	取血	15	护士与发血者双方核对 （1）配血报告单（各项信息）	5		
			（2）血袋标签（各项信息）	5		
			（3）检查血袋包装、血液性质	5		
	输血	35	输血前护士双人核对 （1）配血报告单（各项信息）	5		
			（2）血袋标签（各项信息）	5		
			（3）检查血袋包装、血液性质	5		
			双方在交叉配血报告单上签字	5		
			至患者床旁核对姓名及血型（双人）	5		
			操作顺序正确，摇匀血液	5		
			再次核对血型，合理调节输血速度，观察患者有无输血反应	5		
操作后		5	处理用物方法正确	2		
			输血袋用后需低温保存 24 小时	3		
评价		10	操作熟练、无菌，按要求核对 穿刺部位正确、滴速适宜	5 5		
理论提问		10	回答全面、正确	10		
总分		100				

二十二、静脉采血

护 理 常 规

【作用与用途】

1. 为患者采集、留取静脉血标本,测定血液中某些物质的含量。

2. 采血培养标本,培养血液中的致病菌。

【护理与注意事项】

1. 协助患者做好准备,取舒适体位。

2. 选择患者合适的穿刺部位,按照无菌技术原则进行穿刺。

3. 采血毕,以干棉签按压穿刺点处迅速拔出采血针头,按压局部片刻。

4. 如一次穿刺失败,重新穿刺需更换部位及采血针。

5. 如患者在进行静脉输液、输血时不应在同侧手臂采血。

6. 采全血标本时,血液慢慢注入抗凝管中,轻轻转动试管,防止血液凝固。

7. 取血清标本时,血液缓慢注入干燥试管中,避免震荡,防止红细胞破裂。

8. 如同时抽取不同种类的血标本,先注入血培养瓶,再注入抗凝管,最后注入干燥管,标本连同化验单及时送检。

静脉采血技术操作流程图

素质要求

向患者解释，以取得合作
评估患者一般情况，穿刺血管
情况，告知患者采血目的和要
求，询问有无空腹等

评　　估

操作前准备
　洗手，戴口罩
　再次核对医嘱，备齐用物（注射
　盘、垫巾或垫枕、止血带、试管、
　注射器）放置合理
　检查试管有无破损，贴标签

采　　血
　查对正确
　协助患者取得舒适体位
　选静脉，穿刺部位下铺垫巾，扎
　止血带消毒皮肤，再次核对
　握拳，进针见回血，正确固定针
　头，采血量正确
　松止血带，松拳按压针孔拔针
　取下注射器针头，将血液沿管
　壁注入试管内

健康教育
　采血后，指导患者正确按压穿
　刺点
　告知患者有关知识

整理床单位，
合理安置患者

清理用物，
正确处理

洗手，签字

血标本及
时送检

静脉采血技术操作评分标准

项目	分值	要 求	标准分	得分	备注
素质要求	5	服装、鞋帽整洁;仪表大方,举止端庄 语言柔和恰当,态度和蔼可亲	3 2		
评估	10	了解患者采血目的和要求	5		
		评价患者血管情况,是否符合采血条件	5		
操作前	5	洗手,戴口罩	2		
		备齐用物,放置合理,正确选择采集试管	3		
操作中	55	核对正确	2		
		患者体位摆放正确	4		
		选择静脉,扎止血带	5		
		消毒皮肤,再次核对,握拳	5		
		操作过程遵循无菌原则,一针见血	5		
		正确选择真空采血管	5		
		采血量正确	5		
		及时松止血带,嘱患者松拳,拔针	5		
		按压穿刺点	2		
		血液注入标本容器内	4		
		操作后核对、安置患者	3		
		观察患者情况	5		
		告知患者采血后注意事项	5		
操作后	5	处理用物方法正确	2		
		操作结束洗手,签字	3		
评价	10	操作熟练、遵循无菌原则	5		
		血标本处理正确,及时送检	5		
理论提问	10	回答全面、正确	10		
总分	100				

二十三、动脉血标本采集

护 理 常 规

【作用与用途】

1. 通过动脉血气分析检测有无酸碱平衡失调、缺氧和二氧化碳潴留,判断急慢性呼吸衰竭程度,为诊断和治疗呼吸衰竭提供可靠依据。

2. 采集动脉血做细菌培养。

【护理与注意事项】

1. 消毒面积应较静脉穿刺大,严格无菌操作,预防感染。

2. 从采集标本到完成测定,期间最好不要超过 30 分钟,采血拔针后应用无菌棉球重压穿刺点 5～10 分钟,压迫止血至不出血为止。

3. 若饮热水、洗澡、运动,需休息 30 分钟后再取血,避免影响结果。

4. 血气分析动脉采血必须防止空气混入,取血后不可抽拉注射器,若血标本有气泡,针头向上竖直即可排除。

5. 有出血倾向者慎用。

6. 一次穿刺失败,切勿反复穿刺形成血肿。

7. 下肢静脉血栓患者,避免从股动脉及下肢动脉采血。

8. 采血完毕后标本立即送检,如标本不能立即送检,可放入 0℃冰箱保存,最长不超过 2 小时,避免细胞代谢耗氧、PaO_2 下降、$PaCO_2$ 升高。

现代中西医护理操作技能

动脉血标本采集操作流程图

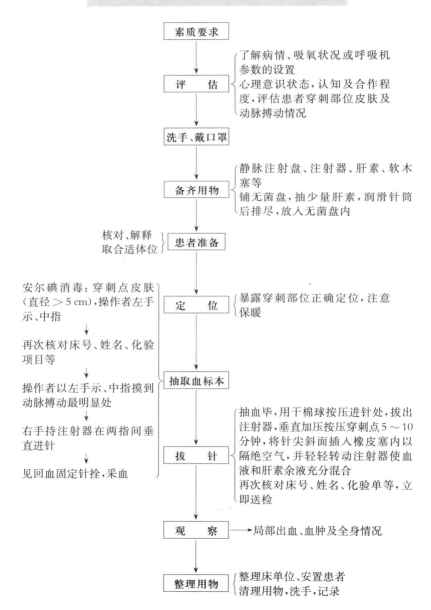

素质要求

↓

评　估 ── 了解病情、吸氧状况或呼吸机参数的设置
心理意识状态，认知及合作程度，评估患者穿刺部位皮肤及动脉搏动情况

↓

洗手、戴口罩

↓

备齐用物 ── 静脉注射盘、注射器、肝素、软木塞等
铺无菌盘，抽少量肝素，润滑针筒后排尽，放入无菌盘内

↓

核对、解释 ── 患者准备
取合适体位

↓

安尔碘消毒：穿刺点皮肤（直径＞5 cm），操作者左手示、中指 ── 定　位 ── 暴露穿刺部位正确定位，注意保暖

再次核对床号、姓名、化验项目等

操作者以左手示、中指摸到动脉搏动最明显处 ── 抽取血标本

右手持注射器在两指间垂直进针

见回血固定针拴，采血

↓

拔　针 ── 抽血毕，用干棉球按压进针处，拔出注射器，垂直加压按压穿刺点5～10分钟，将针尖斜面插入橡皮塞内以隔绝空气，并轻轻转动注射器使血液和肝素余液充分混合
再次核对床号、姓名、化验单等，立即送检

↓

观　察 ──→ 局部出血、血肿及全身情况

↓

整理用物 ── 整理床单位、安置患者
清理用物，洗手，记录

动脉血标本采集操作评分标准

项目		分值	要 求	应得分	扣分	备注
素质要求		5	服装、鞋帽整洁；仪表大方，举止端庄 语言柔和恰当，态度和蔼可亲	3 2		
评估		10	了解病情、吸氧状况或呼吸机参数的设置 心理意识状态，认知及合作程度 评估患者穿刺部位皮肤及动脉搏动情况	2 3 5		
操作前		10	洗手、戴口罩，两人核对医嘱 用物准备、放置合理 铺无菌盘	2 3 5		
操作中	抽液	5	抽肝素方法正确 润滑针筒后排尽药液	3 2		
	患者准备	8	核对、解释，取合适体位 定位：暴露穿刺部位并正确定位	2 6		
	消毒	5	消毒穿刺处皮肤(＞5 cm)及操作者左手示、中指	5		
	抽取血标本	12	再次核对 穿刺方法、采血量正确，采血一次成功	2 10		
	拔针	15	正确按压穿刺处5~10分钟 充分混匀肝素与血液后，隔绝空气，立即送检 观察局部出血、血肿及全身情况	5 5 5		
操作后		10	整理床单位、合理安置患者 评估穿刺局部有无淤血、血肿 清理用物、洗手	3 3 4		
评价		10	无菌概念强 动作轻巧、准确、稳重	5 5		
理论提问		10	回答全面、正确	10		
总得分		100				

二十四、痰标本采集

护理常规

【作用与用途】

1. 检查痰液中的内细胞、细菌、寄生虫等。

2. 采集患者痰标本,进行临床检验,为诊断和治疗提供依据。

【护理与注意事项】

1. 常用的标本检查分为以下三种:

(1)常规痰标本:检查痰液中的细菌、虫卵或癌细胞。

(2)痰培养标本:检查痰液中的致病菌,为选择抗生素提供依据。

(3)24 小时痰标本:检查 24 小时的痰量,并观察痰液的性状,并协助诊断。

2. 护士在采集过程中要注意根据检查目的选择正确的无菌容器。

3. 痰标本应加盖,避免痰中微生物播散。

4. 患者做痰培养及痰找癌细胞检查时,应及时送检,无法立即送检者应存放冰箱内。

5. 痰培养及药物敏感性试验标本应在使用抗生素之前收集,以免影响结果。

6. 痰培养标本内应避免混入唾液、漱口水或鼻涕。

7. 留取 24 小时痰液时,要注明起止时间。

痰标本采集操作流程图

仪表端庄、鞋帽整洁态度和蔼可亲;洗手,戴口罩 **→ 素质要求**

评 估 ← 病情与呼吸道痰鸣音情况、神志及合作程度等
患者口腔黏膜有无异常和咽部情况

核对医嘱与化验单
洗手,戴口罩
备齐用物:一次性痰标本盒,漱口水,纸巾,必要时准备雾化吸入用物或吸痰盘 **→ 操作前准备**

采集方法

培养标本:
清晨醒来先用漱口液漱口,再用清水漱口,深吸气后用力深咳集于无菌集痰器内
24 小时痰标本:
在容器内加一定量的水,注明留痰起止时间
从清晨 7 点漱口后第一口痰开始留取,至次晨醒来漱口后第一口痰作为结束

常规标本:
神志清醒者:
(1) 清晨醒来先刷牙漱口
(2) 指导患者深吸气后用力深咳,收集从下呼吸道咳出的痰液而非唾液,最好清晨第一口痰
神志不清醒或无力咳痰者:
(1) 协助患者取合适卧位,叩背(至下而上、从外向内)以利痰液排出
(2) 如痰液不易咳出,根据医嘱予雾化吸入刺激排痰
(3) 气管插管 / 气管切开者按吸痰法将痰液吸入集痰盒内

留取痰标本后及时送检 **← 运 送**

清理用物

洗 手

痰标本采集操作评分标准

项目		分值	要　求	标准分	得分	备注
素质要求		5	服装、鞋帽整洁；仪表大方，举止端庄 语言柔和恰当，态度和蔼可亲	3 2		
评估		10	患者病情与呼吸道痰鸣音情况 患者口腔黏膜有无异常及咽部情况	5 5		
操作前		10	洗手、戴口罩 备齐用物，放置合理	5 5		
操作中	患者准备	10	核对，解释 了解痰标本采集的目的、方法、注意事项及配合要点	5 5		
	收集痰标本	35	留取痰标本前口腔清洁 咳痰方法正确、有效 无力咳痰者采取相应措施促进排痰 气管切开/插管者留取标本方法正确 特殊标本注明采集时间	5 10 10 5 5		
操作后		10	清理用物，洗手 将化验单副联贴在清洁容器上及时送检	5 5		
评价		10	动作轻巧、稳重、准确	10		
理论提问		10	回答全面、正确	10		
总得分		100				

二十五、咽拭子标本采集

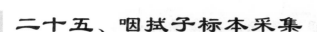

护 理 常 规

【作用与用途】

1. 取患者咽部和扁桃体分泌物作细菌培养或病毒分离。

2. 可以方便、快捷、准确地检测出呼吸道各类病毒类型,协助诊断。

【护理与注意事项】

1. 操作过程中,应注意瓶口消毒,保持容器无菌。

2. 最好在使用抗菌药物治疗前采集标本。

3. 做真菌培养时,须在口腔溃疡面采集分泌物。

4. 注意拭子不要触及其他部位,避免交叉感染,保持所取标本的准确性。

5. 避免在进食后 2 小时内留取标本,以防呕吐。

6. 根据病情需要给予口腔护理,使患者感觉舒适。

咽拭子标本采集操作流程图

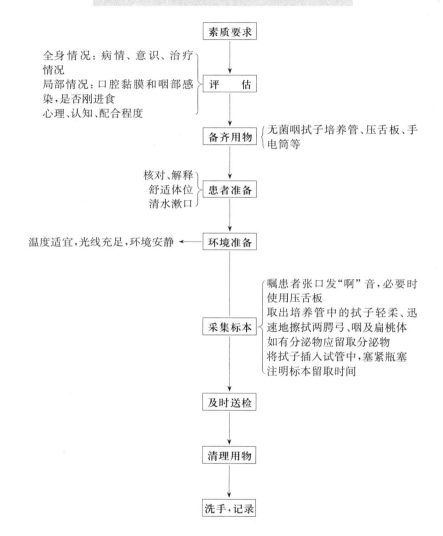

素质要求

全身情况：病情、意识、治疗情况
局部情况：口腔黏膜和咽部感染，是否刚进食
心理、认知、配合程度
⟩ 评　估

备齐用物 ⟨ 无菌咽拭子培养管、压舌板、手电筒等

核对、解释
舒适体位
清水漱口
⟩ 患者准备

温度适宜，光线充足，环境安静 ← 环境准备

采集标本 ⟨ 嘱患者张口发"啊"音，必要时使用压舌板
取出培养管中的拭子轻柔、迅速地擦拭两腭弓、咽及扁桃体
如有分泌物应留取分泌物
将拭子插入试管中，塞紧瓶塞
注明标本留取时间

及时送检

清理用物

洗手，记录

咽拭子标本采集操作评分标准

项目	分值	要　求	标准分	得分	备注
素质要求	5	服装、鞋帽整洁；仪表大方，举止端庄 语言柔和恰当，态度和蔼可亲	3 2		
评估	10	全身、局部情况	5		
		心理、认知、配合程度	5		
操作前	5	备齐用物、放置合理	5		
操作中	50	核对、解释	5		
		体位舒适，用清水漱口	5		
		采样部位正确，擦拭方法正确	10		
		操作过程中，保持容器无菌	10		
		注明标本留取时间，及时送检	10		
操作后	10	处理用物 洗手、签字	10		
评价	10	动作轻巧、稳重，准确、安全	5		
		患者无不适反应	5		
理论提问	10	回答全面、正确	10		
总分	100				

二十六、鼻饲

护理常规

【作用与用途】

　　对不能进食的患者,通过胃管注入营养丰富的流质饮食,保证患者能摄入足够的蛋白质与热量、水分和药物。

【护理与注意事项】

　　1. 每天检查留着胃管的深度,每次鼻饲前检查胃管是否在胃内,并检查胃内潴留情况,胃内容物>150 ml 时,应通知医师减量或暂停鼻饲。

　　2. 鼻饲给药时应先溶解药物再注入,鼻饲前后均应用冷开水冲洗胃管,防止堵塞。每次鼻饲量<200 ml,间隔时间>2 小时。

　　3. 对于长期鼻饲患者,胃管应每周更换 1 次。

鼻饲操作流程图

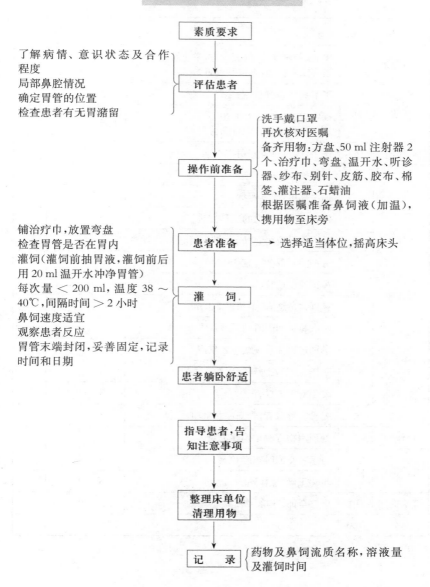

素质要求

了解病情、意识状态及合作
程度
局部鼻腔情况
确定胃管的位置
检查患者有无胃潴留

评估患者

操作前准备

洗手戴口罩
再次核对医嘱
备齐用物:方盘、50 ml注射器2
个、治疗巾、弯盘、温开水、听诊
器、纱布、别针、皮筋、胶布、棉
签、灌注器、石蜡油
根据医嘱准备鼻饲液(加温),
携用物至床旁

患者准备 → 选择适当体位,摇高床头

铺治疗巾,放置弯盘
检查胃管是否在胃内
灌饲(灌饲前抽胃液,灌饲前后
用20 ml温开水冲净胃管)
每次量＜200 ml,温度38～
40℃,间隔时间＞2小时
鼻饲速度适宜
观察患者反应
胃管末端封闭,妥善固定,记录
时间和日期

灌　　饲

患者躺卧舒适

指导患者,告
知注意事项

整理床单位
清理用物

记　　录

药物及鼻饲流质名称,溶液量
及灌饲时间

鼻饲操作评分标准

项目	分值	要 求	标准分	得分	备注
素质要求	5	服装、鞋帽整洁;仪表大方,举止端庄 语言柔和恰当,态度和蔼可亲	3 2		
评估	10	了解病情、意识状态及合作程度	5		
		确定胃管的位置及方法 正确检查患者有无胃潴留	5		
操作前	5	洗手,戴口罩备齐用物	5		
操作中	55	患者体位正确、舒适	3		
		铺治疗巾,放置弯盘	3		
		检查胃管在胃内的三种方法	4		
		鼻饲前后应用 20 ml 水冲洗胃管	5		
		鼻饲溶液温度适宜 38~40℃	5		
		鼻饲速度适宜	5		
		鼻饲食量适宜,不超过 200 ml	5		
		每次鼻饲间隔时间＞2 小时	5		
		鼻饲过程注意观察患者反应	5		
		喂毕,正确处理胃管末端	5		
		妥善固定,方法正确	5		
		妥善安置患者,告知注意事项	5		
操作后	5	处理用物方法正确并记录	5		
评价	10	与患者交流时态度和蔼、语言文明	5		
		步骤正确,操作熟练	5		
理论提问	10	回答全面、正确	10		
总分	100				

二十七、大量不保留灌肠

护理常规

【作用与用途】

1. 刺激肠蠕动，软化粪便，解除便秘，排除肠内积气，减轻腹胀。

2. 手术、检查或分娩前保持肠道清洁。

3. 解释和清除肠道内有害物质，减轻中毒。

4. 为高热患者降温。

【护理与注意事项】

1. 注意患者保暖，防止着凉。

2. 掌握好灌肠溶液的量、温度、浓度、流速和压力。

3. 禁忌证为急腹症、妊娠早期、消化道出血。肝性脑病患者禁用肥皂水灌肠，以减少氨的产生和吸收；伤寒患者灌肠溶液量不得超过 500 ml，液面距肛门不得超过 30 cm。

4. 降温灌肠后保留 30 分钟再排便，排便后 30 分钟测体温并记录。

5. 灌肠中途如有腹胀或便意时，嘱深呼吸。

6. 灌肠过程中应注意观察病情，发现面色苍白、出冷汗、脉速、心慌、气急应立即停止灌肠，并与医师联系。

大量不保留灌肠操作流程图

素质要求

病情、诊断、全身及治疗情况 ⎱
心理意识状态、认知及合作程 ⎰ **评　估**
度,排便、肛周皮肤、黏膜情况

操作前准备 ⎱ 洗手,戴口罩
　　　　　　　　　备齐用物,放置合理(输液架、
　　　　　　　　　血管钳、石蜡油、水温计、卫生
　　　　　　　　　纸灌肠盘内置灌肠筒含灌肠
　　　　　　　　　液、便盆等)

挂灌肠筒,液面距肛门 40～
60 cm
润滑并连接肛管,排除管内空
气,夹紧橡胶管
插肛管:左手分开臀裂,露出肛
门,嘱患者张口呼吸,插入肛管　　**患者准备** ⎱ 核对、解释,嘱排尿
7～10 cm　　　　　　　　　　　　　　　　　　关门窗,遮挡
固定肛管,松血管钳　　　　　　　　　　　　　取左侧位,双腿屈曲,脱裤至膝
溶液缓缓流入直肠,结肠　　　　　　　　　　　部臀部移至床沿
观察:有无不适反应,有便意时　　　　　　　　橡胶单、治疗巾垫臀下,弯盘
嘱深呼吸,适当放低灌肠筒(以　　　　　　　　置近肛门处,盖好被子,只暴
减轻腹压),减慢流速或暂停灌　　　　　　　　露臀部
注 30 秒,待症状缓解后再行灌
注。如出现脉速、面色苍白、出
冷汗、心慌、气促、剧烈腹痛等　　**灌　肠** ⎱ 流入受阻时,左右移动或挤
表现,立即停止灌肠,通知医　　　　　　　　压肛管
师,配合抢救
拔肛管:溶液将流完时,夹住橡
胶管,折叠肛管并用卫生纸包　　**整理床单位** ⎱ 整理床单位,患者卧位舒适
肛管拔出,放入弯盘内　　　　　　　　　　　　清理用物
轻揉并擦净肛门,嘱患者平卧　　　　　　　　　洗手、脱口罩
尽可能保留 5～10 分钟,高温
者保留 30 分钟
卫生纸、呼叫器按钮置患者枕
边备用　　　　　　　　　　　　　　**观察、记录** ⎱ 灌肠后排便情况,大便色、质、
　　　　　　　　　　　　　　　　　　　　　　量,灌肠前后排便次数

注:常用溶液 0.1%～0.2%肥皂水、等渗盐水;液量成人 500～1 000 ml;温度 39～41℃,降温者 28～32℃,中暑患者用 40℃等渗盐水。

大量不保留灌肠操作评分标准

项目		分值	要　求	标准分	得分	备注
素质要求		5	服装、鞋帽整洁；仪表大方，举止端庄	3		
			语言柔和恰当，态度和蔼可亲	2		
评估		10	病情、意识状态、认知及合作程度	10		
			排便、肛周皮肤、黏膜情况，环境			
操作前		5	洗手，戴口罩	2		
			备齐用物，根据医嘱备溶液，注意温度，加强核对	3		
操作中	患者准备	10	核对，解释，嘱患者解尿，关门窗，遮挡	5		
			正确卧位，垫橡胶单、治疗巾于臀下，露肛门（左侧曲膝卧位，脱裤至膝部）	5		
	插管	15	挂灌肠筒，液面距肛门 40～60 cm	5		
			润滑肛管，排尽空气	5		
			插管手法正确，深度适宜	5		
	灌液	15	固定肛管，勿脱出、勿漏液	3		
			观察流速及患者反应	2		
			受阻时左右移动、挤压肛管	3		
			有便意时让患者张口呼吸、降低灌肠筒	4		
			观察患者有无不适感，并及时处理	3		
	拔管及处理	10	拔肛管时，折叠肛管无回流，肛管放入弯盘	4		
			卫生纸、呼叫器按钮放于患者枕边	2		
			保留灌肠液 5～10 分钟后解便	2		
			观察灌肠后排便情况	2		
操作后		10	整理床单位，开门窗	2		
			合理安置患者	2		
			清理用物，洗手	2		
			观察灌肠后排便情况	2		
			记录正确	2		
评价		10	注意节力原则，操作时间<15 分钟	5		
			动作轻巧、稳重、准确、安全	5		
理论提问		10	回答全面、正确	10		
总得分		100				

二十八、女患者留置导尿

护理常规

【作用与用途】

1. 各种原因引起的排尿障碍。

2. 特定手术（腹腔、泌尿道和妇科等手术），避免手术中误伤。

3. 协助临床诊断，留取不受污染的尿标本作细菌培养。

4. 测量膀胱容量、压力、检查残余尿，进行尿道或膀胱造影。

5. 为膀胱肿瘤患者进行膀胱腔内化疗。

【护理与注意事项】

1. 根据需要选择不同种类的导尿管，尿管光滑、粗细适宜，插管动作要轻柔，避免损伤尿道黏膜。

2. 保护患者自尊，耐心解释，操作环境要遮挡。

3. 女患者导尿如导尿管误入阴道，应换管重新插入。

4. 对膀胱高度膨胀且极度虚弱的患者，第一次放尿不应超过 1 000 ml，防止虚脱或血尿。

5. 保持引流通畅，观察尿色质量：引流管妥当固定，避免受压、扭曲、堵塞等造成引流不畅；据病情观察和记录尿的量、色及性质，出现异常时应及时汇报医师处理。

6. 发现尿液混浊、沉淀、有结晶时应作膀胱冲洗，每周作尿常规检查 1 次。

7. 训练膀胱反射功能：拔管前采用间歇性引流夹管方式，使膀胱定时充盈排空，促进膀胱功能的恢复。

女患者留置导尿操作流程图

素质要求

↓

评估患者 —— 询问、了解患者的身体状况
向患者解释导尿的目的、注意
事项,取得患者的配合
了解患者膀胱充盈度及局部皮
肤情况

用物准备:导尿包,导尿管,无
菌手套,20 ml 针筒,0.9% 氯化
钠溶液,消毒液,垫巾,集尿袋,
外阴消毒包(6 ～ 8 个棉球,弯
盘,血管钳,左手手套)橡皮筋 1
根、别针 1 个、S 型挂钩 1 个
用物放治疗车上,推至床前,放
于旁桌
患者准备:核对,解释,拉床
隔帘
嘱患者自行清洁外阴,生活不
能自理者给予协助

操作前准备 —— 患者取屈膝仰卧位,脱去对侧
裤脚,盖在近侧腿部,对侧腿用
盖被遮盖,暴露外阴

↓

臀下置垫巾

↓

打开外阴消毒包,取消毒用品
初步消毒,第 1 次擦拭阴阜至大
阴唇(顺序中、左、右)第 2 次擦
拭小阴唇(顺序左、右、中),最
后一个消毒至肛门

↓

操作中 —— 打开导尿包,分别倒消毒液、
0.9% 氯化钠溶液于两个小药
杯内,将针筒、气囊导尿管拆开
外包装放于无菌包布上,注意
勿污染,戴无菌手套,铺洞巾
(排列用物),检查导尿管气囊

↓

润滑导尿管前端,再次消毒小
阴唇(顺序:中、左、右、中,手固
定,最后一个消毒至尿道)

↓

插管 4 ～ 6 cm,见尿后再插
入4 ～ 5 cm

↓

留取尿标本,避免污染

↓

协助穿裤,整理床单位,安置患
者舒适体位
正确指导患者注意事项
整理用物,污物处理
洗手,记录

操作后 —— 根据导尿管上注明的气囊容积
向气囊注入等量的 0.9% 氯化
钠溶液,轻拉导尿管证实固定
稳妥

女患者留置导尿操作评分标准

项目		分值	要　求	标准分	得分	备注
素质要求		5	服装、鞋帽整洁；仪表大方，举止端庄 语言柔和恰当，态度和蔼可亲	3 2		
评估		10	了解身体状况，患者膀胱充盈度及局部皮肤情况 解释目的、注意事项，取得配合	5 5		
操作前		10	洗手，戴口罩 再次核对医嘱，备齐用物，放置合理	5 5		
操作过程	患者准备	5	核对、解释（嘱放松，插管中协调配合，避免污染） 关闭门窗、遮挡，体位，脱裤，保暖 垫巾垫于臀下 清洗外阴（口述）	2 1 1 1		
	初步消毒	10	第1次用消毒液擦拭阴阜至大阴唇（顺序中、左、右） 第2次用消毒液擦拭小阴唇（顺序左、右、中），最后一个消毒至肛门	5 5		
	开包	10	开包，备无菌消毒液棉球 针筒、气囊导尿管拆开外包装放于无菌包布上，注意勿污染 戴手套，铺洞巾（排列用物） 检查导尿管气囊，润滑导尿管	2 2 2 4		
	插管	20	再次消毒小阴唇（顺序：中、左、右、中），手固定，最后一个消毒至尿道 插管，见尿液再进少许，插入长度正确 留取尿标本，避免污染 根据导尿管上注明的气囊容积向气囊注入等量的0.9%氯化钠溶液，轻拉尿管证实固定稳妥	5 5 3 4		
操作后		10	协助穿裤，整理床单位 正确指导患者注意事项 用物处理，洗手，记录	3 5 2		
评价		10	动作轻巧、准确、稳重 无菌概念强	5 5		
理论提问		10	回答全面、正确	10		
总分		100				

二十九、鼻导管吸氧

护理常规

【作用与用途】

提高血氧含量及动脉血氧饱和度,纠正机体缺氧。适用于下列疾病:

1. 因呼吸系统疾患而影响肺活量者,如:哮喘、支气管肺炎或气胸等。

2. 心肺功能不全使肺部充血而呼吸困难者,如心力衰竭等。

3. 各种中毒引起的呼吸困难,使氧不能由毛细血管渗入组织而产生缺氧,如巴比妥类药物中毒、一氧化碳中毒等。

4. 昏迷患者,如脑血管意外或颅脑损伤患者。

5. 其他,如某些外科手术前后患者、大出血休克患者、分娩时产程过长或胎心不良等。

【护理与注意事项】

1. 严格遵守操作规程,氧气筒放置阴凉处。切实做好防火、防油、防热、防震,注意用氧安全。周围严禁烟火或放置易燃物品,禁止在筒的螺旋处涂油。

2. 持续吸氧患者鼻导管,每日更换 2 次,双侧鼻孔交替插管,以减少对鼻黏膜的刺激和压迫。及时清理鼻腔分泌物,保证用氧效果。

3. 使用氧气时,先调节流量后应用,停用时应先拔除鼻导管,再关闭氧气开关,以免操作错误,大量氧气突然冲入呼吸道而损伤肺部组织。

4. 氧气筒内氧气切勿用空,至少保留 5 kg/cm² 压强,以防外界空气及杂质进入筒内,再灌入氧气时引起爆炸。

5. 对已用完的氧气筒,应悬挂"空"的标志,并避免急救时搬错而影响使用。

6. 用氧过程中,准确评估患者生命体征,判断用氧效果,做到安全用氧。

鼻导管吸氧操作流程图

素质要求

↓

评估患者

核对医嘱
了解患者病情、意识、缺氧程度
鼻腔通畅情况
用氧装置及环境

↓

操作前准备

洗手戴口罩
用物：治疗盘，湿化瓶（内盛
1/2～2/3冷开水）、氧气表、棉
签、纱布、吸氧导管、小药杯（内
盛冷开水）、橡皮筋、别针、洗手
液、吸氧记录单

↓

吸　　氧

核对，环境准备，取舒适体位
开总开关，装表，检查是否通畅
清洁鼻腔，连接鼻导管
调节流量（口述），试氧，检查是
否通畅
润滑导管
插鼻导管，固定美观，松紧适宜

↓

记录、观察

记录用氧开始时间、流量，签名
指导：有效呼吸（鼻吸口呼），注
意事项
观察缺氧改善情况

↓

停止用氧

洗手，取下双固定
用纱布擦净面部，取下鼻导管
关闭流量开关，取下表、湿化瓶
记录停止用氧时间并签名
患者安置舒适体位

↓

用物处理

↓

洗手，记录

用氧停止时间，累计用氧时
间

258

鼻导管吸氧操作评分标准

项目	分值	要求	标准分	得分	备注
素质要求	5	服装、鞋帽整洁；仪表大方，举止端庄 语言柔和恰当，态度和蔼可亲	3 2		
评估	10	评估环境 评估患者病情及合作程度、患者鼻腔情况 用氧装置完好	3 3 4		
操作前	5	洗手，戴口罩 备齐用物，湿化瓶内水量正确	2 3		
操作中	45	核对正确，做好解释	3		
		患者置舒适体位	2		
		安装氧气表，检查氧气表是否通畅	5		
		清洁患者双侧鼻腔	5		
		连接鼻导管，调节氧流量（按需调节）	7		
		检查氧流出是否通畅	5		
		插管，固定导管正确、牢固	5		
		正确记录用氧开始时间、氧流量，并签名	5		
		正确指导患者吸氧	3		
		注意观察患者缺氧改善情况	3		
		发生病情变化及时告知医师	2		
停止吸氧	10	停用氧气时，先取下鼻导管，再关闭氧气	5		
		清洁面部，取舒适体位，整理床单位	3		
		正确记录停止时间及吸氧总时间	2		
操作后	5	处理用物方法正确，洗手，记录	5		
评价	10	操作顺序正确熟练	5		
		动作轻巧，关爱患者	5		
理论提问	10	回答全面、正确	10		
总分	100				

三十、雾化吸入

护 理 常 规

【作用与用途】

1. 吸入药物达到消炎祛痰、稀释痰液、湿化气道、减轻咳嗽的作用。
2. 解除支气管痉挛,使气道通畅,改善通气功能。
3. 胸部手术前后或呼吸道烧伤吸入,可预防呼吸道感染。
4. 配合人工呼吸,作呼吸道湿化或间歇雾化吸入药物。
5. 应用抗癌药物治疗肺癌。

【护理与注意事项】

1. 使用雾化器前,先检查机器各部分有无松动、脱落等异常现象。注意仪器的保养。保护水槽底部的晶体换能器和雾化罐底部的超声膜,防损坏。

2. 水槽内无足够的冷开水及雾化罐内无液体的情况下,不可开机,以免损伤晶体片。

3. 使用中,如发现水槽内水温超过50℃时应关闭机器,调换冷开水。水槽和雾化罐内切忌加入热水。

4. 水槽内的蒸馏水要适量。太少则气雾不足,太多则溢出容器,损坏仪器。

5. 治疗鼻腔疾病患者用鼻呼吸;治疗咽、喉或下呼吸道疾病患者用口呼吸;气管切开者,对准气管套管自然呼吸。

6. 患者胸前围治疗巾,以免喷湿衣服。

7. 连续使用,中间需隔半小时。

8. 使用完毕,用物按常规消毒,保持干燥备用。

雾化吸入操作流程图

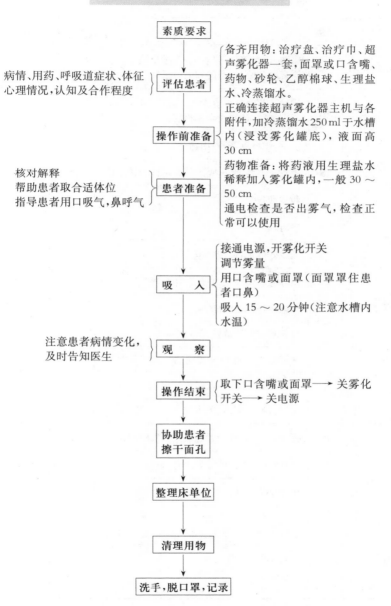

素质要求

评估患者 —— 病情、用药、呼吸道症状、体征、心理情况，认知及合作程度

备齐用物：治疗盘、治疗巾、超声雾化器一套、面罩或口含嘴、药物、砂轮、乙醇棉球、生理盐水、冷蒸馏水。

操作前准备 —— 正确连接超声雾化器主机与各附件，加冷蒸馏水250 ml于水槽内（浸没雾化罐底），液面高30 cm

患者准备 —— 核对解释、帮助患者取合适体位、指导患者用口吸气，鼻呼气

药物准备：将药液用生理盐水稀释加入雾化罐内，一般30～50 cm

通电检查是否出雾气，检查正常可以使用

吸　入 —— 接通电源，开雾化开关、调节雾量、用口含嘴或面罩（面罩罩住患者口鼻）、吸入15～20分钟（注意水槽内水温）

观　察 —— 注意患者病情变化，及时告知医生

操作结束 —— 取下口含嘴或面罩 → 关雾化开关 → 关电源

协助患者擦干面孔

整理床单位

清理用物

洗手，脱口罩，记录

雾化吸入操作评分标准

项目		分值	要　求	标准分	得分	备注
素质要求		5	服装、鞋帽整洁；仪表大方，举止端庄 语言柔和恰当，态度和蔼可亲	3 2		
评估		10	病情、用药、呼吸道症状、体征 心理情况，认知及合作程度	10		
操作前 准备		15	洗手，戴口罩，备齐用物	5		
			检查机器各部件，吸入器各部件衔接正确	5		
			药物准备	5		
操作中	患者 准备	15	核对，解释	5		
			摆放好体位，铺治疗巾	5		
			指导患者学会用口吸气，用鼻呼气	5		
	吸入	20	开电源，开雾化开关	5		
			口含嘴或面罩放置部位正确	5		
			掌握吸入时间15～20分钟	5		
			观察患者病情，并及时告知医师	5		
	撤电源	5	撤口含嘴或面罩、关雾化开关、关电源	5		
操作后		10	擦干面部，合理安置患者，整理床单位	3		
			清理用物（正确消毒处理各部件）	4		
			操作结束后洗手，记录	3		
评价		10	操作顺序正确、熟练 正确指导患者雾化吸入	5 5		
理论提问		10	回答全面、正确	10		
总分		100				

三十一、冰袋（冰帽、冰囊）使用

护 理 常 规

【作用与用途】

降温，局部消肿，减轻充血和出血，限制炎症扩散，减轻疼痛。

【护理与注意事项】

1. 注意随时观察冰袋、冰囊有无漏水，布套湿后应立即更换。冰融化后，应及时更换。

2. 如患者局部皮肤苍白、发绀或有麻木感，须立即停止使用。

3. 使用时间一般为 10～30 分钟或遵医嘱执行。

4. 冰袋压力不宜过大，以免影响血液循环。

5. 如用以降温，冰袋使用后 30 分钟需测体温，并做好记录。

6. 循环障碍、组织损伤、水肿部位、慢性炎症或深部化脓病灶禁用。

7. 禁用部位为枕后、耳郭、心前区、腹部、阴囊及足底处。

冰袋（冰帽、冰囊）使用操作流程图

素质要求

病情，年龄，意识状态，
合作情况
对冷的耐受程度
局部组织、皮肤情况
} 评　估

操作前准备 { 洗手，戴口罩
备齐用物，放置合理
检查冰袋完好情况

用水冲去棱角，将冰块装入冰
袋约 1/2
↓
排气后将冰袋口夹好
↓
擦干，倒持，检查有无漏水
↓
装入外套内
} 装　冰

患者准备 → 核对，解释

放置所
需部位

观　察 { 局部皮肤情况，防冻伤，床边
交班
及时更换冰块
体温变化情况

整理床单位，卧位舒适
清理用物
洗手
} 清理用物

记　录 { 体温表绘制（物理降温）
冰袋使用后反应

冰袋（冰帽、冰囊）使用操作评分标准

项目		分值	要求	标准分	得分	备注
素质要求		5	服装、鞋帽整洁；仪表大方，举止端庄 语言柔和恰当，态度和蔼可亲	3 2		
评估		10	病情、年龄、意识状态，合作程度	5		
			局部组织、皮肤情况、对冷的耐受程度	5		
操作前准备	装冰	10	备好冰块，融去棱角	5		
			将冰块装入冰袋，量适宜	5		
	检查	20	排出空气	5		
			检查是否漏水	5		
			擦干、套布套备用	5		
			用物准备齐全，放置合理	5		
操作过程	核对	5	核对，解释	5		
	使用	10	放置部位正确	10		
	观察	10	观察皮肤情况，床边交班，及时更换	5		
			观察体温变化情况	5		
操作后		10	整理床单位	3		
			消毒液擦拭冰袋后倒挂、晾干	4		
			记录	3		
评价		10	保证安全	5		
			动作轻巧、准确、稳重	5		
理论提问		10	回答全面、正确	10		
总得分		100				

三十二、热水袋使用

护 理 常 规

【作用与用途】

1. 保暖。

2. 解除痉挛、缓解疼痛。

3. 促进浅表炎症消退和局限。

【护理与注意事项】

1. 对婴儿、老年人、麻醉未清醒、末梢循环不良、昏迷等患者,热水袋水温控制在 50℃以内,热水袋宜外套大毛巾等,勿直接接触皮肤,以免烫伤。

2. 使用过程中,定时检查局部皮肤,如发现皮肤潮红,应立即停止使用,并局部涂凡士林保护皮肤,如需持续使用热水袋时,当水温降低后应及时更换热水。

3. 使用结束,将水倒净,清洁后倒挂,晾干备用。热水袋布套放入污物袋内送洗。

4. 软组织损伤或扭伤后,48 小时内禁用热水袋。

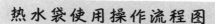

热水袋使用操作流程图

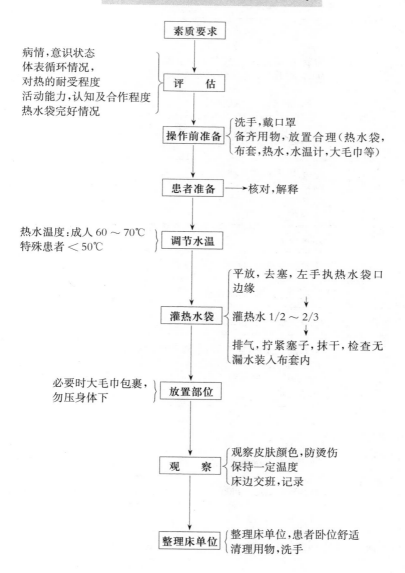

素质要求

病情,意识状态
体表循环情况,
对热的耐受程度
活动能力,认知及合作程度
热水袋完好情况
}
评　估

操作前准备〈 洗手,戴口罩
备齐用物,放置合理(热水袋,
布套,热水,水温计,大毛巾等)

患者准备→核对,解释

热水温度:成人 60～70℃
特殊患者＜50℃
}
调节水温

灌热水袋〈 平放,去塞,左手执热水袋口
边缘
↓
灌热水 1/2～2/3
↓
排气,拧紧塞子,抹干,检查无
漏水装入布套内

必要时大毛巾包裹,
勿压身体下
}
放置部位

观　察〈 观察皮肤颜色,防烫伤
保持一定温度
床边交班,记录

整理床单位〈 整理床单位,患者卧位舒适
清理用物,洗手

267

热水袋使用操作评分标准

项目		分值	要　求	标准分	得分	备注
素质要求		5	服装、鞋帽整洁;仪表大方,举止端庄 语言柔和恰当,态度和蔼可亲	3 2		
评估		10	正确判断患者病情、意识	5		
			体表循环情况,局部皮肤情况,对热的耐受程度	5		
操作前		10	备齐用物,放置合理 核对,解释	5 5		
操作中	备水测温	5	正确使用水温计	2		
			水温准确	3		
	灌水	15	灌水方法正确,驱气	10		
			倒提检查无漏水,套布套	5		
	使用	10	放置方法、部位恰当,勿挤压	10		
	观察	15	观察皮肤颜色,防止烫伤,观察患者对热的耐受程度	5		
			床边交班	5		
			注意水的温度,记录	5		
操作后		10	整理床单位 热水袋消毒后倒挂,晾干	5 5		
评价		10	动作轻巧、稳重、准确	5		
			确保安全,水温适宜	5		
理论提问		10	回答全面、正确	10		
总分		100				

三十三、降温毯使用

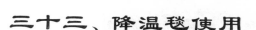

护理常规

【作用与用途】

1. 能降低高热对脑组织的损害，降低基础代谢率，减轻脑水肿及脑缺氧，从而降低机体脑细胞耗氧量。用于重型颅脑损伤、脑血管意外等引起的中枢性发热。

2. 能迅速使体表温度降低、外周血管收缩，保证心脑血液供应。用于其他原因（感染）引起的高热、其他降温措施效果不佳的患者。

【护理与注意事项】

1. 严密观察生命体征变化。在使用降温毯的过程中，要配合心电监护和血氧饱和度的监测，因低温状态下会引起血压降低和心率减慢，使用过程中患者出现寒战、面色苍白、生命体征变化时应立即停用，并通知医师。

2. 降温毯根据患者病情进行毯面温度的调节，控制降温速度，使体温不至于急剧下降，经常巡视患者体温变化情况。

3. 应根据具体情况掌握应用时间，以确保体内温度达到有效治疗要求。

4. 加强基础护理，避免压（褥）疮及冻伤。由于降温毯置于患者躯干部，则背部和臀部皮肤温度较低、血液循环减慢，每隔 1～2 小时应翻身一次，加强局部按摩，促进局部血液循环，防止发生压疮与冻伤。

5. 保证静脉输液顺利通畅。做好降温患者的肢体保暖，尽量使用静脉留置针和深静脉置管。

6. 注意观察体温探头的放置。要经常检查有无脱落或所放位置准不准确。发现体温不正常应及时检查并纠正。降温毯使用时间过长的患者还应经常检查机器工作正常与否，确保制冷机制冷。

降温毯使用操作流程图

素质要求

↓

患者病情，自理能力，体温情
况，合作程度，心理状况，皮肤
状况，对冷的耐受程度 ┤ **评　估**

↓

操作前准备 ├ 洗手，戴口罩
降温毯平铺于病床上，毯面上
覆盖中单，铺设面积以躯干
为主
按所示刻度倒入蒸馏水
正确安装降温毯与主机的联接
导管，导管通畅无折叠
正确连接体温检测导线
接通电源，打开开关，检查降温
毯是否正常运转，有无漏水

↓

宜取平卧位，背面贴于降温毯上，
保证患者躯体与降温毯的接触
面积
擦腋汗，体温探头固定于患者
腋窝并紧贴皮肤
必要时适当约束四肢
交代注意事项 ┤ **患者准备**

↓

设置温度 ├ 设定降温毯温度，以达到降温
目的；设定患者需要保持的体
温数，以达到恒温的目的

↓

监测患者体温的变化，如有异常
则通知医师
密切观察患者皮肤及四肢末梢
循环等变化，防止冻伤
根据报警指示及时采取相应措施
观察降温毯运作情况 ┤ **观　察**

↓

整理床单位 → 协助患者取合适体位

↓

清理用物 → 保持降温毯清洁、平整、干燥

↓

洗手，记录 → 记录使用时间、温度变化等

降温毯使用操作评分标准

项目		分值	要 求	标准分	得分	备注
素质要求		5	服装、鞋帽整洁；仪表大方，举止端庄 语言柔和恰当，态度和蔼可亲	3 2		
评估		10	患者病情，自理能力，体温情况，合作程度，心理状况，皮肤状况	5		
操作前		5	备齐用物，放置合理 核对，解释	5		
操作中	物品准备	15	降温毯平铺于病床上，毯面上覆盖中单，铺设面积以躯干为主 按所示刻度倒入蒸馏水 正确安装降温毯与主机的连接导管，导管通畅无折叠 正确连接体温检测导线，将体温探头适当固定于患者腋下	3 2 5 5		
	开机	5	接上电源，打开开关，检查降温毯机是否正常运转，有无漏水	5		
	患者准备	15	卧位正确，保证患者躯体与降温毯的接触面积 擦腋汗，体温探头固定于患者腋窝并紧贴皮肤 必要时适当约束四肢 交代注意事项	5 5 2 3		
	设定温度	10	设定降温毯温度 设定患者需要保持的体温数	5 5		
	观察	10	观察皮肤情况，体温、病情变化 注意降温毯上所设定温度，仪器工作情况 注意交接班，特护单记录准确	4 4 2		
操作后		10	安置患者，整理床单位 降温毯用后清洁，保存方法正确，并记录	5 5		
评价		10	操作熟练，保证安全 观察仔细，记录准确	5 5		
理论提问		10	回答全面、正确	10		
总分		100				

三十四、乙醇（酒精）擦浴

护理常规

【作用与用途】

　　用于高热患者降温，通过体表散温，防止高热引起其他并发症。

【护理与注意事项】

　　1. 擦浴全身时，注意遮挡患者暴露部位，维护患者自尊。

　　2. 体表大血管经过时，如腋窝、肘窝、腹股沟、腘窝处稍用力，且延长擦浴时间，以促进散热。

　　3. 擦浴过程中，注意观察患者的冷疗反应，如发生寒战、面色苍白、脉速、呼吸异常时，应立即停止擦浴，并为患者保暖，配合医师酌情处理。

　　4. 禁忌擦浴胸前区、腹部、枕后、耳郭、阴囊、足底等部位，避免引起不良反应。

　　5. 足部热水袋的放置，根据季节和病情而定。

　　6. 新生儿及血液病患者禁用，昏迷、感觉异常、年老体弱者慎用。

乙醇（酒精）擦浴操作流程图

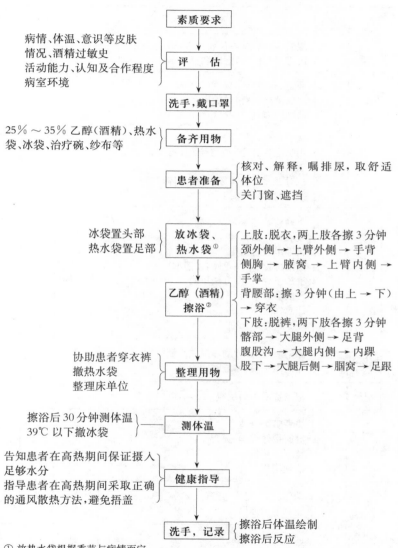

素质要求

病情、体温、意识等皮肤
情况、酒精过敏史
活动能力、认知及合作程度
病室环境 }→ 评　估

↓

洗手，戴口罩

25% ～ 35% 乙醇（酒精）、热水
袋、冰袋、治疗碗、纱布等 }→ 备齐用物

↓

患者准备 {核对、解释，嘱排尿，取舒适
体位
关门窗、遮挡

↓

冰袋置头部
热水袋置足部 }→ 放冰袋、
热水袋①

上肢：脱衣，两上肢各擦 3 分钟
颈外侧 → 上臂外侧 → 手背
侧胸 → 腋窝 → 上臂内侧 →
手掌

↓

乙醇（酒精）
擦浴②

背腰部：擦 3 分钟（由上 → 下）
→ 穿衣
下肢：脱裤，两下肢各擦 3 分钟
髂部 → 大腿外侧 → 足背
腹股沟 → 大腿内侧 → 内踝
股下 → 大腿后侧 → 腘窝 → 足跟

↓

协助患者穿衣裤
撤热水袋
整理床单位 }→ 整理用物

↓

擦浴后 30 分钟测体温
39℃ 以下撤冰袋 }→ 测体温

↓

告知患者在高热期间保证摄入
足够水分
指导患者在高热期间采取正确
的通风散热方法，避免捂盖 }→ 健康指导

↓

洗手，记录 {擦浴后体温绘制
擦浴后反应

注：① 放热水袋根据季节与病情而定
② 边擦边按摩，浅表大血管应多擦，擦毕用大毛巾擦干

273

乙醇（酒精）擦浴操作评分标准

项目		分值	要求	标准分	得分	备注
素质要求		5	服装、鞋帽整洁；仪表大方，举止端庄 语言柔和恰当，态度和蔼可亲	3 2		
评估		10	环境、病情、体温、意识等 皮肤情况、酒精过敏史 活动能力、认知及合作程度	3 4 3		
操作前		10	洗手，戴口罩 用物准备齐全、放置合理，乙醇浓度配置正确 核对、解释，嘱排尿，取舒适体位 关门窗、屏风遮挡	2 4 2 2		
操作中	擦浴	35	正确放置热水袋及冰袋 脱衣裤方法正确 大毛巾放置恰当 擦浴部位、顺序正确，无遗漏 手法正确，按摩方法正确 时间掌握恰当 注意保暖 穿衣裤方法正确	5 3 3 10 5 3 3 3		
	测体温	5	擦浴后30分钟测体温并绘制 撤离热水袋、冰袋时间恰当	3 2		
	记录	5	记录擦浴后的反应	5		
操作后		10	患者躺卧舒适 健康指导准确、完善 整理床单位 清理用物	2 4 2 2		
评价		10	动作轻巧、稳重、正确 注意节力原则	5 5		
理论提问		10	回答全面、正确	10		
总分		100				

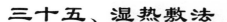

三十五、湿热敷法

护 理 常 规

【作用与用途】

1. 皮肤血管扩张充血，使机体代谢加快，促进炎症的消散、吸收。可用于软组织损伤、慢性炎症。

2. 湿热敷后肌肉内的废物加快排泄，缓解僵硬和痉挛，使肌肉松弛，减轻疼痛。可用于各种痛症，例如胃痛胃胀、痛经、腰腿痛。

3. 可使局部毛细血管扩张，血液循环加速，起到祛寒湿作用。可用于痹证，如风湿性关节炎等。

4. 药物湿热敷可使药物通过局部吸收，起到外治给药的作用。

【护理与注意事项】

1. 注意观察局部皮肤的颜色，防止烫伤。

2. 伤口部位作湿热敷，应按无菌操作进行，热敷结束后，按换药法处理伤口。

3. 面部湿热敷者，敷后 15 分钟方能外出，以防感冒。

4. 患有心脏病及高血压者，如欲于左肩及颈的位置使用热敷，应先请教医师。

5. 热敷期间，若病情加剧或有不适，应立即停止。

6. 注意热敷禁忌证，如急腹症未明确前、面部危险三角区感染时、各种脏器内出血时、软组织损伤或扭伤早期（24～48 小时内）、皮肤炎、血栓性静脉炎、外周血管疾病，刚愈合的皮肤、过分疼痛或肿胀、失去分辨冷热的能力（例如部分糖尿病患者），不能明白指示者（例如患有严重老人痴呆症的患者），都不宜使用。

湿热敷法操作流程图

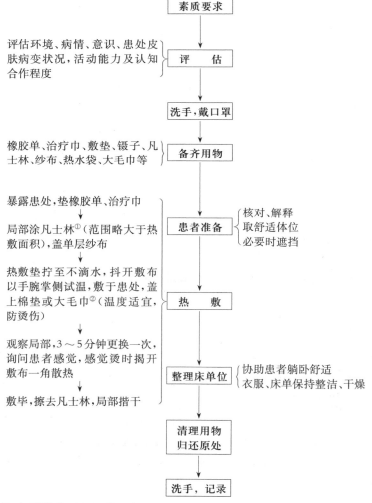

```
                        ┌──────────┐
                        │ 素质要求 │
                        └────┬─────┘
                             │
评估环境、病情、意识、患处皮    ┌────┴─────┐
肤病变状况,活动能力及认知  ───┤ 评    估 │
合作程度                      └────┬─────┘
                             │
                        ┌────┴─────┐
                        │洗手,戴口罩│
                        └────┬─────┘
                             │
橡胶单、治疗巾、敷垫、镊子、凡  ┌────┴─────┐
士林、纱布、热水袋、大毛巾等 ──┤ 备齐用物 │
                        └────┬─────┘
                             │
暴露患处,垫橡胶单、治疗巾                  ┌核对、解释
     ↓                  ┌────┴─────┐   ┤取舒适体位
局部涂凡士林①(范围略大于热  ──┤ 患者准备 │   └必要时遮挡
敷面积),盖单层纱布          └────┬─────┘
     ↓                       │
热敷垫拧至不滴水,抖开敷布
以手腕掌侧试温,敷于患处,盖  ┌────┴─────┐
上棉垫或大毛巾②(温度适宜, ──┤ 热    敷 │
防烫伤)                 └────┬─────┘
     ↓                       │
观察局部,3~5分钟更换一次,                 ┌协助患者躺卧舒适
询问患者感觉,感觉烫时揭开  ┌────┴──────┐ ┤
敷布一角散热              ──┤ 整理床单位 │ └衣服、床单保持整洁、干燥
     ↓                  └────┬──────┘
敷毕,擦去凡士林,局部揩干        │
                        ┌────┴─────┐
                        │ 清理用物 │
                        │ 归还原处 │
                        └────┬─────┘
                             │
                        ┌────┴─────┐
                        │ 洗手,记录 │
                        └──────────┘
```

注①:硫酸镁热敷不用凡士林,以免影响镁离子透入。
注②:热敷时间为15~20分钟。必要时,亦可用热水袋放在热敷垫上,再盖以大毛巾进行湿热敷。

湿热敷法操作评分标准

项目		分值	要　求	标准分	得分	备注
素质要求		5	服装、鞋帽整洁；仪表大方，举止端庄 语言柔和恰当，态度和蔼可亲	3 2		
评估		10	环境、病情、意识、患处皮肤病变状况 活动能力及认知合作程度	3 4 3		
操作前		10	洗手、戴口罩 用物准备齐全，放置合理 核对、解释，取舒适体位	2 4 4		
操作中	热敷	45	暴露患处，垫橡胶单、治疗巾 局部涂凡士林，范围正确，盖纱布 热敷垫湿度、温度合适（不滴水，掌侧试温） 保持温度方法正确 更换敷垫时间、方法正确（3～5分钟换一次） 热敷时间恰当（15～20分钟） 有伤口、创面按无菌操作原则 询问患者感觉 观察局部情况 感觉烫时正确处理（揭开敷布一角散热）	5 5 8 5 5 5 5 2 3 2		
操作后		10	敷毕局部处理方法正确 患者躺卧舒适，整理床单位 洗手，记录	3 3 4		
评价		10	患者安全、舒适 动作轻巧、稳重	5 5		
理论提问		10	回答全面、正确	10		
总分		100				

三十六、约束带使用

护理常规

【作用与用途】

1. 对自伤、可能伤及他人的患者限制其身体或肢体活动,确保患者安全,保证治疗、护理顺利进行。

2. 对治疗、护理不配合的患者,防止其过度活动,以利于诊疗操作顺利进行或者防止损伤肢体。

3. 意识障碍、谵妄躁动患者防止坠床。

【护理与注意事项】

1. 应用约束带前向患者及家属解释,在必须应用时才使用。

2. 实施约束时,将患者肢体处于功能位,约束带松紧适宜,以能伸进一、二手指为原则。

3. 密切观察约束部位的皮肤情况。

4. 保护性约束属制动措施,使用时间不宜过长,病情稳定或者治疗结束后,应及时解除约束。短期使用期间保持患者舒适卧位,经常更换卧位。需较长时间约束者,每 2 小时松懈约束带一次并活动肢体,且协助患者翻身。

5. 准确记录并交接班,包括约束的原因、时间,约束带的数目、约束部位、约束部位皮肤状况、解除约束时间等。

三十六、约束带使用

约束带使用操作流程图

```
                          ┌─────────────┐
                          │  素质要求   │
                          └──────┬──────┘
                                 │
评估患者病情、意识状态、肢体         │
活动度、约束部位皮肤色泽、温         │
度及完整性等                ┌──────┴──────┐
评估需要使用保护具的种类和    │  评估患者   │
时间                        └──────┬──────┘
向患者和家属解释约束的必要         │
性，保护具的作用及使用方法，        │
并取得配合                   ┌──────┴──────┐     根据约束部位准备好棉垫、保
                          │ 操作前准备  │─────护带或大单、绷带等
                          └──────┬──────┘
暴露患者双肩                       │
将患者双侧腋下垫棉垫                │
将保护带置于患者双肩下        ┌──────┴──────┐
在背部交叉后分别固定于床头     │  肩部约束   │
为患者盖好被，整理床单位及      └──────┬──────┘
用物                             │
                                 │            暴露患者腕部或者踝部
                                 │            用棉垫包裹腕部或踝部
                                 │            将保护带打成双套结套
                          ┌──────┴──────┐     在棉垫外稍拉紧，使之不松脱
                          │  肢体约束   │─────将保护带系于两侧床缘
                          └──────┬──────┘     为患者盖好被整理床单位及用
将大单折成自患儿肩部至踝部         │            物
的长度，将患儿的手足放于           │
中间                             │
用靠近护士的一侧的大单紧紧    ┌──────┴──────┐
包裹同侧患儿的手足至对侧，     │  全身约束   │
自患儿腋窝下掖于靠护士一侧      └──────┬──────┘
身下                             │
如患儿过分活动，可用绷带系好        │            患者肢体功能位
                                 │            约束部位皮肤情况，约束带的
                          ┌──────┴──────┐     松紧度
                          │  观    察   │─────定时松解并活动肢体
                          └──────┬──────┘
                                 │
                          ┌──────┴──────┐
                          │ 洗手，记录   │
                          │（填写约束带 │
                          │ 巡视观察单）│
                          └─────────────┘
```

279

约束带使用操作评分标准

项目		分值	要求	标准分	得分	备注
素质要求		5	服装、鞋帽整洁,仪表大方,举止端庄 语言柔和恰当,态度和蔼可亲	3 2		
评估		15	评估患者病情、意识状态、肢体活动度、约束 部位皮肤色泽、温度及完整性等	5		
			评估需要使用保护具的种类和时间	5		
			向患者和家属解释约束的必要性,保护具 的作用及使用方法,并取得配合	5		
操作前		5	备齐用物,放置合理	5		
操作中	核对	15	核对,解释	5		
	肢体约束	15	约束部位正确	5		
			约束部位有效保护,松紧度以伸入一指为宜	5		
			约束方法准确、有效	5		
	肩部约束	15	约束部位正确	5		
			约束部位有效保护,松紧度适宜	5		
			约束方法准确、有效	5		
	全身约束	15	约束部位正确	5		
			约束部位有效保护,松紧度适宜	5		
			约束方法准确、有效	5		
操作后		10	患者肢体处于功能位,注意保暖	4		
			观察约束部位情况	3		
			整理,记录(开始时间,约束部位,约束带 数量,放松约束时间,签名)	3		
评价		5	护士动作轻柔、熟练、准确、稳重	2		
			约束有效安全	3		
理论提问		10	回答全面、正确	10		
总分		100				

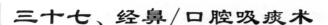

三十七、经鼻/口腔吸痰术

护 理 常 规

【作用与用途】

1. 保持呼吸道通畅。

2. 防止分泌物干燥、脱落而阻塞气道,造成呼吸困难、肺不张及肺部感染。

3. 留取痰标本。

【护理与注意事项】

1. 严格执行无菌操作,密切观察患者病情变化。吸痰时,密切观察患者的心率、心律、动脉压及血氧饱和度的变化。若发现患者有心律不齐,如心动过速或早搏、血压下降、神志转模糊、血氧饱和度下降,应立即停止吸痰,给予100%氧气吸入,并立即报告医师。

2. 吸痰前后必须给予高浓度的氧气吸入,必要时加压给氧。吸痰前可先用右手示、中指触及胸骨上窝处轻轻旋转2～3圈后迅速向下按压胸骨上窝1 cm左右,刺激患者咳嗽,使痰液上移,促使深部痰液咳出至口腔后再迅速及时吸痰。

3. 选择粗细适宜的吸痰管,有利于空气进入肺内,预防过度负压而导致的肺不张。成年患者可选用10～16号(内径为2～3 mm)的吸痰管。

4. 注意吸引负压的大小,每次吸痰前后将吸痰管放于无菌生理盐水中,以测试导管是否通畅和吸引力是否适宜。吸引负压不可过大,一般为:成人150～200 mmHg,小儿<150 mmHg。吸痰时动作宜轻巧,而且不宜在同一部位吸引时间过长,应边退管边吸引,以免损伤气管黏膜。

5. 每次吸痰时间不可超过15秒,若痰液特别多,一次吸不尽,让患者休息片刻后再吸,以免引起气管痉挛而加重患者缺氧。吸痰时动作必须轻柔,以免刺破气管黏膜引起出血,避免操作不当引起迷走神经反射致心搏突然骤停而死亡的意外发生。

6. 避免反复吸痰刺激造成的不适。加强辅助排痰措施,如进行有效咳嗽训练、叩背,必要时给予超声雾化吸入。

经鼻/口腔吸痰术操作流程图

素质要求 —→ 仪表、语言、态度

了解患者意识、生命体征、配合程度、痰液分泌、肺部听诊、口鼻腔黏膜情况，有无留置胃管，有无义齿，评估患者吸氧情况，检查吸引器的性能（床旁备用） ｝ **评估患者**

操作前准备 ｛ 洗手，戴口罩
备齐用物：听诊器、连接管、吸痰管、生理盐水、一次性换药碗、手套、纱布，吸引器备用于床旁，昏迷患者备压舌板、张口器或口咽通气道，携用物至患者床旁

核对、解释，取舒适体位
检查患者口腔，取下活动义齿
吸痰前给予高浓度氧气吸入 ｝ **患者准备**

操作过程 ｛ 连接导管，接通电源，打开开关调节合适的负压（成人 150～200 mmHg），连接吸痰管，试吸，湿润吸痰管前端，插管深度适宜，吸痰时左右旋转并上提吸痰（如经口腔吸痰，嘱患者张口。昏迷患者用压舌板或者口咽气道帮助张口，吸痰方法同清醒患者，吸痰毕，取出压舌板或口咽气道）

吸痰后听诊肺部啰音有无减少或消失，将氧流量调至原来水平帮助患者恢复舒适体位。对清醒患者，安抚其勿紧张，指导自主咳嗽；告知患者适当饮水，以利痰液排除 ｝ **操作后** ｛ 每次不超过 15 秒，如未吸净可间隔 3～5 分钟后再吸
吸痰过程中观察痰液情况、生命体征等
有胃管鼻饲者，吸痰前暂停管饲，吸痰完毕清洁患者的口鼻

用物处理

洗手，记录 ｛ 记录吸痰时间、痰量、性状
患者呼吸、生命体征等

经鼻／口腔吸痰术操作评分标准

项目	分值	要　求	标准分	得分	备注
素质要求	5	服装、鞋帽整洁；仪表大方，举止端庄 语言柔和恰当，态度和蔼可亲	3 2		
评估	10	评估患者生命体征、意识状态、配合程度、痰液分泌、肺部听诊情况及口鼻腔情况	5		
		评估患者吸氧情况，检查吸引器的性能（床旁备用）	5		
操作前	5	洗手，戴口罩 备齐用物，放置合理	5		
操作中	55	核对，对清醒者作好解释，体位舒适	5		
		吸痰前给予高浓度氧气吸入	5		
		调节负压大小适宜	5		
		连接吸痰管的方法正确，试吸手法正确	5		
		吸痰管插入深度适宜	5		
		吸痰方法正确	5		
		吸痰顺序正确（先口腔，再鼻腔）	5		
		吸痰时间一次不超过 15 秒	5		
		吸痰时无菌与有菌的概念明确	5		
		密切观察病情变化及痰液情况	5		
		吸痰后将氧流量调至原来水平	5		
操作后	5	洗手，脱口罩，处理用物方法正确 记录吸痰时间、痰量、性状、患者呼吸、生命体征等	3 2		
评价	10	及时清理留在患者面部的污物，患者是否舒适，指导患者方法正确	5		
		判断准确、操作轻柔，节力，无菌	5		
理论提问	10	回答全面、正确	10		
总分	100				

三十八、床上洗头

护 理 常 规

【作用与用途】

1. 增进头皮血液循环,除去污秽和头屑。

2. 预防和去除头部虱、虮,预防头部皮肤继发感染。

【护理与注意事项】

1. 控制掌握室温,注意保暖。

2. 操作时要注意保护被褥、衣服不被打湿,勿使水流入患者的眼、耳内,揉搓力量适中。

3. 掌握水温,避免直接将水浇至头皮,造成烫伤。洗发后及时擦干头发,以防患者着凉。

4. 洗发时随时观察病情变化,如有异常时停止操作。

5. 衰弱患者不宜洗发。

床上洗头操作流程图

素质要求

↓

评　估 —— 病情、头发情况
患者意识、认知及合作程度

↓

洗手，戴口罩

↓

马蹄形垫或脸盆内扣杯子（杯底垫小毛巾），水温 40 ～ 45℃，其他洗头用物，必要时带屏风 —— 备齐用物

↓

洗发前准备 —— 核对、解释，遮挡
关门窗，保暖
移桌椅，松被，置垫枕于肩下

↓

保护衣、床单：铺橡胶单、大毛巾于枕上松领，围治疗巾

取合适体位 {
马蹄形垫法：斜角仰卧，头部置槽正中（适用于长发）
扣杯法：仰卧，头部置盆内杯底上（适用于短发）
}

塞耳、盖眼，或嘱患者闭眼

患者准备

↓

洗　发 —— 先用手掬少许热水于患者头部试温
湿发，涂擦洗发液、护发素
揉搓（头颈 → 颞部 → 枕部）
冲洗至水清

↓

擦净面部
撤去用物
协助患者躺卧舒适
吹干、梳理头发 —— 干　发

↓

整理床单位

↓

清理用物

↓

洗手，记录

床上洗头操作评分标准

项目		分值	要　求	标准分	得分	备注
素质要求		5	服装、鞋帽整洁；仪表大方，举止端庄 语言柔和恰当，态度和蔼可亲	3 2		
评估		10	患者一般情况，病情变化 意识，合作程度，头发情况	5 5		
操作前		10	洗手，戴口罩 按要求备齐用物	5 5		
操作中	患者准备	15	核对，解释，关门窗，移开床旁桌椅 患者屈膝仰卧，头靠近床边 移枕于肩下置小橡胶单、浴巾于枕上，解开衣领，颈部围毛巾，并别针固定 棉球塞两耳，沙布或眼罩遮盖双眼，或嘱患者闭眼	2 3 5 5		
	洗发	20	体位舒适，注意观察患者有无不适 洗头方法、顺序合理 头发清洗彻底	5 10 5		
	干发	10	撤除洗头用物，擦净面部 梳理吹发，如衣服弄湿，及时更换	5 5		
操作后		10	整理床单位，体位安置舒适，观察询问患者有无不适 处理用物 洗手，记录	3 3 4		
评价		10	头发清洁，动作轻柔	10		
理论提问		10	回答全面、正确	10		
总分		100		100		

三十九、床上沐浴

护 理 常 规

【作用与用途】

1. 保持皮肤清洁,使患者舒适。

2. 促进血液循环,增进皮脂腺、汗腺排泄功能,预防皮肤感染和压疮等并发症的发生。

3. 观察患者的一般情况,满足其身心需要。

4. 适用于病情较重、不能自理的患者。

【护理与注意事项】

1. 擦洗时要保护患者自尊,动作敏捷、轻柔,减少翻动次数和暴露,注意保暖,防止受凉,每次只暴露正在擦洗的部位。

2. 沿肌肉分布走向擦洗,仔细擦净颈部、耳后、腋窝、腹股沟皮肤皱褶处。

3. 擦洗过程中,及时更换热水及清水。如患者出现寒战、面色苍白等病情变化时,立即停止擦洗,及时给予处理。

4. 皮肤有异常应予记录,并与医师联系。

5. 操作中注意节力。

床上沐浴操作流程图

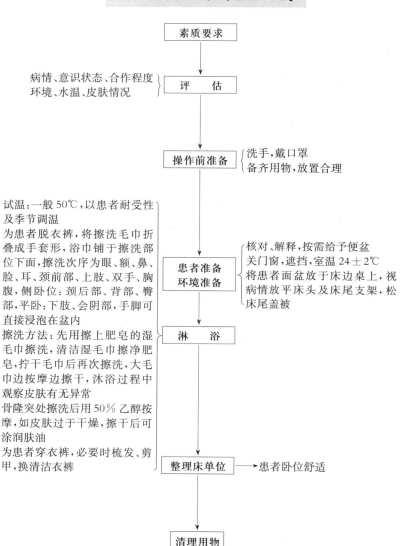

素质要求

↓

病情、意识状态、合作程度
环境、水温、皮肤情况 } 评　估

↓

操作前准备 { 洗手,戴口罩
备齐用物,放置合理

↓

试温:一般50℃,以患者耐受性
及季节调温

为患者脱衣裤,将擦洗毛巾折
叠成手套形,浴巾铺于擦洗部
位下面,擦洗次序为眼、额、鼻、
脸、耳、颈前部、上肢、双手、胸
腹,侧卧位:颈后部、背部、臀
部,平卧:下肢、会阴部,手脚可
直接浸泡在盆内

患者准备
环境准备 { 核对、解释,按需给予便盆
关门窗,遮挡,室温24±2℃
将患者面盆放于床边桌上,视
病情放平床头及床尾支架,松
床尾盖被

擦洗方法:先用擦上肥皂的湿
毛巾擦洗,清洁湿毛巾擦净肥
皂,拧干毛巾后再次擦洗,大毛
巾边按摩边擦干,沐浴过程中
观察皮肤有无异常

↓

淋　浴

骨隆突处擦洗后用50%乙醇按
摩,如皮肤过于干燥,擦干后可
涂润肤油

为患者穿衣裤,必要时梳发、剪
甲,换清洁衣裤

↓

整理床单位 → 患者卧位舒适

↓

清理用物
洗手

288

三十九、床上沐浴

床上沐浴操作评分标准

项目	分值	要　求	标准分	得分	备注
素质要求	5	服装、鞋帽整洁；仪表大方，举止端庄 语言柔和恰当，态度和蔼可亲	3 2		
评估	10	病情、意识状态、合作程度 环境、水温、皮肤情况	5 5		
操作前	10	洗手，戴口罩 备齐用物，放置合理	5 5		
操作中	45	核对，解释，按需给予便盆	5		
		环境准备：室温 24±2℃，关门窗，用屏风遮挡	5		
		视病情安置合理体位	5		
		水温适宜	5		
		擦洗次序方法正确	10		
		不弄湿床单，关心患者，注意保暖	5		
		脱衣裤时，先脱近侧，再脱对侧；肢体有患疾时，先脱健肢，后脱患肢，穿衣裤相反	5		
		口述：骨隆突处擦洗后用50%乙醇按摩 必要时梳发、剪甲，换清洁衣裤	5		
操作后	10	整理床单位 处理用物，洗手	5 5		
评价	10	动作轻巧、稳重、准确，患者清洁舒适 注意节力原则	5 5		
理论提问	10	回答全面、正确	10		
总分	100				

四十、患者搬运

护理常规

【作用与用途】

1. 运送不能下床的患者。

2. 安全运送患者。

【护理与注意事项】

1. 正确运用人体力学原理，尽量使患者靠近操作者，注意节力原则。

2. 动作轻稳，避免对患者拖、拉、拽等动作，防止关节脱位，保证患者舒适、安全。

3. 搬运过程中，密切观察病情，若患者出现不适，应及时处理。

4. 推车时车速适宜。护士站于患者头侧，以观察病情。下坡时头部应在高处一端。

5. 骨折患者车上需垫硬板，固定好骨折部位后再搬运。有输液或引流时需保持通畅。

患者搬运操作流程图

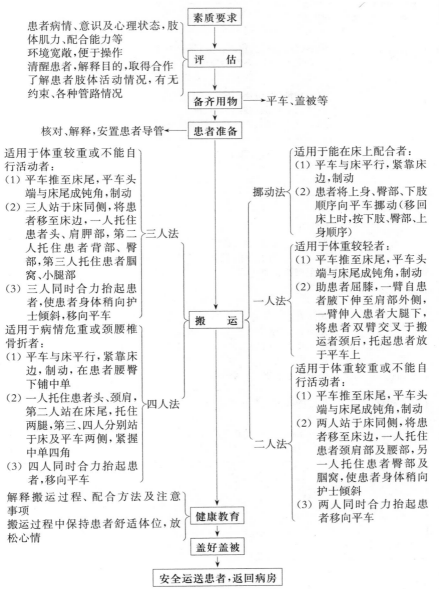

```
                          ┌─────────────┐
                          │  素质要求   │
                          └──────┬──────┘
患者病情、意识及心理状态、肢             │
体肌力、配合能力等                  ↓
环境宽敞,便于操作              ┌─────────────┐
清醒患者,解释目的,取得合作    │  评    估   │
了解患者肢体活动情况,有无      └──────┬──────┘
约束、各种管路情况                  │
                                  ↓
                          ┌─────────────┐
                          │  备齐用物   │ ──→ 平车、盖被等
                          └──────┬──────┘
                                  │
核对、解释,安置患者导管 ←─── ┌─────────────┐
                          │  患者准备   │
                          └──────┬──────┘
```

三人法

适用于体重较重或不能自行活动者:
(1) 平车推至床尾,平车头端与床尾成钝角,制动
(2) 三人站于床同侧,将患者移至床边,一人托住患者头、肩胛部,第二人托住患者背部、臀部,第三人托住患者腘窝、小腿部
(3) 三人同时合力抬起患者,使患者身体稍向护士倾斜,移向平车

四人法

适用于病情危重或颈腰椎骨折者:
(1) 平车与床平行,紧靠床边,制动,在患者腰臀下铺中单
(2) 一人托住患者头、颈肩,第二人站在床尾,托住两腿,第三、四人分别站于床及平车两侧,紧握中单四角
(3) 四人同时合力抬起患者,移向平车

挪动法

适用于能在床上配合者:
(1) 平车与床平行,紧靠床边,制动
(2) 患者将上身、臀部、下肢顺序向平车挪动(移回床上时,按下肢、臀部、上身顺序)

一人法

适用于体重较轻者:
(1) 平车推至床尾,平车头端与床尾成钝角,制动
(2) 助患者屈膝,一臂自患者腋下伸至肩部外侧,一臂伸入患者大腿下,将患者双臂交叉于搬运者颈后,托起患者放于平车上

二人法

适用于体重较重或不能自行活动者:
(1) 平车推至床尾,平车头端与床尾成钝角,制动
(2) 两人站于床同侧,将患者移至床边,一人托住患者颈肩部及腰部,另一人托住患者臀部及腘窝,使患者身体稍向护士倾斜
(3) 两人同时合力抬起患者移向平车

中间流程:**搬运**

解释搬运过程、配合方法及注意事项
搬运过程中保持患者舒适体位,放松心情
→ **健康教育**

→ **盖好盖被**

→ **安全运送患者,返回病房**

患者搬运操作评分标准

项目		总分	要　求	标准分	得分	备注
素质要求		5	服装、鞋帽整洁;仪表大方,举止端庄 语言柔和恰当,态度和蔼可亲	3 2		
评估		5	患者病情、意识及心理状态、合作程度等 肢体活动情况、肢体肌力、配合能力,了解 患者有无约束、各种管路情况	5		
操作前		5	洗手,戴口罩,备齐用物 平车性能完好	2 3		
操作中	搬运前准备	20	核对、解释 正确安置患者相关导管 移开床旁桌椅 翻开床尾盖被,取合适体位 移动患者方法正确、安全 平车放置合理 固定平车	2 4 1 3 5 3 2		
	搬运	35	搬运者站立位置正确 搬运者姿势、手托放部位正确 多人合力同时抬起患者(一人叫口令),将 患者轻放于平车上 安全运送患者,返回病房	5 10 10 10		
健康教育		5	告知配合方法及注意事项	5		
操作后		5	盖好盖被,放回桌椅,整理床单位 洗手,脱口罩	3 2		
评价		10	动作轻稳、稳重、准确、安全 注意爱伤观念	10		
理论提问		10	回答全面、正确	10		
总得分		100				

四十一、患者入院护理

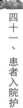

护 理 常 规

【作用与用途】

经门诊或急诊进行初步诊断后,需要作进一步检查和治疗的患者。

【护理与注意事项】

1. 做好患者身份核对,为患者准备好床单位,备齐用物;为危重患者准备好抢救用物与药品,并通知医师。

2. 评估患者病情(包括生命体征、皮肤、饮食、睡眠及过敏史等),对于老弱、意识不清、行动困难等特殊群体做好患者及家属的宣教,防止意外发生。

3. 协助卫生处置及相应的生活护理。

4. 介绍病室环境、作息制度、探视制度,以及主治医师、护士长、分管床位责任护士。

5. 做好相应的护理体检[包括(T)、(P)、(R)、(BP)、体重等],有特殊情况及时通知医师。

6. 遵医嘱落实各项治疗及护理措施,并做好相应的护理记录。

患者入院护理操作流程图

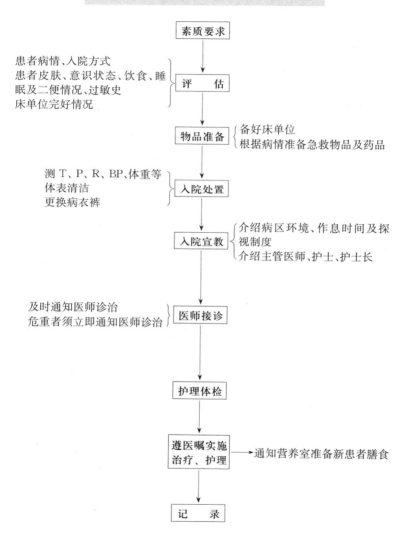

素质要求

患者病情、入院方式
患者皮肤、意识状态、饮食、睡
眠及二便情况、过敏史
床单位完好情况
评　估

物品准备 备好床单位
根据病情准备急救物品及药品

测 T、P、R、BP、体重等
体表清洁
更换病衣裤
入院处置

入院宣教 介绍病区环境、作息时间及探
视制度
介绍主管医师、护士、护士长

及时通知医师诊治
危重者须立即通知医师诊治
医师接诊

护理体检

遵医嘱实施
治疗、护理 →通知营养室准备新患者膳食

记　录

患者入院护理操作评分标准

项目		分值	要　　求	标准分	得分	备注
素质要求		5	服装、鞋帽整洁；仪表大方,举止端庄 语言柔和恰当,态度和蔼可亲	3 2		
评估		10	患者病情、入院方式	5		
			患者皮肤、意识状态、饮食、睡眠、大小便情况及过敏史	5		
物品准备		10	备好床单位	5		
			根据病情准备急救物品及药品	5		
操作中	入院处置	15	测 T、P、R、BP、体重等 卫生处置 更换病衣裤	5 5 5		
	入院宣教	10	介绍病室环境、作息时间、探视及其他制度 介绍主治医师、护士、护士长	5 5		
	医师接诊	10	及时通知医师诊治 危重者须立即通知医师诊治	5 5		
	护理评估	15	护理体检	15		
操作后		15	遵医嘱实施各种治疗及护理,通知营养室准备新患者膳食	10		
			洗手,记录	5		
评价		10	流程合理,患者满意	10		
总分		100				

四十二、患者出院护理

护理常规

【作用与用途】

　　患者经治疗与护理后基本恢复健康,医师根据病情决定出院,为患者做好出院宣教。

【护理与注意事项】

　　1. 整理出院医嘱。做好患者及家属出院相关手续及办理方法的介绍。

　　2. 做好患者身份核对,评估患者疾病恢复情况,根据患者病情及康复程度,对患者进行出院健康指导(包括饮食、用药、情志、生活起居、功能锻炼等)。

　　3. 责任护士将出院带回药物交予患者或家属,并指导用药。听取患者住院期间意见和建议。

　　4. 做好患者护送工作及床单位的终末处理。

　　5. 完成出院护理记录,做好出院病历的整理归档。

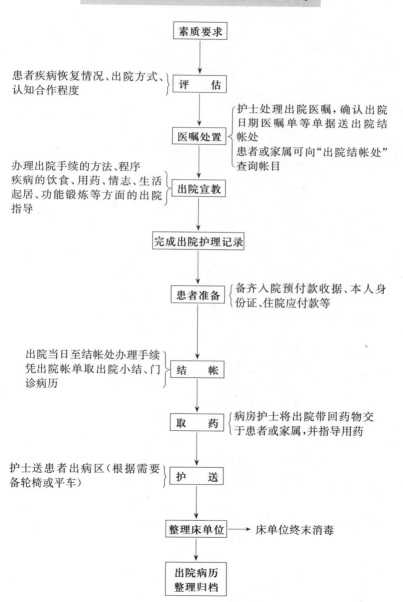

患者出院护理操作流程图

素质要求

患者疾病恢复情况、出院方式、认知合作程度 ⟩ 评 估

医嘱处置 ⟨ 护士处理出院医嘱,确认出院日期医嘱单等单据送出院结帐处
患者或家属可向"出院结帐处"查询帐目

办理出院手续的方法、程序疾病的饮食、用药、情志、生活起居、功能锻炼等方面的出院指导 ⟩ 出院宣教

完成出院护理记录

患者准备 ⟨ 备齐入院预付款收据、本人身份证、住院应付款等

出院当日至结帐处办理手续凭出院帐单取出院小结、门诊病历 ⟩ 结 帐

取 药 ⟨ 病房护士将出院带回药物交于患者或家属,并指导用药

护士送患者出病区(根据需要备轮椅或平车) ⟩ 护 送

整理床单位 → 床单位终末消毒

出院病历整理归档

297

患者出院护理操作评分标准

项目		分值	要求	标准分	得分	备注
素质要求		5	服装、鞋帽整洁;仪表大方,举止端庄 语言柔和恰当,态度和蔼可亲	3 2		
评估		10	患者疾病恢复情况、认知及合作程度	5		
			患者出院方式	5		
医嘱处置		10	护士处理出院医嘱,确认出院日期 医嘱单等单据送出院结帐处	10		
操作要求	出院宣教	10	办理出院手续的方法、程序	5		
			疾病的饮食、用药、情志、生活起居、功能锻炼等方面的出院指导	5		
	记录	10	完成出院护理记录	10		
	患者准备	10	备齐入院预付款收据、本人身份证、住院应付款等	10		
	结帐	10	出院当日至结帐处办理手续 凭出院帐单取出院小结、门诊病历	10		
	取药	10	病房护士将出院带回药物交予患者或家属,并指导用药	10		
操作后		15	护士送患者出病区 (根据需要备轮椅或平车)	5		
			床单位终末消毒	5		
			出院病历整理归档	5		
评价		10	流程合理,患者满意	10		
总分		100				

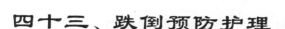
四十三、跌倒预防护理

护理常规

【作用与用途】

防止患者意外损伤,确保患者的安全,确保诊疗护理工作的顺利进行。

【护理与注意事项】

1. 认真宣教跌倒预防措施,保护患者安全。

2. 认真评估患者,严格掌握佩戴防跌倒标示指征,维护患者自尊。

3. 向患者及家属解释预防跌倒的目的、方法、注意事项,取得理解及配合。

4. 注意定期松解约束带,协助患者翻身,进行局部按摩。

5. 防止约束伤害的出现,密切观察患者生命体征、皮肤、血液循环、骨骼、肌肉等各方面情况。约束带应松紧适度,带上衬棉垫保护,保持肢体处于功能位。

6. 记录使用保护具的适应证、时间、方法、停止使用的时间,以及患者的反应、护理措施。

7. 跌倒评估表记录及时准确,与实际相符。

跌倒预防护理操作流程图

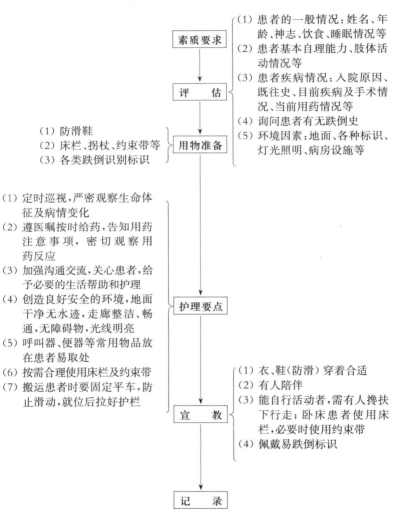

素质要求

评　估

(1) 患者的一般情况：姓名、年龄、神志、饮食、睡眠情况等
(2) 患者基本自理能力、肢体活动情况等
(3) 患者疾病情况：入院原因、既往史、目前疾病及手术情况、当前用药情况等
(4) 询问患者有无跌倒史
(5) 环境因素：地面、各种标识、灯光照明、病房设施等

(1) 防滑鞋
(2) 床栏、拐杖、约束带等
(3) 各类跌倒识别标识

用物准备

(1) 定时巡视,严密观察生命体征及病情变化
(2) 遵医嘱按时给药,告知用药注意事项，密切观察用药反应
(3) 加强沟通交流,关心患者,给予必要的生活帮助和护理
(4) 创造良好安全的环境,地面干净无水迹,走廊整洁、畅通,无障碍物,光线明亮
(5) 呼叫器、便器等常用物品放在患者易取处
(6) 按需合理使用床栏及约束带
(7) 搬运患者时要固定平车,防止滑动,就位后拉好护栏

护理要点

宣　教

(1) 衣、鞋(防滑) 穿着合适
(2) 有人陪伴
(3) 能自行活动者,需有人搀扶下行走；卧床患者使用床栏,必要时使用约束带
(4) 佩戴易跌倒标识

记　录

跌倒预防护理操作评分标准

项目		分值	要 求	标准分	得分	备注
素质要求		5	服装、鞋帽整洁；仪表大方，举止端庄 语言柔和恰当，态度和蔼可亲	3 2		
评估		15	患者神志、自理能力、步态等	5		
			疾病、用药及既往病史	5		
			环境因素	5		
操作过程	用物准备	5	病床、床栏等性能完好	3		
			按需备好各类辅助用具	2		
	护理要点	35	定时巡视，严密观察	5		
			按时给药，注意用药后不良反应	5		
			标识佩戴醒目	5		
			环境整洁，光线适宜	5		
			物品放置方便患者	5		
			合理使用床栏及约束带	5		
			搬运患者恰当	5		
	宣教	10	全面、无遗漏	10		
记录		10	跌倒评估表记录及时	5		
			评估准确，记录与实际相符	5		
评价		10	措施安全有效	10		
理论提问		10	回答全面、正确	10		
总分		100				

四十四、晨间护理

护理常规

【作用与用途】

1. 通过晨间护理观察和了解病情，为诊断和治疗及调整护理计划提供依据。

2. 及时发现患者存在的健康问题，做好心理护理和卫生指导。

3. 促进身体受压部位的血液循环，预防压疮及肺炎等并发症。

4. 保持病床和病室的整洁。

【护理与注意事项】

1. 注意病情观察，进行心理护理和卫生宣教。

2. 协助患者排便、漱口、洗脸、梳头、翻身和检查皮肤受压情况，擦洗背部后，用50％乙醇或润滑油按摩骨突处。

3. 酌情开窗通风，但要注意保暖。

4. 一般晨间护理于清晨查房前完成。

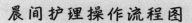

晨间护理操作流程图

```
                    ┌──────────┐
                    │ 素质要求 │
                    └────┬─────┘
                         │
病情、活动能力、认知及合作程  ┌──────┐
度,睡眠、饮食、口腔及皮肤情 ─┤ 评  估 │
况,病室环境,置管情况        └───┬──┘
                         │
                    ┌──────────┐
                    │ 洗手,戴口罩 │
                    └────┬─────┘
                         │
口腔护理用物,预防压疮用物   ┌──────────┐
清洁被服、衣裤、脸盆、毛巾、便 ─┤ 备齐用物 │
盆等                      └────┬─────┘
                         │
                    ┌──────────┐ 核对、解释
                    │ 患者准备 ├─ 放平支架(视病情)
                    └────┬─────┘
                         │
酌情关窗、遮挡,注意保暖 ◄──┤ 环境准备 │
                    └────┬─────┘
                         │                协助解二便
                    ┌──────────┐ 口腔护理、洗脸、洗手、梳头
                    │ 擦洗按摩 ├─ 翻身,检查皮肤受压情况,揩背
                    └────┬─────┘  按摩
                         │                观察病情,卫生宣教
湿扫各层床单(由近至远,由   ┌──────────┐
上至下),逐层铺单,按需换 ─┤ 清扫床铺 │
衣裤、床单等               └────┬─────┘
                         │
支起床架 ◄──────────────┤ 整理床单位 │
                    └────┬─────┘
                         │
                    ┌──────────┐
                    │ 清理用物 ├─► 开窗通风
                    │ 归还原处 │
                    └────┬─────┘
                         │
                    ┌──────────┐
                    │ 洗  手 │
                    └──────────┘
```

晨间护理操作评分标准

项目	分值	要　　求	标准分	得分	备注
素质要求	5	服装、鞋帽整洁；仪表大方，举止端庄 语言柔和恰当，态度和蔼可亲	3 2		
评估	10	病情、辅助检查、疾病改善情况， 心理情况 活动能力、认知及合作程度 睡眠、饮食、口腔及皮肤情况 病房环境、置管情况	2 2 2 2 2		
操作前	10	洗手，戴口罩 备齐用物，放置合理 核对、解释，放平支架	3 4 3		
操作中	45	移桌、椅，松盖被，方法正确 准备热水，水温适宜 协助患者漱口 洗脸、洗手方法正确 梳头时枕上垫巾 协助翻身 温水擦背、按摩方法正确 湿式扫床，方法正确 床单平、整、紧、清洁 盖被内外无皱折，被筒对称 关心患者，注意保暖	3 3 3 3 3 5 7 5 5 5 3		
操作后	10	整理床单位，清理用物	10		
评价	10	患者清洁、舒适 床单、衣服干燥	5 5		
理论提问	10	回答全面、正确	10		
总分	100				

四十五、晚间护理

护理常规

【作用与用途】

1. 保持病室安静和空气流通。
2. 观察病情。
3. 使患者清洁舒适、易于入睡。

【护理与注意事项】

1. 操作时,动作轻稳敏捷,防止受凉。
2. 观察病情,皮肤有无异常变化。
3. 协助排便,口腔护理,洗脸,洗手,帮助梳头,清洁会阴,水温适宜。
4. 整理床单位时,注意床单被套平整。
5. 创造良好的睡眠环境。

晚间护理操作流程图

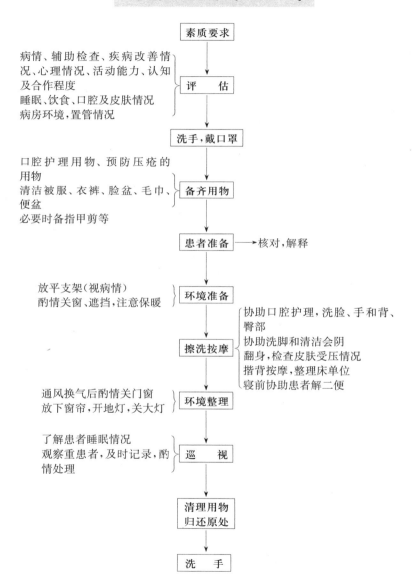

素质要求

病情、辅助检查、疾病改善情况、心理情况、活动能力、认知及合作程度
睡眠、饮食、口腔及皮肤情况
病房环境,置管情况
} → 评 估

↓

洗手,戴口罩

↓

口腔护理用物、预防压疮的用物
清洁被服、衣裤、脸盆、毛巾、便盆
必要时备指甲剪等
} → 备齐用物

↓

患者准备 —→ 核对,解释

↓

放平支架(视病情)
酌情关窗、遮挡,注意保暖
} → 环境准备

↓

擦洗按摩
{ 协助口腔护理,洗脸、手和背、臀部
协助洗脚和清洁会阴
翻身,检查皮肤受压情况
揩背按摩,整理床单位
寝前协助患者解二便

↓

通风换气后酌情关门窗
放下窗帘,开地灯,关大灯
} → 环境整理

↓

了解患者睡眠情况
观察重患者,及时记录,酌情处理
} → 巡 视

↓

清理用物
归还原处

↓

洗 手

晚间护理操作评分标准

项目		分值	要　　求	标准分	得分	备注
素质要求		5	服装、鞋帽整洁;仪表大方,举止端庄 语言柔和恰当,态度和蔼可亲	3 2		
评估		10	病情、辅助检查、疾病改善情况、心理状况 活动能力、认知及合作程度 睡眠、饮食、口腔及皮肤情况 病房环境、置管情况	3 3 2 2		
操作前		10	洗手、戴口罩 备齐用物,放置合理 核对、解释,放平支架	3 4 3		
操作中		40	移桌、椅,松盖被,方法正确 准备热水,水温适宜 协助患者漱口,洗脸、洗手,擦背、臀部 协助洗会阴、洗脚 协助翻身 温水擦背、按摩方法正确 床单平、整、紧、清洁 盖被内外无皱折,被筒对称 关心患者,注意保暖	3 3 7 7 5 8 2 2 3		
操作后	环境	8	通风换气后酌情关门窗 放下窗帘,开地灯,关大灯 清理用物	3 3 2		
	巡视	7	了解患者睡眠情况 观察重患者,及时记录,酌情处理	3 4		
评价		10	患者清洁、舒适 床单、衣服干燥	5 5		
理论提问		10	回答全面、正确	10		
总分		100				

四十六、尸体护理

护 理 常 规

【作用与用途】

1. 保持尸体的清洁、适宜的姿态,以维持良好的尸体外观。

2. 使尸体易于辨认,并做移尸太平间的准备。

【护理与注意事项】

1. 安慰家属,做好隐私保护,用屏风遮挡;同时应做好自身防护。

2. 尸体包裹用绷带固定(颈、腰、踝),认真填写尸体卡,确保准确无误,并将第一张系于死者右手腕部,第二张系于腰部尸单上,第三张放于停尸屉外。

3. 协助闭上眼睑,如有义齿应装上,必要时用绷带制成四头带托起下颌,使嘴紧闭。

4. 按顺序擦净全身,有引流管的需拔出,必要时用棉花垫塞口、鼻、耳、阴道、肛门等孔道,以免液体外溢,棉花不能外露,若有胶布痕迹,应用松节油擦净。

5. 如无家属在场,应由 2 名护士清点死者遗物,并列单交护士长妥善保管,以便日后交还死者家属或死者所在单位。

尸体护理操作流程图

```
                    ┌─────────┐
                    │ 素质要求 │
                    └────┬────┘
                         ↓
诊断、抢救过程、死因及时间┐ ┌─────────┐
尸体清洁程度、伤口、引流管├─│  评  估  │
家属对死亡的认识态度、风  │ └────┬────┘
俗习惯                  ┘      ↓
                    ┌─────────┐ ┌─ 洗手，戴口罩
                    │ 备齐用物 ├─┤ 填写三张尸体识别卡、死亡通
                    └────┬────┘ └─ 知单
                         ↓
                                ┌─ 洗脸，闭合眼睑
安慰家属，劝其离开  ┐          │      ↓
穿隔离衣，戴手套    │          │   有义齿装上
将用物携至床边      │ ┌─────────┐│      ↓
屏风遮挡，撤去治疗用物├│ 操作前准备 ├┤ 必要时棉花填塞口、鼻、耳、肛
放平尸体，撤去棉胎  │ └────┬────┘│ 门、阴道，棉花不可外露
头下垫一枕          ┘      ↓    │      ↓
                                │ 必要时用四头带托起下颌
搬移尸体于平车上            │      ↓
     ↓              ┌─────────┐│ 脱病衣裤，按顺序擦净全身
尸单包裹尸体，绷带固定（颈、│ 料理尸体 ├┤      ↓
腰、踝）            └────┬────┘│ 有引流管：拔出、缝合，包扎有
     ↓                   ↓    │ 伤口：更换敷料、擦净胶布痕
尸体胸前尸单上系一张尸体识  ┌─────────┐│ 迹，包扎
别卡                │ 移送尸体 ├┤      ↓
     ↓              └────┬────┘│ 穿衣裤、梳发
盖好大单送太平间            │      ↓
     ↓                   │ 右手腕系一张尸体识别卡
将另一张尸体识别卡交工人送  │
太平间，插尸体抽屉          ↓
                    ┌─────────┐
                    │床单位终末│
                    │消毒，清点│
                    │ 遗物    │
                    └────┬────┘
                         ↓
停止一切医嘱        ┐ ┌─────────┐
整理病历            ├─│ 整理病历 │
通知家属，办理出院手续┘ └─────────┘
```

尸体护理操作评分标准

项目		分值	要求	标准分	得分	备注
素质要求		5	服装、鞋帽整洁;仪表大方,举止端庄 语言柔和恰当,态度和蔼可亲	3 2		
评估		10	诊断、抢救过程,死因及时间	3		
			尸体清洁程度、伤口、引流管	4		
			家属对死亡的认识态度、风俗习惯	3		
操作前		10	洗手,戴口罩,穿隔离衣、戴手套 备齐用物,放置合理 填写死亡通知单及尸体识别卡三张	3 4 3		
操作中	料理尸体	30	围屏风,撤去治疗用物及盖被,安慰家属 放平并遮盖尸体,头下垫一枕 洗脸,闭合眼睑,有义齿装上 必要时用血管钳夹干棉球填塞口、鼻、耳、肛门、阴道 必要时用四头带托起下颌 脱衣裤、擦净尸体(上肢、胸、腹、背、下肢) 用松节油擦净胶布痕迹 有引流管拔出缝合包扎 有伤口者更换敷料包扎 穿尸衣裤 系上尸体识别卡	2 2 2 2 2 10 2 2 2 2 2		
	移送尸体	15	放尸体于平车上,尸单包裹尸体,用绷带固定颈、腰、踝部,识别卡系于尸体胸前,盖大单,送太平间 将尸体识别卡交工人,插于尸体抽屉外	10 5		
操作后		10	床单位消毒、清洁处理方法正确 整理病历 通知家属按出院顺序办理结账手续	5 2 3		
评价		10	注意节力原则 动作轻巧、准确、稳重	5 5		
理论提问		10	回答全面、正确	10		
总得分		100				

第四章

专科护理

一、备皮

护理常规

【作用与用途】

  1. 去除手术区毛发和污垢，彻底清洁皮肤。

  2. 为手术时皮肤消毒做准备。

  3. 预防手术后切口感染。

【护理与注意事项】

  1. 应使用一次性备皮包，备皮刀片应锐利，防止交叉感染。

  2. 动作轻柔，勿剃破皮肤，遇到瘢痕或突起处要避免直接剃，应变换角度。

  3. 皮肤污垢较多者，要先洗净再剃毛。

  4. 若发现手术区皮肤有湿疹、疖、发红、破损等异常情况，应通知医师并记录。

  5. 注意保护患者隐私，尽量减少对患者躯体的暴露，注意保暖。

  6. 备皮后有条件者做全身沐浴或局部擦浴，更换衣服。

备皮操作流程图

素质要求

↓

所患疾病、手术部位、手术名称
心理意识状态、认知及合作程度
手术区皮肤情况 ⟩ 评 估

↓

洗手、戴口罩

↓

备齐用物 ⟨ 治疗盘:一次性备皮包、纱布数块(一般 2～4 块)、手电筒、石蜡油、棉签、一次性尿垫、治疗碗(内备清水)、毛毯,必要时备屏风等

↓

核对、解释,关门窗
必要时用屏风遮挡,注意保暖
取合适体位,暴露备皮区域
将一次性尿垫垫于备皮范围下 ⟩ 患者准备

↓

再次核对床号、姓名、手术部位、手术名称 ⟩ 定 位 ⟨ 皮肤准备范围大于手术切口周围 15～20 cm

将备皮包内滑石粉均匀涂在备皮区域皮肤上
一手持纱布绷紧皮肤,另一手持一次性备皮刀剃毛,刀架与皮肤成45°剃净毛发,顺序为从左到右,从上至下
腹部手术用棉签蘸石蜡油清除脐孔污垢,再用清水棉签洗净,干棉签擦干
操作时动作应轻柔、避免损伤皮肤 ⟩ 备 皮

↓

检查清洗 ⟨ 用纱布擦净皮肤
持手电筒与皮肤呈90°照射,按剃毛顺序仔细检查毛发是否剃净
撤去一次性尿垫,整理患者衣裤及床单位
备皮后沐浴(卧床患者床上擦浴),注意备皮区皮肤的保护、保暖

↓

整理用物 ⟨ 一次性备皮刀:弃于利器盒
一次性尿垫、纱布、棉签:弃于感染性废物垃圾桶

↓

洗手,记录

备皮操作评分标准

项目		分值	要求	标准分	得分	备注
素质要求		5	服装、鞋帽整洁;仪表大方,举止端庄 语言柔和恰当,态度和蔼可亲	3 2		
评估		10	所患疾病、手术部位、手术名称 心理意识状态、认知及合作程度 手术区皮肤情况	3 3 4		
操作前		5	洗手,戴口罩 备齐用物,放置合理	5		
操作中	患者	10	核对、解释,关门窗 必要时用屏风遮挡,注意保暖 取合适体位,暴露备皮区域 将一次性尿垫垫于备皮范围处下面	2 2 3 3		
	定位	10	皮肤准备范围应大于手术切口周围15~20 cm	10		
	备皮	15	再次核对床号、姓名、手术部位、手术名称 备皮手法、范围准确,毛发剃净 顺序为从左到右、从上至下	2 10 3		
	清洁脐孔	5	脐孔清洁干净	5		
	检查清洗	11	纱布擦净皮肤 持手电筒与皮肤呈 90° 照射,按剃毛顺序仔细检查 备皮后沐浴(卧床患者床上擦浴) 注意备皮区皮肤的保护、保暖	2 5 2 2		
操作后		9	协助患者穿好衣裤、躺卧舒适 用物处置 洗手,记录	3 3 3		
评价		10	动作轻柔、备皮干净,无皮肤破损 备皮范围恰当	5 5		
理论提问		10	回答全面、正确	10		
总分		100				

313

二、换药

护 理 常 规

【作用与用途】

1. 更换伤口敷料。

2. 做好伤口评估和敷料选择。

3. 保持伤口清洁,促进伤口愈合及舒适。

4. 预防、控制伤口感染。

【护理与注意事项】

1. 严格执行无菌操作原则。

2. 换药原则:按照清洁伤口、污染伤口、感染伤口的顺序进行,避免交叉感染,特殊感染伤口必须执行床边隔离。

3. 保持双手持镊法,一镊相对无菌,另一镊接触患者伤口,接触患者的镊子不得直接接触敷料,敷料不能过湿。

4. 包扎伤口时要保持良好的血液循环,不可固定太紧,包扎肢体时从身体远端到近端,促进静脉回流。

5. 保持敷料清洁干燥,敷料渗出多、潮湿时,必须立即予以更换。

6. 手术后遗留于皮肤的消毒药水可用温水毛巾擦拭,胶布留下的痕迹可用石蜡油擦拭。

换药操作流程图

素质要求

↓

主要临床表现、既往史、药物过敏史,换药部位的皮肤情况,伤口局部情况,体质及心理情况 ⎱ **评　估**

↓

备齐用物 ⎱ 治疗盘:换药包、治疗巾、75％乙醇棉球、生理盐水棉球、纱布数块、棉签、胶布、绷带;遵医嘱备各种外用药液等

↓

核对、解释,根据换药部位取适宜体位,暴露创面,并垫上治疗巾,必要时屏风遮挡或盖上毛毯,注意保暖 ⎱ **患者准备**

↓

操作要点 ⎱ 将治疗巾铺于患肢下
打开换药包,放一弯盘于患肢旁
揭除伤口敷料:用手揭去外层敷料,放在弯盘内,污面向上,用镊子揭除内层敷料,必要时用盐水湿润后再揭下
清理伤口:右手镊子接触伤口,左手镊子传递无菌物品,两镊子不可交叉使用
清洁伤口,用75％乙醇棉球由内向外消毒伤口周围皮肤2遍
感染伤口,用75％乙醇棉球消毒应由外向内至伤口边缘皮肤消毒2遍
用生理盐水棉球轻拭伤口
根据伤口正确选用药物、纱布或引流物
固定:盖上无菌纱布、胶布或绷带固定

↓

保持伤口敷料清洁干燥敷料潮湿时应当及时更换 ⎱ **健康教育**

↓

整理床单位 ⎱ 协助患者穿好衣裤,安置舒适体位

↓

清理用物 ⎱ 敷料、棉球:弃于感染性废物垃圾桶
换药包、治疗巾:送供应室统一消毒

↓

洗手,记录

现代中西医护理操作技能

换药操作评分标准

项目		分值	要 求	标准分	得分	备注
素质要求		5	服装、鞋帽整洁;仪表大方,举止端庄 语言柔和恰当,态度和蔼可亲	3 2		
评估		10	主要临床表现、既往史、药物过敏史	5		
			换药部位伤口情况及合作程度	5		
操作前		5	核对医嘱,备齐用物	3		
			洗手,戴口罩	2		
操作中	患者准备	10	核对,解释	3		
			根据换药部位,采取适当体位	3		
			垫治疗巾,暴露创面,注意保暖	4		
	操作要点	40	揭除伤口敷料:用手揭去外层敷料,放在弯盘内,污面向上,用镊子揭除内层敷料,必要时用盐水湿润后再揭下	8		
			清理伤口:右手镊子接触伤口,左手镊子传递无菌物品,两镊子不可交叉使用	8		
			用75%乙醇(酒精)棉球消毒伤口周围皮肤2遍,方法正确	8		
			用生理盐水棉球轻拭伤口	6		
			根据伤口正确选用药物、纱布或引流物	5		
			固定美观、平整	5		
操作后		10	保持伤口敷料清洁干燥	3		
			整理床单位,躺卧舒适	2		
			用物处理	3		
			洗手,脱口罩,记录正确	2		
评价		10	动作轻巧、稳当、准确	3		
			注意无菌操作	7		
理论提问		10	回答全面、正确	10		
总分		100				

三、胃肠减压护理

护 理 常 规

【作用与用途】

1. 观察引流液的颜色、性质、量。

2. 保持引流通畅及有效吸引。

【护理与注意事项】

1. 保持管道通畅,防止管道扭曲、折叠、受压。

2. 做好口腔护理,留置胃管期间,患者容易感到口干、有异味、咽喉痛,应每天行口腔护理 2 次,同时指导患者多用茶水漱口,以保持口腔清洁、湿润、无异味。

3. 准确记录胃液色、量及性状。一般胃部手术后 12～24 小时内胃液可呈咖啡色或暗红色液吸出;若出现鲜红色液体,应停止负压吸引,保留胃管,通知医师并协助处理。

4. 胃肠减压期间禁食禁饮,必须经口服药时,可舌下含化或研碎调水后注入,注入后夹管 30 分钟,以免将药物吸出,影响疗效。

5. 胃肠减压时间＞1 周,应更换胃管,经另一鼻腔置入。

胃肠减压护理操作流程图

素质要求

了解患者病情、意识及合作程度
鼻中隔、鼻腔黏膜情况、腹部
体征
管道通畅、固定情况
引流物色、质、量

评估患者

洗手,戴口罩
备齐用物:治疗盘,弯盘,治疗
巾,血管钳,负压引流器(功能
完好),棉签,清水,石蜡油,
75%乙醇棉球,胶布,别针,橡
皮筋

操作前准备

松固定,铺治疗巾,置弯盘
清洁鼻孔及胶布痕迹
滴石蜡油,贴胶布
夹管、75%乙醇棉球消毒胃管
与负压引流器管衔接处2次,第
3只棉球消毒后固定在接口处,
分离胃管与负压引流器管接
口,更换负压引流器,严格执行
无菌操作
妥善固定
观察引流是否通畅
调节负压

患者准备

核对,解释
选择适宜体位(头偏向一侧)

操作要点

整理床单位,指导患者,告知注意事项

正确处理用物

洗手,记录
引流液色、质、量

胃肠减压护理操作评分标准

项目	分值	要求	标准分	得分	备注
素质要求	5	服装、鞋帽整洁；仪表大方，举止端庄 语言柔和恰当，态度和蔼可亲	3 2		
评估	10	评估患者意识，合作程度	5		
		鼻腔情况、腹部体征，管道通畅、固定情况；引流物色、质、量	5		
操作前	10	洗手，戴口罩	5		
		备齐用物，放置合理 检查负压装置	5		
操作中	45	核对，解释，选择适当体位（头偏向一侧）	5		
		松固定、铺治疗巾、放置弯盘	3		
		清洁鼻孔及胶布痕迹	4		
		滴石蜡油、贴胶布	3		
		夹管，正确消毒胃管与负压引流管衔接处	10		
		更换负压引流器，调节负压	10		
		放松血管钳，观察引流是否通畅	5		
		妥善固定于病衣衣领或肩部	5		
操作后	10	整理床单位，告知注意事项	5		
		正确处理用物，洗手，记录	5		
评价	10	动作轻巧、稳重、准确	5		
		管道通畅，妥善固定	5		
理论提问	10	回答正确、全面	10		
总分	100				

四、T管引流护理

护理常规

【作用与用途】

1. 防止发生胆道逆行感染,保证引流有效。
2. 观察胆汁的色、质、量。

【护理与注意事项】

1. 严格执行无菌操作,保持胆道引流通畅。
2. 妥善固定导管,防止牵拉,以防 T 管脱落。
3. 保持有效引流,勿打折、勿弯曲受压,平卧时引流管应低于腋中线,站立活动时不可高于引流口平面,防止逆流。
4. 注意观察及保护 T 管周围皮肤,如有胆汁侵蚀可用氧化锌软膏保护。
5. 注意观察患者生命体征及腹部体征变化,如有发热、腹痛,提示有感染或胆汁渗漏可能,应及时报告医师。
6. T 管引流时间 7~14 天,拔管前应先根据医嘱夹闭,夹管期间观察有无腹痛、发热、黄疸。

T 管引流护理操作流程图

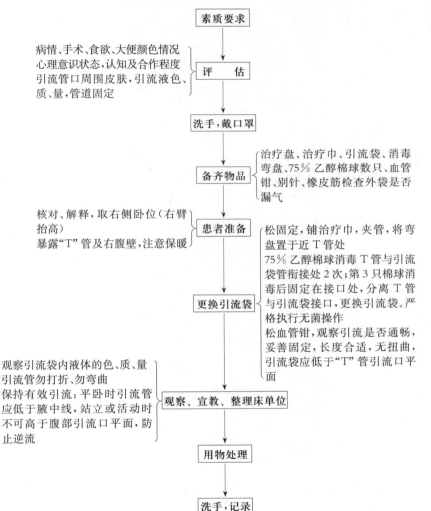

素质要求

评估
- 病情、手术、食欲、大便颜色情况
- 心理意识状态,认知及合作程度
- 引流管口周围皮肤,引流液色、质、量,管道固定

洗手,戴口罩

备齐物品
- 治疗盘、治疗巾、引流袋、消毒弯盘、75% 乙醇棉球数只、血管钳、别针、橡皮筋检查外袋是否漏气

患者准备
- 核对、解释,取右侧卧位(右臂抬高)
- 暴露"T"管及右腹壁,注意保暖

更换引流袋
- 松固定,铺治疗巾,夹管,将弯盘置于近 T 管处
- 75% 乙醇棉球消毒 T 管与引流袋管衔接处 2 次;第 3 只棉球消毒后固定在接口处,分离 T 管与引流袋接口,更换引流袋。严格执行无菌操作
- 松血管钳,观察引流是否通畅,妥善固定,长度合适,无扭曲,引流袋应低于"T"管引流口平面

观察、宣教、整理床单位
- 观察引流袋内液体的色、质、量,引流管勿打折、勿弯曲
- 保持有效引流:平卧时引流管应低于腋中线,站立或活动时不可高于腹部引流口平面,防止逆流

用物处理

洗手,记录

四、T 管引流护理

321

T 管引流护理操作评分标准

项目	分值	要　　求	标准分	得分	备注
素质要求	5	服装、鞋帽整洁;仪表大方,举止端庄 语言柔和恰当,态度和蔼可亲	3 2		
评估	10	病情,手术,食欲,大便颜色情况 心理意识状态、认知及合作程度 引流管口周围皮肤,引流液色、质、量,管道固定	3 3 4		
操作前	10	洗手,戴口罩 备齐用物,放置合理 核对、解释 卧位正确,暴露置管部位,注意保暖	2 3 2 3		
操作中	45	松固定,铺治疗巾,夹管,放置弯盘 正确消毒 T 管与引流袋管衔接处 更换引流管,遵守无菌操作 开放、观察是否通畅 妥善固定,长度合适、无扭曲 观察引流袋内液体的色、质、量 做好健康指导	5 10 10 5 5 5 5		
操作后	10	整理床单位,协助患者躺卧舒适 清理用物,洗手 正确记录 T 管引流液的色、质、量,以及通畅清况	3 3 4		
评价	10	无菌概念强 管道引流有效、固定妥当	5 5		
理论提问	10	回答正确、全面	10		
总分	100				

五、造口护理

护理常规

【作用与用途】

1. 保持造口周围皮肤的清洁。
2. 评估患者造口的功能状况及心理接受程度。
3. 帮助患者掌握护理造口的方法。

【护理与注意事项】

1. 造口袋内容物于1/3满或有渗漏时应更换,更换造口袋时应当防止袋内容物污染伤口,贴造口袋前一定要保证造口周围皮肤干燥。

2. 撕离造口袋时动作轻柔,注意保护造口周围皮肤,防止皮肤损伤,必要时可使用造口护肤粉。

3. 造口袋背面所剪的洞口尺寸应大于造口(1～2 mm),缝隙过大,粪便刺激皮肤易引起皮炎,过小则底盘边缘与黏膜摩擦将会导致不适,甚至出血。

4. 教会患者观察造口周围皮肤的血运情况,若发现肠段有回缩、脱出或皮肤异常等情况,应立即告知医师。

5. 定期手扩造口,防止造口狭窄。

造口护理操作流程图

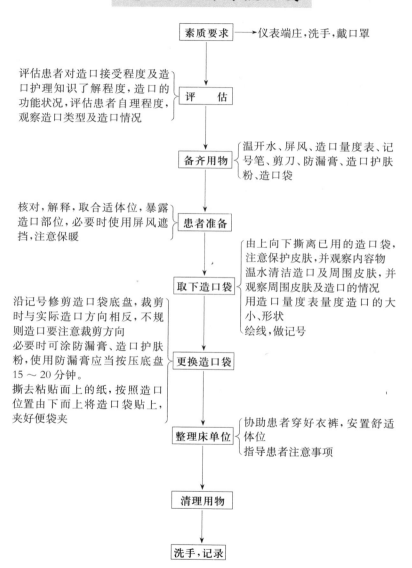

素质要求 ——→ 仪表端庄,洗手,戴口罩

评估患者对造口接受程度及造口护理知识了解程度,造口的功能状况,评估患者自理程度,观察造口类型及造口情况

评　估

温开水、屏风、造口量度表、记号笔、剪刀、防漏膏、造口护肤粉、造口袋

备齐用物

核对,解释,取合适体位,暴露造口部位,必要时使用屏风遮挡,注意保暖

患者准备

由上向下撕离已用的造口袋,注意保护皮肤,并观察内容物
温水清洁造口及周围皮肤,并观察周围皮肤及造口的情况
用造口量度表量度造口的大小、形状
绘线,做记号

取下造口袋

沿记号修剪造口袋底盘,裁剪时与实际造口方向相反,不规则造口要注意裁剪方向
必要时可涂防漏膏、造口护肤粉,使用防漏膏应当按压底盘15～20分钟。
撕去粘贴面上的纸,按照造口位置由下而上将造口袋贴上,夹好便袋夹

更换造口袋

协助患者穿好衣裤,安置舒适体位
指导患者注意事项

整理床单位

清理用物

洗手,记录

造口护理操作评分标准

项目		分值	要　求	标准分	得分	备注
素质要求		5	服装、鞋帽整洁;仪表大方,举止端庄 语言柔和恰当,态度和蔼可亲	3 2		
评估		10	评估患者对造口接受程度及造口护理知识了解程度,造口的功能状况	4		
			评估患者自理程度、心理接受程度	3		
			观察造口类型及造口情况	3		
操作前		10	核对医嘱,备齐用物	5		
			洗手,戴口罩	5		
操作中	患者准备	10	核对,解释	3		
			根据造口部位,采取适当体位	3		
			暴露造口部位,注意保暖	4		
	操作要点	35	撕离已用的造口袋,观察内容物	5		
			温水清洁造口及周围皮肤,观察周围皮肤及造口的情况	5		
			正确处理造口及周围皮肤疾患	5		
			测量造口的大小、形状,绘线,做记号	5		
			沿记号正确修剪造口袋	5		
			正确固定造口袋,无渗漏	5		
			避免清洁、污染交叉混淆	5		
操作后		10	整理床单位,躺卧舒适	2		
			做好指导	4		
			用物处理	2		
			洗手、脱口罩、记录正确	2		
评价		10	动作轻巧、稳当、准确	5		
			方法、手法正确	5		
理论提问		10	回答正确、全面	10		
总分		100				

六、鼻胆管引流护理

护理常规

【作用与用途】

鼻胆管引流术（endoscopic nasobiliary drainage，ENBD）是在十二指肠镜直视下胆管置管并经鼻腔引流到体外的减压技术。

1. 预防内镜下十二指肠括约肌乳头切开取石术后，切口水肿再次阻塞胰胆管开口及胆管炎，预防逆行胰胆管造影术（ERCP）后胆管炎、胰腺炎等并发症。

2. 诊断和治疗化脓性胆管炎和胆源性胰腺炎等。

3. 引流胆汁，用于各种原因引起的恶性胆道梗阻，减轻黄疸治疗。

【护理与注意事项】

1. 操作前做好解释。告知患者进行鼻胆管护理或更换引流袋时，可能会因为牵拉导管而出现恶心、呕吐等不适，要配合做好深呼吸，以减轻不适。

2. 操作结束后重新确认鼻导管的位置，引流袋的位置必须低于肝管水平，以保证有效引流。嘱患者勿牵拉引流管，防止脱出、扭曲，并及时记录。

3. 注意观察引流情况，如果引流量少于每天 50 ml，可能是导管堵塞、位置不当，应及时处理。

4. 注意患者生命体征及腹部体征的变化，如有发热、腹痛，提示有感染或胆汁渗漏可能，应及时报告医师。

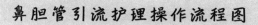

鼻胆管引流护理操作流程图

素质要求

↓

了解患者病情、意识及合作
程度
鼻中隔、鼻腔黏膜情况
腹部体征、食欲、皮肤及大便颜
色情况
导管留置深度、通畅、固定情况
引流物色、质、量

评估患者

↓

操作前准备 { 洗手,戴口罩
备齐用物:方盘,弯盘,治疗巾,
血管钳,引流袋,棉签,清水、石
蜡油、胶布等

↓

患者准备 { 解释,核对
选择适宜体位

↓

夹管、铺治疗巾,放置弯盘
清洁鼻孔及胶布痕迹
滴石蜡油、贴胶布
75％乙醇棉球消毒鼻胆管与负
压引流器管衔接处2次,第3只
棉球消毒后固定在接口处,分
离鼻胆管与负压引流器管接
口,更换引流袋,严格执行无菌
操作
妥善固定
观察引流是否通畅

操作要点

↓

整理床单位,指导患者,告知注意事项

↓

正确处理用物,观察引流液色、质、量

↓

洗手,记录

327

鼻胆管引流护理操作评分标准

项目	分值	要　　求	标准分	得分	备注
素质要求	5	服装、鞋帽整洁；仪表大方，举止端庄 语言柔和恰当，态度和蔼可亲	3 2		
评估	10	评估患者意识，合作程度	5		
		鼻腔情况、腹部体征、食欲、皮肤及大便颜色情况，导管深度、通畅、固定情况；引流物色、质、量	5		
操作前	10	洗手，戴口罩	5		
		备齐用物，放置合理 检查负压装置	5		
操作中	45	核对，解释，选择适当体位（头偏向一侧）	5		
		夹管、铺治疗巾、放置弯盘	3		
		清洁鼻孔及胶布痕迹	4		
		滴石蜡油、贴胶布	3		
		正确消毒鼻胆管与引流袋衔接处	10		
		更换引流袋，注意无菌操作	10		
		放松血管钳，观察引流是否通畅	5		
		妥善固定于床旁	5		
操作后	10	整理床单位，告知注意事项	5		
		正确处理用物，洗手，记录	5		
评价	10	动作轻巧、稳重、准确	5		
		管道通畅，妥善固定	5		
理论提问	10	回答正确、全面	10		
总分	100				

七、脑室引流护理

护 理 常 规

【作用与用途】

1. 各种原因引起的颅内压增高时,降低颅内压。

2. 脑室内手术后,引流血性脑脊液,减少脑膜刺激征及蛛网膜粘连,便于观察脑脊液的性状、颜色、量。

【护理与注意事项】

1. 患者取平卧位,保持安静,对意识不清、躁动不安、有精神症状或小儿患者,应予以约束保护,以防引流管意外滑脱。

2. 每日更换引流袋,记录引流液色、质和量,如发现呈血性或混浊,应立即汇报医师,更换引流袋时应遵循无菌操作原则。

3. 详细记录脑室引流液量,观察引流液流速,每日引流液不超过500 ml 为宜。如有感染,引流量可相应增多,可将引流袋抬高至距侧脑室水平 20 cm。

4. 保持头部穿刺点或创口处敷料的干燥,如发现敷料潮湿,应立即查明原因,及时更换。

5. 搬运患者时应将引流管夹闭,以防引流袋高度变化而造成短时间内引流过量或逆流。

6. 引流管道要保持通畅,切不可将其折曲或压于患者头下,如发现堵塞,应及时查找原因,通知医师,给予相应处理。

7. 引流期间应定时巡视,观察患者的神志、瞳孔和生命体征变化,如有异常,及时分析原因并处理。

脑室引流护理操作流程图

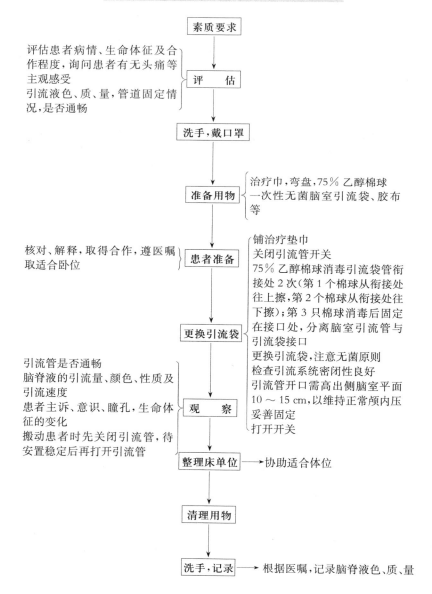

素质要求

评估患者病情、生命体征及合作程度，询问患者有无头痛等主观感受
引流液色、质、量，管道固定情况，是否通畅

评 估

洗手，戴口罩

准备用物 —— 治疗巾，弯盘，75％乙醇棉球
一次性无菌脑室引流袋、胶布等

核对、解释，取得合作，遵医嘱取适合卧位

患者准备 —— 铺治疗垫巾
关闭引流管开关
75％乙醇棉球消毒引流袋管衔接处2次（第1个棉球从衔接处往上擦，第2个棉球从衔接处往下擦）；第3只棉球消毒后固定在接口处，分离脑室引流管与引流袋接口

更换引流袋 —— 更换引流袋，注意无菌原则
检查引流系统密闭性良好
引流管开口需高出侧脑室平面10～15 cm，以维持正常颅内压
妥善固定
打开开关

引流管是否通畅
脑脊液的引流量、颜色、性质及引流速度
患者主诉、意识、瞳孔，生命体征的变化
搬动患者时先关闭引流管，待安置稳定后再打开引流管

观 察

整理床单位 —— 协助适合体位

清理用物

洗手，记录 —— 根据医嘱，记录脑脊液色、质、量

330

脑室引流护理操作评分标准

项目		分值	要　求	标准分	得分	备注
素质要求		5	服装、鞋帽整洁;仪表大方,举止端庄	3		
			语言柔和恰当,态度和蔼可亲	2		
评估		10	评估患者病情、生命体征及合作程度	3		
			询问患者有无头痛等主观感受	3		
			引流液色、质、量,管道固定情况,是否通畅	4		
操作前		5	核对医嘱,备齐用物	2		
			洗手,戴口罩	3		
操作中	患者准备	5	核对,解释	2		
			根据医嘱,采取适当体位	3		
	操作要点	40	铺治疗垫巾	3		
			关闭引流管开关	3		
			消毒衔接口	4		
			正确更换引流袋,注意无菌原则	10		
			检查引流系统密闭性良好	5		
			引流管开口需高出侧脑室平面 10~15 cm	5		
			妥善固定	5		
			打开开关	5		
操作后		15	观察引流管、引流液及患者情况	5		
			告知患者注意事项	5		
			整理床单位,用物处理	2		
			洗手、脱口罩,记录正确	3		
评价		10	动作轻巧、稳当、准确	5		
			更换引流袋手法正确	5		
理论提问		10	回答全面、正确	10		
总分		100				

八、胸腔闭式引流护理

护 理 常 规

【作用与用途】

1. 各种损伤性或自发性气胸、血胸,以及各种心胸手术后,引流出胸膜腔内的气体或液体,恢复胸腔内负压,以利肺扩张。

2. 有利于早期发现胸腔手术后大出血及心包填塞等。

【护理与注意事项】

1. 更换引流瓶时,应用止血钳夹闭胸引管防止空气进入,保持胸腔引流装置的无菌和密闭,注意不能接错管道,接患者胸导管的长管应始终保持在水封瓶液面下 2~4 cm,防止空气进入胸腔。操作时严格执行无菌操作。

2. 将引流瓶放于安全处,保持引流瓶低于胸腔 60 cm,以利引流。

3. 及时添加调节瓶内的水,保持调压管在水面下的长度,维持有效的负压吸引。

4. 妥善固定胸腔引流管的位置,将引流管留出足够患者翻身活动的长度,翻身活动时防止扭曲、受压、打折、脱出。

5. 术后患者如血压平稳,应取半卧位,以利体位引流和呼吸。

6. 在搬动患者时需用两把止血钳交叉夹住胸引管,以免在搬动过程中发生管道滑脱、漏气、倒吸等意外情况。

7. 保持引流管通畅,观察水封瓶内水柱波动情况,如水封管内液面高于瓶内液面且随呼吸运动而波动,或水封瓶内有气泡溢出,表示引流良好。如水封瓶内液面不动,可自上而下交替挤压引流管,防止血块阻塞,如无效立即通知医师。

8. 注意观察并记录胸腔引流液的颜色、性质、量,如每小时引流液在 100 ml 以上,呈血性,持续 3 小时,提示有活动性出血的可能,应立即通知医师。

9. 引流期间观察患者呼吸、面色等情况,有异常及时通知医师。

鼓励患者咳嗽及深呼吸，以利肺复张。

　　10. 拔管时做好配合工作，拔管后 24 小时内密切观察患者有无胸闷、憋气、呼吸困难等情况，并注意局部有无渗血、渗液或漏气，必要时及时通知医师。

胸腔闭式引流护理操作流程图

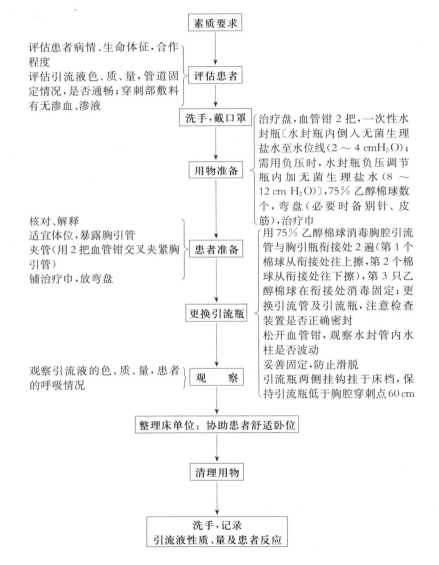

素质要求

评估患者病情、生命体征,合作程度
评估引流液色、质、量,管道固定情况,是否通畅;穿刺部敷料有无渗血、渗液

评估患者

洗手,戴口罩

用物准备 — 治疗盘,血管钳 2 把,一次性水封瓶〔水封瓶内倒入无菌生理盐水至水位线(2 ~ 4 cmH$_2$O);需用负压时,水封瓶负压调节瓶内加无菌生理盐水(8 ~ 12 cm H$_2$O)〕,75% 乙醇棉球数个,弯盘(必要时备别针、皮筋),治疗巾

核对、解释
适宜体位,暴露胸引管
夹管(用 2 把血管钳交叉夹紧胸引管)
铺治疗巾,放弯盘

患者准备 — 用 75% 乙醇棉球消毒胸腔引流管与胸引瓶衔接处 2 遍(第 1 个棉球从衔接处往上擦,第 2 个棉球从衔接处往下擦,第 3 只乙醇棉球在衔接处消毒固定;更换引流管及引流瓶,注意检查装置是否正确密封
松开血管钳,观察水封管内水柱是否波动
妥善固定,防止滑脱
引流瓶两侧挂钩挂于床档,保持引流瓶低于胸腔穿刺点 60 cm

更换引流瓶

观察引流液的色、质、量,患者的呼吸情况

观察

整理床单位:协助患者舒适卧位

清理用物

洗手,记录
引流液性质、量及患者反应

注:水封瓶不接负压时,必须将控制旋塞置于"开"的位置,使引流瓶向大气开放。

胸腔闭式引流护理操作评分标准

项目	分值	要　求	标准分	得分	备注
素质要求	5	服装、鞋帽整洁；仪表大方，举止端庄 语言柔和恰当，态度和蔼可亲	3 2		
评估	10	评估患者病情、生命体征及合作程度	4		
		评估引流液色、质、量，管道固定情况，是否通畅	4		
		穿刺部敷料有无渗血、渗液	2		
操作前	10	洗手，戴口罩	4		
		备齐用物	2		
		检查水封瓶装置是否正确有效	4		
操作中	50	核对，解释	3		
		适宜体位，暴露胸引管	2		
		正确夹管	5		
		松固定，铺治疗巾	5		
		消毒方法正确	5		
		更换引流管、引流瓶	10		
		检查装置是否正确密封	5		
		松血管钳挤压引流管，观察水柱有无波动	5		
		妥善固定，防止脱落	5		
		正确放置引流瓶	5		
操作后	5	观察患者，观察水柱波动范围、引流情况	2		
		告知患者注意事项	2		
		整理床单位，用物处理	1		
评价	10	动作轻巧、稳重、准确、安全 遵循无菌操作原则	5 5		
理论提问	10	回答全面、正确	10		
总分	100				

九、双气囊三腔管护理

护 理 常 规

【作用与用途】

适用于各种门脉高压导致的食管胃底静脉曲张、破裂引起的大出血时的紧急止血。

【护理与注意事项】

1. 三腔管牵引方向过高或过低都会压迫鼻腔上下组织,引起损伤,要注意避免。需要给患者翻身时,可用止血钳从鼻孔部夹住管子,以防气囊和管腔回缩,从而保持一定牵引力。

2. 气囊应每隔 12～24 小时放松牵引和放气 1 次,放松气囊时应先放食管囊,再放胃囊,如出血停止,就不必再压迫;如继续出血,应重新充气、牵引。

3. 持续牵引时间一般可达 3～5 天,具体时间视患者临床情况而定,要防止时间过长引起胃底食管黏膜糜烂、破裂等并发症。

4. 三腔管牵引时,应在患者身边备好小剪刀,防止胃囊漏气三腔管滑出导致气囊梗在咽喉处压迫气道而引起窒息。发生以上情况时,应立即剪断三腔管紧急放气,使患者气道通畅。

5. 用三腔管牵引止血期间应认真做好口腔护理,每天 2～3 次,保持口腔清洁。严密观察患者的意识、神态、呼吸、心率、血压、体温等生命体征,仔细记录呕血、便血的量,以及气囊压迫时间等。

6. 肝昏迷患者使用三腔管时要用床栏和约束带制动,防止患者自行拔管和坠床。

双气囊三腔管护理操作流程图

素质要求

洗手,戴口罩
用物准备:
治疗车、治疗盘、血压计、听诊
器、弯盘(胃肠减压器备用)、生
理盐水、三腔管、纱布、50 ml 注
射器、药碗、生理盐水、镊子、血
管钳、棉垫、液状石蜡、棉签(检
查三腔管,测试有无漏气,并作
标记)、滑轮牵引架、牵引绳、小
纱布、重量物网袋、绷带 1 根、弹
簧夹、胶布等、特别护理记录单
环境准备:关门窗,安静,置屏
风遮挡,请家属及陪客离开
病室
患者准备:
核对床号、姓名,安抚患者,稳
定情绪,解释插管目的和配合
要求

评 估 → 全身情况,意识状态,自理能
力,合作程度,口腔、鼻腔黏膜
情况

操作前准备
再次核对医嘱、床号、姓名
选择正确、舒适体位
垫鼻垫,清洁鼻腔,颌下垫棉垫
协助局麻,将润滑后的三腔管
递给医师

操作过程
嘱患者做吞咽或深呼吸动作,
协助医师经鼻缓慢插管至胃内
(约 65 cm)
证实在胃内后配合向胃气囊注
气 200 ～ 300 ml
封闭管口,缓慢向外提拉三腔
管(必要时再向食管囊注气 100
～ 150 ml)

健康教育
正确牵引三腔管,并作标记:以
绷带连接牵引物,经牵引架做
持续牵引。牵引角度 40°,牵引物
重量 0.5 kg,牵引物距地面
30 cm,妥善固定三腔管,按医嘱
胃管内注药或抽液
观察患者情况,观察引流物的
色、质、量,必要时将食管引流
管、胃管连接负压吸引器

保持口腔、鼻腔清洁,避免鼻孔
处因三腔管牵引压迫导致溃疡
不可擅自拔出三腔管
如有异常情况,应及时告知医
护人员

操作后处理
安置舒适体位,整理患者床
单位
整理用物,洗手,记录
做禁食记号,加强生命体征
监测
妥善固定导管,观察三腔管的
刻度,判断有无移位、定时气囊
测压并抽胃液,观察胃内容物
的色、质、量,判断有无继续出
血情况

双气囊三腔管护理操作评分标准

项目		分值	要　求	标准分	得分	备注
素质要求		5	服装、鞋帽整洁;仪表大方,举止端庄 语言柔和恰当,态度和蔼可亲	3 2		
操作前	评估	10	评估患者身心状况、生命体征、口腔黏膜情况	3		
	用物		洗手,戴口罩,备齐用物	2		
	环境		关门窗、安静置屏风遮挡,请家属及陪客离开病室	2		
	患者		核对床号姓名,安抚患者,稳定情绪,解释插管目的和配合要求	3		
操作中	体位	55	选择正确、舒适体位	2		
			垫鼻垫,用棉签清洁鼻腔,颌下垫棉垫	8		
	局麻		协助局麻,将润滑后的三腔管递给医师	8		
	插管		嘱患者做吞咽或深呼吸动作,协助医师经鼻缓慢插入三腔管至胃内	10		
	注气		证实在胃内向胃气囊注气,封闭管口,缓慢向外提拉三腔管。必要时再向食管气囊注气	10		
	牵引		正确牵拉三腔管,并做好标记	8		
	引流		妥善固定三腔管,按医嘱胃管内注药或抽液	6		
	观察		观察患者反应及面色、脉搏 观察胃内容物颜色、性质、量,判断有无继续出血情况	3		
健康教育		5	告知患者置管期间的注意事项,并给予相关知识的指导	5		
操作后		10	保持床单位整洁,安置舒适体位,做禁食记号	2		
			整理用物,洗手,记录	2		

项目	分值	要　求	标准分	得分	备注
操作后	10	注意患者面色、意识,加强生命体征,监测判断出血是否停止,并记录引流物的色、质、量等	2		
		观察三腔管的刻度,判断有无移位,妥善固定,防止脱落	2		
		做好口腔、鼻腔护理,定时气囊测压,并抽胃液,完毕后夹管	2		
评价	5	操作顺序正确、熟练动作轻巧、稳重、准确	5		
理论提问	10	回答全面、正确	10		
合计	100		100		

十、负压吸引

护 理 常 规

【作用与用途】

持续吸出创口内积聚的淋巴液或血液,避免创口内积液、积血。

【护理与注意事项】

1. 保持有效的负压引流,吸引力切忌过大,否则容易导致出血,而且容易吸住组织黏膜,反而造成引流不畅。

2. 引流管妥善固定,定时检查与挤压,防止脱落、扭曲与堵塞。引流管的长度要适宜,一般留出体外 50 cm 为宜,过短患者翻身不方便,也不利于护理人员进行病情观察和操作;管道过长则增加管道的无效死腔,易发生无效引流。

3. 正确记录引流液的量和色,发现异常应及时汇报。对泌尿外科术后留置的负压引流管,若在观察时发现引流液为血性,且引流量增多,则提示可能有尿液引流。另外,发现引流管周围敷料有渗出液时,需检查管道是否通畅、负压强度是否合适、引流管是否移位等。

4. 经常检查引流管各连接处,确定其连接紧密,要防止漏气或脱球造成逆行感染。

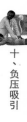

负压吸引操作流程图

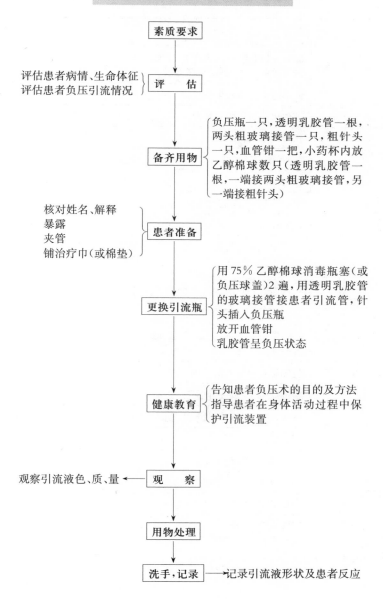

```
素质要求
    ↓
评估患者病情、生命体征 ⎫
                      ⎬ 评  估
评估患者负压引流情况   ⎭
    ↓
                    ⎧ 负压瓶一只,透明乳胶管一根,
                    ⎪ 两头粗玻璃接管一只,粗针头
                    ⎪ 一只,血管钳一把,小药杯内放
            备齐用物 ⎨ 乙醇棉球数只(透明乳胶管一
                    ⎪ 根,一端接两头粗玻璃接管,另
                    ⎩ 一端接粗针头)
    ↓
核对姓名、解释 ⎫
暴露          ⎪
              ⎬ 患者准备
夹管          ⎪
铺治疗巾(或棉垫) ⎭
    ↓
                    ⎧ 用75%乙醇棉球消毒瓶塞(或
                    ⎪ 负压球盖)2遍,用透明乳胶管
            更换引流瓶 ⎨ 的玻璃接管接患者引流管,针
                    ⎪ 头插入负压瓶
                    ⎪ 放开血管钳
                    ⎩ 乳胶管呈负压状态
    ↓
                    ⎧ 告知患者负压术的目的及方法
            健康教育 ⎨ 指导患者在身体活动过程中保
                    ⎩ 护引流装置
    ↓
观察引流液色、质、量 ← 观  察
    ↓
            用物处理
    ↓
            洗手,记录 → 记录引流液形状及患者反应
```

341

负压吸引操作评分标准

项目		分值	要　求	标准分	得分	备注
素质要求		5	服装、鞋帽整洁;仪表大方,举止端庄 语言柔和恰当,态度和蔼可亲	3 2		
评估		10	评估患者病情及生命体征	5		
			评估患者负压吸引情况	5		
操作前		5	核对医嘱,备齐用物	3		
			洗手,戴口罩	2		
操作中	患者准备	18	核对,解释	4		
			根据医嘱,采取适当体位,暴露	5		
			铺治疗巾	5		
			血管钳夹住引流管	4		
	操作要点	30	消毒方法正确	10		
			用透明乳胶管的玻璃接管接患者引流管,针头插入负压瓶	10		
			放开血管钳	5		
			乳胶管呈负压状态	5		
健康指导		5	告知患者负压术的目的、方法及注意事项	5		
操作后		7	整理床单位,躺卧舒适	1		
			观察、测定引流液,处理引流液	2		
			用物处理	2		
			洗手,脱口罩,记录正确	2		
评价		10	动作轻巧、稳当、准确	5		
			注意无菌,时间为5～10分钟	5		
理论提问		10	回答全面、正确	10		
总分		100				

十一、膀胱冲洗

护 理 常 规

【作用与用途】

1. 清除膀胱内的黏液、细菌等异物,预防和治疗泌尿系统感染。

2. 清除膀胱内的血凝块等异物,预防和减少泌尿系统手术后血凝块的形成。

3. 解除尿道阻塞,保持尿管通畅。

4. 对留置导尿管的患者,保持其尿液引流通畅。

【护理与注意事项】

1. 严格无菌操作,防止感染。

2. 冲洗液缓缓流入膀胱,观察尿流速度、色泽即浑浊度,并观察是否通畅,患者有无疼痛或不适等。

3. 观察引流液颜色,可以观察到膀胱切口出血的情况,可以根据引流液颜色,调节冲洗速度。如果引流液鲜红或有血块,可以把滴速调至 100～140 滴,靠冲洗液的压力压迫止血。如果引流液浅红色,可以把滴速调至 80～100 滴,也可以加抗生素于冲洗生理盐水中预防感染。一般冲洗时间为 3～5 天,将冲洗管改为引流管,观察膀胱切口有无渗血等情况。

4. 各班记录输入、输出量,并检查冲洗情况。

5. 冲洗膀胱压力不宜过大,吸出液体不能再注入膀胱。

6. 如吸出液体少于注入量,可能有导管阻塞或尿管在膀胱内位置不当,应及时处理。

7. 操作过程中,严密观察患者生命体征。出现异常,及时通知医师。

膀胱冲洗操作流程图

素质要求

↓

评估患者病情、自理能力及合作情况,评估患者尿液的性状,有无尿频、尿急、尿痛,膀胱区是否膨胀、压痛,是否排尽尿液及导尿管通畅情况 ⎱ **评 估**

↓

洗手,戴口罩

↓

备齐用物 ⎰ 备冲洗液、冲洗皮条、Y形接管、玻璃接管、引流管、血管钳、治疗巾、75%乙醇棉球

↓

核对、解释,取平卧位,暴露导尿管,铺治疗巾,注意保暖,保护隐私 ⎱ **患者准备**

↓

冲洗前准备 ⎰ 悬挂冲洗液(距患者骨盆约1m)消毒导尿管口及引流管接口接管:Y形管一头连接冲洗管,另外两头分别连接导尿管和引流袋,连接前对各个连接部位消毒寒冷气候,冲洗液应加温至35℃左右,以防低温引起痉挛

↓

夹闭引流管,开放输液管60～80滴/分,输入100 ml;关闭输液管,开放引流管排出冲洗液及尿液重复上述步骤,直至冲洗液冲尽 ⎱ **冲洗膀胱**

↓

冲洗完毕 ⎰ 取下冲洗管,消毒导尿管口接引流袋,妥善固定,位置低于膀胱,以利引流尿液

↓

持续冲洗过程中,观察患者的主诉和反应、引流液的量及颜色,如感觉不适,应减缓速度及量,必要时停止冲洗
密切观察:如患者出现面色苍白、出冷汗、剧烈腹痛或或引流液中有鲜血,应立即停止冲洗,并通知医师 ⎱ **观 察**

↓

整理床单位 ⎰ 协助患者穿好衣裤,安置舒适体位

↓

清理用物

↓

洗手,记录 ⎰ 根据医嘱,记录尿量(引流液量及冲洗液量)

膀胱冲洗操作评分标准

项目		分值	要　求	标准分	得分	备注
素质要求		5	服装、鞋帽整洁;仪表大方,举止端庄	3		
			语言柔和恰当,态度和蔼可亲	2		
评估		10	评估患者病情、自理能力及合作情况	5		
			评估患者尿液的性状,有无尿频、尿急、尿痛,膀胱区是否膨胀、压痛,是否排尽尿液及导尿管通畅情况	5		
操作前		10	核对医嘱	3		
			洗手,戴口罩	3		
			备齐用物,放置合理	4		
操作中	患者准备	10	核对,解释	3		
			采取平卧位,暴露导尿管	3		
			铺治疗巾,注意保暖	4		
	操作要点	35	悬挂冲洗液,高度位置正确	3		
			消毒各连接口,正确连接各导管	5		
			夹闭引流管,打开冲洗管	3		
			冲洗速度适宜	5		
			夹闭冲洗管,打开引流管,排出引流液	4		
			观察患者主诉及反应,冲洗液的色、质、量	5		
			持续冲洗直至冲洗液冲尽	5		
			冲洗完毕,取下冲洗管,消毒导尿管口接尿袋,妥善固定	5		
操作后		10	整理床单位,躺卧舒适	3		
			用物处理	3		
			洗手,脱口罩,记录正确	4		
评价		10	动作轻巧、稳当、准确	5		
			冲洗方法、手法正确	5		
理论提问		10	回答全面、正确	10		
总分		100				

十二、滴眼药水

护理常规

【作用与用途】

用于诊断、检查、防治眼部疾病。

【护理与注意事项】

1. 滴眼前必须洗净双手,防止交叉感染。

2. 有眼球穿透伤、角膜瘘、手术后的患者滴眼药水时勿压迫眼球,以免造成严重角膜溃烂而引起穿孔或加重病情。

3. 毒性药物如阿托品、匹鲁卡品等滴后,应用消毒棉球压迫泪囊区 2～3 分钟,以防药液经泪道流入鼻腔引起中毒。儿童用药时应特别注意。

4. 不要让药液流入健眼。单眼患病,在滴药水时,应将头部稍偏向患眼侧,以防药液顺鼻根部流入健眼而导致意外或交叉感染,尤其在用阿托品类眼药水时更要注意。双眼滴药时,需先滴健眼,再滴患眼。

5. 根据病情,需用两种或两种以上的眼药水就需合理安排,可采用以下两种方法:一是短暂间歇法,即当滴完第一种眼药水后 3～5 分钟,待药水充分发挥作用后再滴另一种药液,才不会把先滴入的药水给稀释掉;二是交替滴眼法。另外,先滴刺激性小的眼药水,后滴刺激性大的眼药水。

6. 滴眼后应保持眼部清洁,不要用手揉擦双眼;如果滴入扩瞳药,滴药后会出现视力模糊,注意不宜走远或剧烈活动,以免意外受伤。

滴眼药水操作流程图

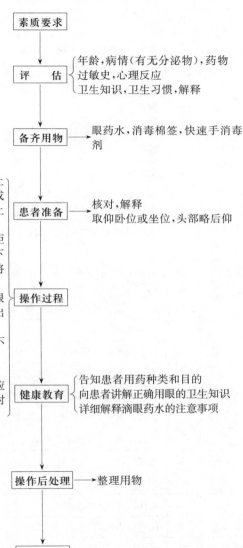

```
┌──────────┐
│  素质要求  │
└──────────┘
     │
     ▼
┌──────────┐     ┌ 年龄,病情(有无分泌物),药物
│   评   估  │─────┤ 过敏史,心理反应
└──────────┘     └ 卫生知识,卫生习惯,解释
     │
     ▼
┌──────────┐     ┌ 眼药水,消毒棉签,快速手消毒
│  备齐用物  │─────┤ 剂
└──────────┘     └
     │
     ▼
┌──────────┐     ┌ 核对,解释
│  患者准备  │─────┤
└──────────┘     └ 取仰卧位或坐位,头部略后仰
     │
     ▼
┌──────────┐
│  操作过程  │
└──────────┘
     │
     ▼
┌──────────┐     ┌ 告知患者用药种类和目的
│  健康教育  │─────┤ 向患者讲解正确用眼的卫生知识
└──────────┘     └ 详细解释滴眼药水的注意事项
     │
     ▼
┌──────────┐
│  操作后处理 │────▶ 整理用物
└──────────┘
     │
     ▼
┌──────────┐
│   洗   手  │
└──────────┘
```

用左手拇指与示指分开患者上下眼睑并固定于上下眶缘,或用棉签拉开下眼睑,眼睛向上看,暴露下穹隆部

右手持眼药水瓶垂直向下,距离眼睛 2～3 cm,将眼液滴入下穹隆部 1～2 滴轻提上眼睑,将药液贮于结膜囊内

嘱患者闭眼 3～5 分钟,勿使眼液外溢,用干棉球拭去溢出药水

滴药后按住内眼角可以减少不良反应

再次核对

观察患者滴眼药水后的反应(如有疼痛、奇痒等不适,及时报告医护人员)

347

滴眼药水操作评分标准

项目	分值	要　　求	标准分	得分	备注
素质要求	5	服装、鞋帽整洁;仪表大方,举止端庄	3		
		语言柔和恰当,态度和蔼可亲	2		
操作前	15	评估	5		
		洗手,戴口罩	2		
		备齐物品,放置合理	8		
患者准备	5	核对,解释	3		
		取仰卧位或坐位	2		
操作中	40	以左手拇指及示指分开上下眼睑,或用棉签拉开下眼睑,暴露下穹隆部	10		
		滴管口距眼球 2~3 cm,将药液滴于结膜囊内	10		
		轻提上睑,嘱患者闭眼 3~5 分钟,勿使眼液外溢	5		
		滴毕用干棉球擦去外溢药水	5		
		再次核对	5		
		观察患者滴眼后有无不适反应	5		
健康教育	10	向患者解释用药的种类和目的	5		
		向患者讲解正确的用眼卫生知识	3		
		详细讲解滴眼药水的注意事项	2		
操作后	5	整理床单位,合理安置患者	2		
		清理用物	2		
		洗手	1		
评价	10	动作轻巧、稳重、标准	5		
		注意节力原则	5		
理论提问	10	回答全面、正确	10		
总分	100				

十三、涂眼药膏

护 理 常 规

【作用与用途】

1. 治疗眼部疾病,药膏在结膜囊内停留的时间较长,可以延长药效。

2. 消炎、镇痛、散瞳或缩瞳。

3. 对眼睑闭合不全者,在睡眠时涂眼药膏可以保护眼球,防止结膜、角膜干燥。

【护理与注意事项】

1. 每次涂用的眼药膏只需绿豆大小即可,无需太多(特殊治疗目的除外)。

2. 直接用眼膏管涂眼膏时,注意勿触及睫毛或眼睑,以免造成损伤。

3. 操作时动作要轻快敏捷,切勿压迫眼球,尤其对角膜溃疡患者,更应注意。

4. 玻璃棒在使用前要检查是否完整,两端是否光滑,以免擦伤结膜或角膜。

5. 涂药膏时注意不要将睫毛随同玻璃棒卷入结膜囊内,以免刺激角膜引起不适。

6. 如双眼均需涂眼膏,应分别使用玻璃棒,以免交叉感染。

涂眼药膏操作流程图

素质要求

评　估 —— 年龄,疾病(有无分泌物),药物过敏史,心理反应

备齐用物 —— 眼药膏,消毒棉签,快速手消毒剂,必要时备消毒玻璃棒

核对,解释
取仰卧位或坐位
头后仰并向上注视
　}　患者准备

以左手拇指及示指分开上下眼睑,或用棉签拉开眼睑,暴露下结膜囊

操作过程 { 将眼药膏涂于下结膜囊内
轻提上眼睑,将上下眼睑闭合
嘱患者闭眼 5 ～ 10 分钟,用棉球拭去外溢眼药膏
轻轻按摩眼睑 3 分钟,使眼药膏均匀分布于结膜囊内
再次核对
观察患者涂眼药膏后有无不适反应(如有疼痛、奇痒等不适,及时报告医护人员)

向患者解释用药的种类和目的
告知患者正确的用眼卫生知识
详细解释涂眼药膏的注意事项
　}　健康教育

操作后处理 —— 整理用物

洗　手

涂眼药膏操作评分标准

项目	分值	要 求	标准分	得分	备注
素质要求	5	服装、鞋帽整洁;仪表大方,举止端庄	3		
		语言柔和恰当,态度和蔼可亲	2		
操作前	10	评估	4		
		洗手、戴口罩	3		
		备齐物品,放置合理	3		
患者准备	5	核对,解释	3		
		取仰卧位或坐位	2		
操作中	45	以左手拇指及示指分开上下眼睑,或用棉签拉下眼睑,固定于上下眶缘,暴露下结膜囊	10		
		将眼药膏涂于结膜囊内	10		
		轻提上眼睑,将上下眼睑闭合	7		
		嘱患者闭眼5～10分钟,用棉球拭去外溢眼药膏	7		
		轻轻按摩眼睑3分钟,使眼药膏均匀分布于结膜囊内	3		
		再次核对	3		
		观察患者涂眼药膏后有无不适反应	5		
健康教育	10	向患者解释用药的种类和目的	5		
		向患者讲解正确的用眼卫生知识	3		
		详细讲解涂眼药膏的注意事项	2		
操作后	5	合理安置患者	2		
		清理用物	2		
		洗手	1		
评价	10	动作轻巧、稳重、标准	5		
		注意节力原则	5		
理论提问	10	回答全面、正确	10		
总分	100				

十四、滴鼻

护理常规

【作用与用途】

收缩或湿润鼻腔黏膜,改善鼻腔黏膜状况,达到引流、消炎、通气的作用。

【护理与注意事项】

1. 药瓶口、滴管口或喷雾器头距前鼻孔约 2 cm,不得插入鼻孔碰及鼻翼和鼻毛,以防污染。

2. 操作前要洗手,避免交叉感染。

3. 要认真核对药液,检查药液有无沉淀变质。

4. 左手轻推患者鼻尖,以充分暴露鼻腔,右手持滴鼻药药瓶距患者鼻孔约 2 cm 处,轻滴药液 3~5 滴。

5. 轻捏鼻翼,使药液均匀分布于鼻腔黏膜。

6. 对于高血压及老龄患者,只能取肩下垫枕位。

滴鼻操作流程图

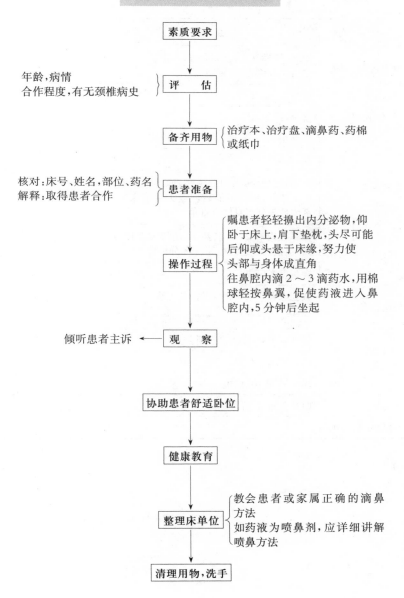

素质要求

↓

年龄,病情
合作程度,有无颈椎病史 ⎤ 评 估

↓

备齐用物 ⎱ 治疗本、治疗盘、滴鼻药、药棉
或纸巾

↓

核对:床号、姓名,部位、药名
解释:取得患者合作 ⎤ 患者准备

↓

操作过程 ⎱ 嘱患者轻轻擤出内分泌物,仰
卧于床上,肩下垫枕,头尽可能
后仰或头悬于床缘,努力使
头部与身体成直角
往鼻腔内滴 2～3 滴药水,用棉
球轻按鼻翼,促使药液进入鼻
腔内,5 分钟后坐起

↓

倾听患者主诉 ← 观 察

↓

协助患者舒适卧位

↓

健康教育

↓

整理床单位 ⎱ 教会患者或家属正确的滴鼻
方法
如药液为喷鼻剂,应详细讲解
喷鼻方法

↓

清理用物,洗手

滴鼻操作评分标准

项目	分值	要　　求	应得分	得分	备注
素质要求	5	服装、鞋帽整洁；仪表大方，举止端庄 语言柔和恰当，态度和蔼可亲	3 2		
操作前	15	评估	5		
		洗手，戴口罩	2		
		备齐用物	8		
患者准备	20	核对，解释	5		
		嘱患者轻轻擤出内分泌物，仰卧于床上，肩下垫枕，头尽可能后仰或头悬于床缘，努力使头部与身体成直角	15		
操作中	20	往鼻腔内滴2～3滴药水，用棉球轻按鼻翼，促使药液进入鼻腔内，5分钟后坐起	15		
		观察患者反应	5		
健康教育	10	教会患者或家属正确的滴鼻方法	5		
		如药液为喷鼻剂，应详细讲解喷鼻方法	5		
操作后	10	整理床单位，助患者躺卧舒适	5		
		用物处理	5		
评价	10	动作轻、正确、稳重	10		
理论提问	10	回答全面、正确	10		
总得分	100				

十五、抽吸胰岛素

护 理 常 规

【作用与用途】

为胰岛素皮下注射作准备工作。

【护理与注意事项】

1. 严格执行无菌操作原则。

2. 抽吸前,注意外观、效力(保存在低温冰箱内),了解各种胰岛素的作用时间及每毫升所含的剂量。

3. 剂量必须正确,采用 1 ml 注射器抽取药液。

4. 使用混合胰岛素时,应先抽取正规胰岛素,再抽取鱼精蛋白锌胰岛素。抽吸后者前应摇匀药瓶,抽吸后应摇匀针筒,使两种药液充分混合。

5. 胰岛素用后应冷藏,并注明开瓶时间。

抽吸胰岛素操作流程图

素质要求

病情、用药史、饮食、血糖情况
心理意识状态,认识及合作程
度,局部皮肤、皮下组织情况
药物有效期

评 估

洗手,戴口罩

操作前准备
核对医嘱,备齐用物
注射盘,治疗巾,1 ml 注射器 1
副(或胰岛素注射器),胰岛素
注射液,治疗卡

抽 吸
核对、检查药品
铺无菌盘
75% 乙醇棉球消毒瓶口
再次核对剂量,正确计算剂量
抽吸方法正确,放入无菌盘
注明胰岛素开启的日期、时间
签名

再次核对

准备注射

清理用物
一次性用物按规定处理
胰岛素放入冰箱保存

洗 手

抽吸胰岛素操作评分标准

项目	分值	要　　求	标准分	得分	备注
素质要求	5	服装、鞋帽整洁;仪表大方,举止端庄 语言柔和恰当,态度和蔼可亲	3 2		
评估	10	病情、用药史、饮食及血糖情况 心理意识状态、认知及合作程度 局部皮肤、皮下组织情况	3 3 4		
操作前准备	10	洗手,戴口罩 两人核对医嘱 用物准备、放置合理	3 3 4		
操作过程	50	核对、检查药品 铺无菌盘 75％乙醇棉球消毒、开瓶 再次核对,折算剂量正确 抽吸顺序、方法正确(刻度) 注明胰岛素开启日期、时间,签名 再次核对,准备注射	5 5 5 10 15 5 5		
操作后	5	整理用物 洗手	3 2		
评价	10	无菌概念强,动作轻巧、准确	10		
理论提问	10	回答全面、正确	10		
总得分	100				

注:胰岛素剂量错误为不及格

十六、血糖监测仪

护理常规

【作用与用途】

监测患者血糖水平，为治疗提供依据。

【作用与用途】

1. 每天进行血糖测定前，操作者应先用质控品进行测定。

2. 测血糖前，确认血糖仪上的号码与试纸号码一致。

3. 确认患者手指乙醇干透后采血。

4. 采血时稍稍挤压手指形成一小滴血样（避免过分挤压手指）。

5. 为防止交叉感染，使用后的一次性采血装置不得重复使用。严格按照采血必须一人、一针、一片原则。

6. 采血后的废弃物品，不得随意丢弃，应统一用利器盒收集。

血糖监测仪操作流程图

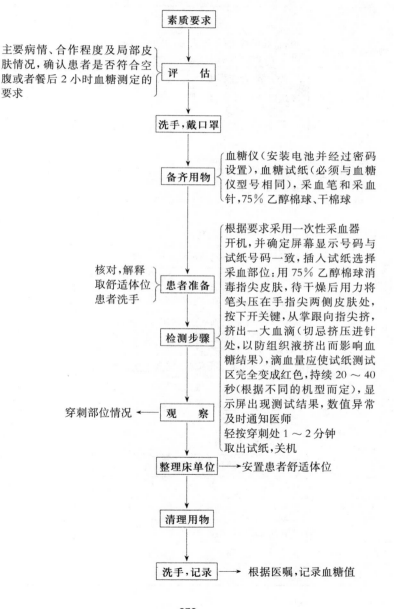

素质要求

主要病情、合作程度及局部皮肤情况，确认患者是否符合空腹或者餐后2小时血糖测定的要求

评　　估

洗手，戴口罩

备齐用物

血糖仪（安装电池并经过密码设置），血糖试纸（必须与血糖仪型号相同），采血笔和采血针，75％乙醇棉球、干棉球

核对，解释取舒适体位患者洗手

患者准备

根据要求采用一次性采血器开机，并确定屏幕显示号码与试纸号码一致，插入试纸选择采血部位：用75％乙醇棉球消毒指尖皮肤，待干燥后用力将笔头压在手指尖两侧皮肤处，按下开关键，从掌跟向指尖挤，挤出一大血滴（切忌挤压进针处，以防组织液挤出而影响血糖结果），滴血量应使试纸测试区完全变成红色，持续20～40秒（根据不同的机型而定），显示屏出现测试结果，数值异常及时通知医师

检测步骤

穿刺部位情况 ◄— 观　　察

轻按穿刺处1～2分钟取出试纸，关机

整理床单位 —► 安置患者舒适体位

清理用物

洗手，记录 —► 根据医嘱，记录血糖值

359

血糖监测仪操作评分标准

项目		分值	要求	标准分	得分	备注
素质要求		5	服装、鞋帽整洁;仪表大方,举止端庄	3		
			语言柔和恰当,态度和蔼可亲	2		
评估		10	患者病情、合作程度,局部皮肤情况	5		
			确认患者是否符合空腹或者餐后 2 小时血糖测定的要求	5		
操作前		5	洗手、戴口罩	2		
			核对医嘱,备齐用物	3		
操作中	患者准备	5	核对,解释	3		
			采取舒适体位	2		
	检测步骤	50	采用一次性采血器	5		
			开机	5		
			确认屏幕显示号码与试纸号码一致	5		
			正确插入试纸	5		
			采血部位选择正确,消毒待干	5		
			按照无菌技术原则采血,挤压方法正确	5		
			穿刺后按压 1～2 分钟	5		
			血量充足,应使试纸测试区完全变成红色	5		
			持续 20～40 秒读数,数值异常时通知医师	5		
			取出试纸,关机	5		
操作后		5	观察穿刺部位	2		
			整理床单位,躺卧舒适,用物处理	2		
			洗手,脱口罩,记录正确	1		
评价		10	动作轻巧、稳当、准确	5		
			无菌概念强,试纸无污染	5		
理论提问		10	回答全面、正确	10		
总分		100				

十七、动态血糖监测仪

护 理 常 规

【作用与用途】

连续监测患者血糖变化,协助制订糖尿病个性化治疗方案。

【护理与注意事项】

1. 每日至少输入 4 次指尖血糖值。

2. 指尖血糖监测后应立即将血糖值输入监测仪,如间隔超过 5 分钟则需重新检测指尖血糖。

3. 只能输入 2.2~22.2 mmol/L 范围内的血糖值。如超过范围,应立即通知医师处理。

4. 如在输入时发生错误,应立即更正重输。

5. 安置妥当,防止导管扭曲折叠及脱落。

6. 佩戴期间不能行 X 线、CT、MRI 检查。

7. 观察植入部位皮肤有无红肿等过敏现象,必要时予以更换部位及贴膜。

动态血糖监测仪操作流程图

素质要求

操作环境符合要求
注射部位皮肤颜色、脂肪层、感染情况
仪器性能、电源、电线的完整度,清空历史记录 〕 评 估

操作前准备 〔备齐用物:安尔碘,棉签,3M贴膜,血糖探头,探头注射器,血糖监测仪

安装监测仪 〔核对,解释,取合适体位
定位:腹部脐周 5 cm 以外,避开血管和肌肉
消毒:安尔碘消毒
分别连接探头和探头注射器,根据患者腹部脂肪层决定注射角度,进针注射,将探头埋于皮下
3M贴膜固定

观察探头信号
观察注射点出血情况
观察面色,听取主诉 〕 观 察

仪器初始化 ——→ 1小时后测血糖

整理床单位
告知注意事项

清理用物,洗手,记录

动态血糖监测仪操作评分标准

项目	分值	要　求	标准分	得分	备注
素质要求	5	服装、鞋帽整洁；仪表大方，举止端庄 语言柔和恰当，态度和蔼可亲	3 2		
评估	15	注射部位皮肤温度、感染，脂肪层情况	5		
		检查探头及仪器的性能，电线的完整度	5		
		环境适宜操作	5		
操作前	5	备齐用物，放置合理	5		
操作中	50	核对，解释	5		
		取舒适体位	5		
		选择注射部位，皮肤消毒	5		
		检查连接，45°进针注射	5		
		固定，合理放置仪器	5		
		观察机器运转	5		
		检查探头信号	5		
		仪器初始化	5		
		报警处理	5		
		告知注意事项	5		
操作后	5	清理用物，整理环境，洗手，记录	5		
评价	10	操作顺序正确、熟练	5		
		动作轻巧、稳重、准确	5		
理论提问	10	回答全面、正确	10		
总分	100				

十八、胰岛素笔式注射器

护理常规

【作用与用途】

用于糖尿病患者自我注射胰岛素控制血糖,具有注射剂量准确、操作简单、携带保管方便的特点。

【护理与注意事项】

1. 胰岛素笔和胰岛素笔芯要匹配使用,笔芯和笔禁止混用。特充型胰岛素用完后按医疗垃圾处理。

2. 经常检查胰岛素注射器是否完好无损,笔芯中的药液是否在有效期,有无结晶、絮状物。

3. 若胰岛素为混悬液,首次使用前,将笔或笔芯在手掌间滚搓 10 次,然后手拿胰岛素笔或笔芯上下摇动 10 次,滚搓和摇动需要重复至少一次,直至摇匀呈白色雾状混悬液。每次使用均需重复上述操作。

4. 笔芯中的药液量至少在 12 单位以上,才能保证药液被混匀,如不足 12 单位应换一支新笔或新笔芯。橡皮活塞上端超过白色条码带不可使用。

5. 首次使用的笔芯须排气,针头朝上,轻弹笔让气泡浮到顶端后,将调节剂量旋钮,选择 2 单位剂量,充分推压注射推键,应该有一滴药液滴出。

6. 严格无菌操作,专人专用,有计划轮换注射部位,因不同部位吸收率和吸收速度不同,为降低血糖波动,不能将每天的注射区域和时间混淆。

腹部:吸收率 100％,优先选择部位、吸收快。距肚脐 3～5 cm 两侧的一个手掌的距离内注射,越往两侧或外侧皮下层越薄,越容易扎到肌肉层。

大腿:较适合自我注射,吸收率 70％,吸收速度慢,只能在大腿前面或侧面进行注射。手臂:不宜进行自我注射,吸收率 85％,吸收速度稍快（比腹部稍慢）。

臀部：较少使用，因吸收率低、速度慢，所以适合注射中长效胰岛素。

7. 若发现注射部位有疼痛、凹陷现象出现，应停止在该部位注射，直至该现象消失。

胰岛素笔式注射器操作流程图

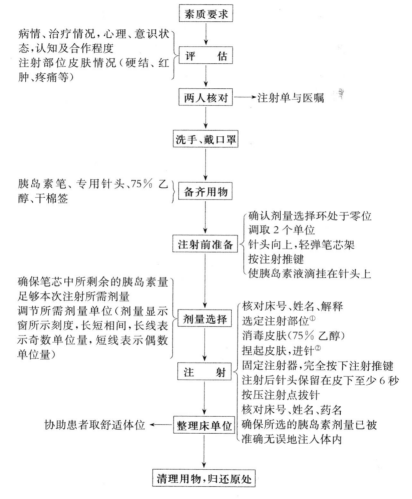

素质要求

病情、治疗情况,心理、意识状态,认知及合作程度
注射部位皮肤情况(硬结、红肿、疼痛等) → 评　估

两人核对 → 注射单与医嘱

洗手、戴口罩

胰岛素笔、专用针头、75％乙醇、干棉签 → 备齐用物

注射前准备
- 确认剂量选择环处于零位
- 调取 2 个单位
- 针头向上,轻弹笔芯架
- 按注射推键
- 使胰岛素液滴挂在针头上

确保笔芯中所剩余的胰岛素量足够本次注射所需剂量
调节所需剂量单位(剂量显示窗所示刻度,长短相间,长线表示奇数单位量,短线表示偶数单位量) → 剂量选择

注　射
- 核对床号、姓名、解释
- 选定注射部位①
- 消毒皮肤(75％乙醇)
- 捏起皮肤,进针②
- 固定注射器,完全按下注射推键
- 注射后针头保留在皮下至少 6 秒
- 按压注射点拔针
- 核对床号、姓名、药名

协助患者取舒适体位 ← 整理床单位
- 确保所选的胰岛素剂量已被
- 准确无误地注入体内

清理用物,归还原处

注:①上臂三角肌下缘、脐周>5 cm 处;②上臂三角肌下缘:30～40°,脐周:90°。

胰岛素笔式注射器操作评分标准

项目		分值	要求	标准分	得分	备注
素质要求		5	服装、鞋帽整洁；仪表大方，举止端庄 语言柔和恰当，态度和蔼可亲	3 2		
评估		10	病情、治疗情况 心理、意识状态，认知及合作程度 注射部位皮肤情况	5 5		
操作前准备		5	备齐用物，放置合理	5		
操作要求	注射前准备	10	确认剂量选择环处于零位 使胰岛素液滴挂在针头上	10		
	剂量选择	10	确保余量足够本次注射所需 调节所需剂量	4 6		
	注射	20	捏起皮肤 进针角度适宜 按住注射键不松 停留 6 秒后拔针	5 5 5 5		
	观察	10	注药后反应 确保所选剂量已准确输入体内	5 5		
操作后		10	整理床单位，合理安置患者 正确处理用物，洗手，记录	5 5		
评价		10	动作轻巧、稳重，剂量准确 无菌概念强	5 5		
理论提问		10	回答全面、正确	10		
总得分		100				

十九、胰岛素泵

护理常规

【作用与用途】

1. 改善血糖控制水平。

2. 减少低血糖、克服黎明现象。

3. 提高生活质量、延缓并发症的出现。

【护理与注意事项】

1. 使用期间指导患者保持局部皮肤清洁,防止感染。

2. 根据血糖随时调整基础胰岛素注入量,以免低血糖。

3. 置泵后须观察血糖:置泵后前3~7天监测血糖每天8次,即三餐前、三餐后2小时、临睡前、凌晨3点。

4. 置泵后防止管道的过度扭曲、折叠,确保管路通畅。检查泵是否正常运转、电池是否充足,观察胰岛素剩余量,以便及时处理。

5. 胰岛素泵避免接触强大的电磁场,如做放射检查应使用快速分离器将泵取下,检查完后再接上。使用电话时必须与泵保持10 cm以上距离。

6. 洗澡时可使用快速分离器将泵脱开,但不应>1小时,沐浴完毕立即装上。

7. 告知患者泵发生故障时可自动报警,须及时报告医护人员处理。

8. 每次追加餐前大剂量时要观察胰岛素输注情况,以免发生输注无效。

9. 加强患者教育,泵在使用中避免接触尖锐或坚硬物品,避免撞击、滑落。

胰岛素泵操作流程图

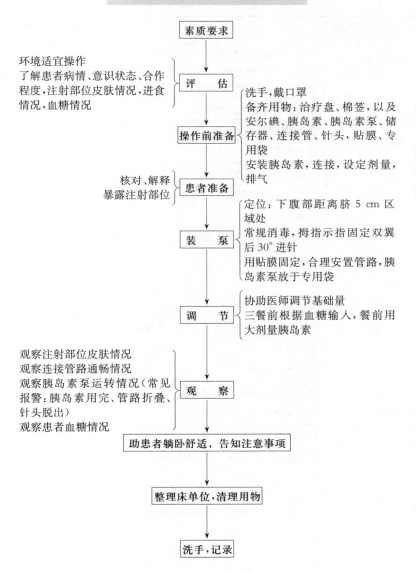

素质要求

环境适宜操作
了解患者病情、意识状态、合作
程度,注射部位皮肤情况,进食
情况,血糖情况 —— 评 估

洗手,戴口罩
备齐用物:治疗盘、棉签,以及
安尔碘、胰岛素、胰岛素泵、储
操作前准备 —— 存器、连接管、针头、贴膜、专
用袋
安装胰岛素,连接,设定剂量,
排气

核对、解释
暴露注射部位 —— 患者准备

定位:下腹部距离脐 5 cm 区
域处
装 泵 —— 常规消毒,拇指示指固定双翼
后 30° 进针
用贴膜固定,合理安置管路,胰
岛素泵放于专用袋

协助医师调节基础量
调 节 —— 三餐前根据血糖输入,餐前用
大剂量胰岛素

观察注射部位皮肤情况
观察连接管路通畅情况
观察胰岛素泵运转情况(常见
报警:胰岛素用完、管路折叠、观 察
针头脱出)
观察患者血糖情况

助患者躺卧舒适,告知注意事项

整理床单位,清理用物

洗手,记录

胰岛素泵操作评分标准

项目	分值	要求	标准分	得分	备注
素质要求	5	服装、鞋帽整洁；仪表大方，举止端庄 语言柔和恰当，态度和蔼可亲	3 2		
评估	10	患者病情、意识状态、合作程度，进食情况	5		
		注射部位皮肤及血糖情况	5		
操作前	5	洗手，戴口罩	2		
		检查备齐用物	3		
操作中	55	核对正确，解释得体	5		
		协助患者取合适体位	5		
		组装，连接，排气	5		
		定位正确，消毒方法正确	5		
		注射方法正确	5		
		妥善固定	5		
		协助医师调节基础量	5		
		观察泵运行、注射点皮肤、血糖、管路通畅	5		
		报警处理	5		
		告知注意事项	5		
		整理床单位，助患者舒适体位	5		
操作后	5	处理用物方法正确，洗手记录	5		
评价	10	操作轻柔稳重，安全准确	5		
		观察病情，关爱患者，应变能力良好	5		
理论提问	10	回答全面、正确	10		
合计	100				

二十、心电图

护 理 常 规

【作用与用途】

1. 了解患者心率、心律情况。
2. 检查心脏功能状态。

【护理与注意事项】

1. 注意保暖,保护患者隐私。
2. 操作前确定患者 30 分钟前未做剧烈活动,无情绪波动。
3. 协助患者去除佩戴的手表及金属首饰。
4. 操作中注意观察患者的面色,并叮嘱患者要平静呼吸、放松、勿讲话,保持安静,不能多动。

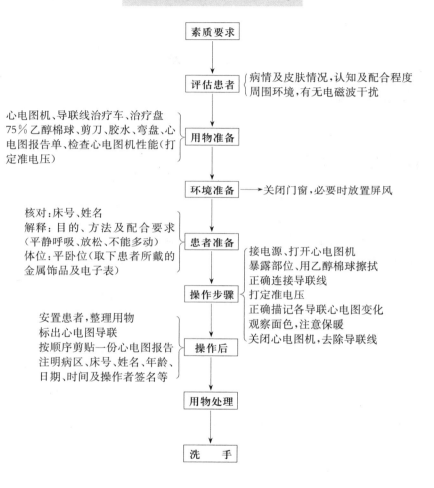

心电图操作流程图

素质要求

评估患者 → 病情及皮肤情况，认知及配合程度
周围环境，有无电磁波干扰

心电图机、导联线治疗车、治疗盘
75％乙醇棉球、剪刀、胶水、弯盘、心
电图报告单、检查心电图机性能（打
定准电压）
→ **用物准备**

环境准备 → 关闭门窗，必要时放置屏风

核对：床号、姓名
解释：目的、方法及配合要求
（平静呼吸、放松、不能多动）
体位：平卧位（取下患者所戴的
金属饰品及电子表）
→ **患者准备**

操作步骤 → 接电源、打开心电图机
暴露部位、用乙醇棉球擦拭
正确连接导联线
打定准电压
正确描记各导联心电图变化
观察面色，注意保暖
关闭心电图机，去除导联线

安置患者，整理用物
标出心电图导联
按顺序剪贴一份心电图报告
注明病区、床号、姓名、年龄、
日期、时间及操作者签名等
→ **操作后**

用物处理

洗　手

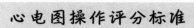

心电图操作评分标准

项目		分值	要　求	标准分	得分	备注
素质要求		5	服装、鞋帽整洁；仪表大方，举止端庄 语言柔和恰当，态度和蔼可亲	3 2		
评估		5	患者病情、皮肤情况等，注意有无电磁波干扰	5		
操作前		10	洗手，戴口罩	5		
			备齐用物，检查心电图机性能	5		
操作过程	患者准备	10	环境准备：关门、窗、拉屏风（必要时）	3		
			核对，解释，平卧位	4		
			平静呼吸、放松，不能移动	3		
	操作要点	40	暴露两手腕内侧、两下肢内踝、解松衣钮用乙醇棉球擦拭	7		
			正确连接导联线	7		
			打定准电压	7		
			正确描记各导联心电图变化	7		
			观察面色，注意保暖	7		
			关闭心电图机，去除导联线	5		
操作后		15	安置患者，整理用物	5		
			标出心电图导联	5		
			按导联顺序剪贴心电图报告，注明病区、床号、姓名、年龄、日期、时间，并签名	5		
评价		5	操作熟练、稳重	5		
理论提问		10	回答全面、正确	10		
总分		100				

二十一、会阴揩洗

护理常规

【作用与用途】

1. 保持会阴及肛门部清洁。

2. 促进患者舒适和会阴伤口愈合。

3. 防止生殖系统、泌尿系统的逆行感染。

4. 常用于长期卧床、生活不能自理者,产后或术后留置导尿管者,会阴有伤口或患有急、慢性外阴炎者。

【护理与注意事项】

1. 保护患者的隐私,用屏风遮挡,嘱患者排尿后,取屈膝仰卧位,充分暴露外阴。

2. 擦洗时应注意观察会阴及会阴伤口周围情况,有无红肿、分泌物及伤口愈合情况,发现异常及时记录并向医师汇报。

3. 凡留置导尿管者,要将尿道口周围反复擦洗干净,并注意尿管是否通畅,有无脱落、扭曲等。

4. 护理人员每完成一次擦洗后均应清洁双手,然后再护理下一位患者,并注意将有感染者安排在最后擦洗,以免交叉感染。

5. 如会阴水肿可用 50％ 硫酸镁或 95％ 乙醇湿热敷。

6. 操作时注意为患者保暖。

会阴揩洗操作流程图

素质要求

评估患者 —— 患者一般情况,会阴情况,有无尿管,合作程度

操作前准备 —— 用物准备:无痛碘(聚维酮碘)棉球,一次性镊子、一次性药碗、塑料薄膜草纸有持续导尿者加一次性尿袋、血管钳、75％乙醇棉球、治疗巾、手套、别针
用物放治疗车上,推至床前,放于床旁桌

核对、解释、拉屏风
患者取屈膝仰卧位,脱去对侧裤脚,暴露外阴臀下垫卫生纸及一次性薄膜纸 —— 患者准备

操作步骤 —— 用5大、2小消毒棉球揩洗
顺序:前庭(纵向)——→ 对侧小、大阴唇 ——→ 近侧小、大阴唇 ——→ 会阴体(横向)——→ 先对侧再近侧臀部,最后肛门(两侧小阴唇用小棉球)
有留置导尿者,需要更换集尿袋
顺序:用棉球消毒尿道口及管壁 ——→ 铺消毒巾 ——→ 血管钳夹尿管 ——→ 用乙醇棉球消毒连接处 ——→ 换上集尿袋 ——→ 放松血管钳,导管双固定

操作后 ——→ 安置患者舒适体位

整理用物 ——→ 污物处理

洗手,记录

会阴揩洗术操作评分标准

项目		分值	要 求	标准分	得分	备注
素质要求		5	服装、鞋帽整洁；仪表大方，举止端庄 语言柔和恰当，态度和蔼可亲	3 2		
评估		10	患者一般情况，会阴情况及有无尿管	5		
			解释目的，取得配合	5		
操作前 准备		10	洗手，戴口罩	5		
			备齐用物，放治疗车上，推至床边	5		
操作过程	患者准备	10	核对、解释，拉屏风	5		
			取合适体位	5		
	操作要点	20	配置擦洗棉球	5		
			操作方法正确	15		
	更换集尿袋	15	消毒尿道口及管壁	5		
			铺消毒巾，血管钳夹尿管	5		
			用75％乙醇棉球消毒连接处，更换集尿袋，导管固定	5		
操作后		10	协助穿裤，安置舒适体位	3		
			告知患者注意事项	4		
			整理用物，洗手，记录	3		
评价		10	动作轻巧、准确、稳重	5		
			注意节力原则	5		
理论提问		10	回答正、全面	10		
总分		100				

二十二、阴道冲洗

护理常规

【作用与用途】

1. 清洁阴道,减少阴道分泌物,维持阴道酸碱平衡。

2. 促进阴道血液循环,减少炎症的吸收,缓解局部充血。

3. 控制和治疗阴道炎、宫颈炎。

4. 用于妇科或手术前的阴道准备。

【护理与注意事项】

1. 根据患者不同情况选择合适的窥阴器,接上冲洗头,用冲洗液冲洗外阴及窥阴器,再将窥阴器轻轻放入阴道,缓慢撑开阴道后,冲洗阴道时避免水柱垂直于宫颈口冲洗,防止冲洗液进入宫腔而引起宫腔感染。

2. 每次冲洗时保持一定的清洁度,使腐败物全部排出,从里向外,边冲洗边退出窥阴器,擦干外阴。

3. 冲洗动作要轻柔,以免用力过大引起疼痛或碰破阴道而引起出血。

4. 冲洗过程中,注意观察阴道分泌物的颜色和气味。

5. 冲洗时冲洗桶高于检查床1m为宜,冲洗液温度一般为38～41℃,过高易烫伤阴道黏膜,过低引起不适或受凉。

6. 月经期、妊娠期、未婚妇女及阴道出血者禁忌冲洗。

现代中西医护理操作技能

阴道冲洗操作流程图

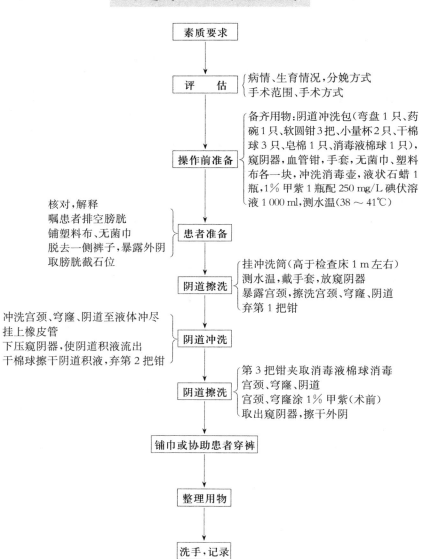

素质要求

评　估 —— 病情、生育情况，分娩方式
手术范围、手术方式

操作前准备 —— 备齐用物：阴道冲洗包（弯盘 1 只、药碗 1 只、软圆钳 3 把、小量杯 2 只、干棉球 3 只、皂棉 1 只、消毒液棉球 1 只），窥阴器、血管钳，手套，无菌巾、塑料布各一块，冲洗消毒壶，液状石蜡 1 瓶，1％甲紫 1 瓶配 250 mg/L 碘伏溶液 1 000 ml，测水温（38～41℃）

核对，解释
嘱患者排空膀胱
铺塑料布、无菌巾
脱去一侧裤子，暴露外阴
取膀胱截石位 —— 患者准备

阴道擦洗 —— 挂冲洗筒（高于检查床 1 m 左右）
测水温，戴手套，放窥阴器
暴露宫颈，擦洗宫颈、穹窿、阴道
弃第 1 把钳

冲洗宫颈、穹窿、阴道至液体冲尽
挂上橡皮管
下压窥阴器，使阴道积液流出
干棉球擦干阴道积液，弃第 2 把钳 —— 阴道冲洗

阴道擦洗 —— 第 3 把钳夹取消毒液棉球消毒
宫颈、穹窿、阴道
宫颈、穹窿涂 1％甲紫（术前）
取出窥阴器，擦干外阴

铺巾或协助患者穿裤

整理用物

洗手，记录

378

阴道冲洗操作评分标准

项目		分值	要　　求	标准分	得分	备注
素质要求		5	服装、鞋帽整洁;仪表大方,举止端庄 语言柔和恰当,态度和蔼可亲	3 2		
操作前		10	评估	3		
			洗手、戴口罩	2		
			备齐物品,放置合理	2		
			配 250 mg/l 碘伏溶液 1 000 ml,测水温(38~41℃)	3		
操作中	患者准备	10	核对,解释	3		
			嘱患者排空膀胱,铺巾	4		
			患者膀胱截石位,脱去一侧裤子,暴露外阴	3		
	阴道擦洗	10	挂冲洗筒(高于检查床 1 m 左右)	2		
			戴手套,润滑窥阴器,并轻轻放入阴道	4		
			暴露宫颈,用皂球擦洗宫颈、穹窿、阴道,弃第 1 把钳	4		
	阴道冲洗	18	装上冲洗头,挂上橡皮管(注意穹窿)	6		
			冲完液体,挂上橡皮管	3		
			下压窥阴器,使阴道积液流出	3		
			干棉球擦干阴道积液,弃第 2 把钳	6		
	消毒	14	第 3 把钳夹取消毒液棉球消毒宫颈、穹窿、阴道	4		
			宫颈、穹窿涂 1％甲紫(术前)	5		
			取出窥阴器,擦干外阴	5		
	铺巾	3	铺巾或协助患者穿裤	3		
操作后		10	整理用物,正确浸泡	5		
			洗手,脱口罩,记录	5		
评价		10	动作轻巧、准确,注意节力,应变能力强	5		
			遵守无菌操作原则,操作时间 10 分钟	5		
理论提问		10	回答全面、正确	10		
总分		100				

二十三、阴道擦洗

护 理 常 规

【作用与用途】

1. 清洁阴道,减少阴道分泌物,维持阴道酸碱平衡。

2. 促进阴道血液循环,减少炎症的吸收,有利于组织修复。

3. 用于妇科或手术前的阴道准备。

【护理与注意事项】

1. 根据患者不同情况选择合适的窥阴器,将窥阴器轻轻放入阴道,缓慢撑开阴道。

2. 每次擦洗时保持一定的清洁度,使腐败物全部排出,从里向外,边擦洗边退出窥阴器,擦干外阴。

3. 天冷时注意保暖,动作要轻柔,以免用力过大引起疼痛或碰破阴道而引起出血。

4. 擦洗过程中,注意观察阴道分泌物的颜色和气味。

5. 严格掌握禁忌证,未婚妇女禁忌擦洗。

阴道擦洗操作流程图

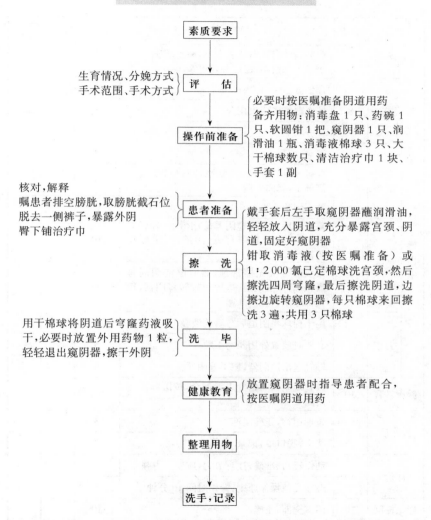

素质要求

生育情况、分娩方式
手术范围、手术方式 ⎱ 评　估

操作前准备 — 必要时按医嘱准备阴道用药
备齐用物：消毒盘 1 只、药碗 1
只、软圆钳 1 把、窥阴器 1 只、润
滑油 1 瓶、消毒液棉球 3 只、大
干棉球数只、清洁治疗巾 1 块、
手套 1 副

核对，解释
嘱患者排空膀胱，取膀胱截石位
脱去一侧裤子，暴露外阴
臀下铺治疗巾 ⎱ 患者准备

擦　洗 — 戴手套后左手取窥阴器蘸润滑油，
轻轻放入阴道，充分暴露宫颈、阴
道，固定好窥阴器
钳取消毒液（按医嘱准备）或
1∶2 000 氯己定棉球洗宫颈，然后
擦洗四周穹窿，最后擦洗阴道，边
擦边旋转窥阴器，每只棉球来回擦
洗 3 遍，共用 3 只棉球

用干棉球将阴道后穹窿药液吸
干，必要时放置外用药物 1 粒，
轻轻退出窥阴器，擦干外阴 ⎱ 洗　毕

健康教育 — 放置窥阴器时指导患者配合，
按医嘱阴道用药

整理用物

洗手，记录

阴道擦洗操作评分标准

项目		分值	要　求	标准分	得分	备注
素质要求		5	服装、鞋帽整洁；仪表大方，举止端庄 语言柔和恰当，态度和蔼可亲	3 2		
操作前		8	评估	3		
			按医嘱准备阴道用药	3		
			备齐物品	2		
操作中	患者准备	7	核对，解释	2		
			嘱患者排空膀胱，取膀胱截石位，脱去一侧裤子，暴露外阴	3		
			臀下铺治疗巾	2		
	擦洗	45	戴手套后左手取窥阴器蘸润滑油，轻轻放入阴道，充分暴露宫颈、阴道，固定好窥阴器	10		
			钳取消毒液先擦宫颈，然后擦洗四周穹窿，最后擦洗阴道，边擦边旋转窥阴器，每只棉球来回擦洗3遍	20		
	完毕		用干棉球将阴道后穹窿药液吸干	5		
			必要时放置外用药物1粒	5		
			轻轻退出窥阴器，擦干外阴	5		
健康教育		10	放置窥阴器时指导患者配合，按医嘱阴道用药	10		
操作后		5	整理用物，正确浸泡	3		
			洗手，脱口罩，记录	2		
评价		10	动作轻巧、准确，注意节力，应变能力强	5		
			遵守无菌操作原则，操作时间10分钟	5		
理论提问		10	回答全面、正确	10		
总分		100				

二十四、腹腔穿刺术护理

护 理 常 规

【作用与用途】

1. 抽取腹腔积液化验检查,明确腹腔积液性质及诊断。

2. 适量放腹腔积液缓解压迫症状,腹腔内注射药物及腹腔积液浓缩回输等,以达到治疗的效果。

【护理与注意事项】

1. 严格无菌操作,防止腹腔感染。

2. 放液量不宜过多,放液速度不宜过快,一次性放腹腔积液不宜超过 3 000 ml。观察腹腔积液色、质、量,并做好记录。

3. 术中观察患者,如出现面色苍白、头晕、出汗、心慌、血液下降、腹痛等症状,应立即停止放液,安静平卧,并予输液、扩容等对症处理。

4. 如放液不畅,可嘱咐患者变换体位,以助液体流出通畅。

5. 腹腔穿刺放液术后,嘱患者暂时卧床休息。

6. 腹带不宜过紧,以防造成呼吸困难。

7. 术后穿刺处如有腹腔积液外渗,及时更换敷料,防止穿刺处感染。

腹腔穿刺术护理操作流程图

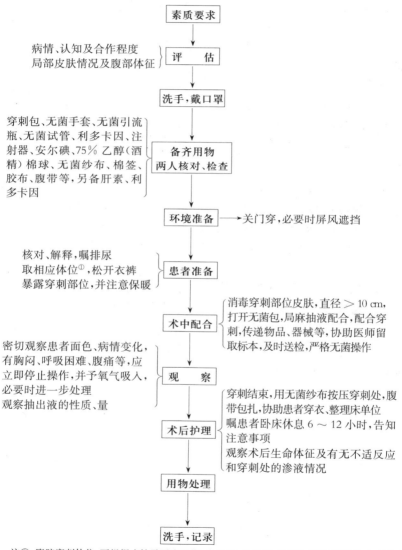

素质要求

病情、认知及合作程度
局部皮肤情况及腹部体征 } 评 估

洗手,戴口罩

穿刺包、无菌手套、无菌引流瓶、无菌试管、利多卡因、注射器、安尔碘、75％乙醇(酒精)棉球、无菌纱布、棉签、胶布、腹带等,另备肝素、利多卡因 } 备齐用物 两人核对、检查

环境准备 —→ 关门窗,必要时屏风遮挡

核对、解释,嘱排尿
取相应体位①、松开衣裤
暴露穿刺部位,并注意保暖 } 患者准备

术中配合 } 消毒穿刺部位皮肤,直径＞10 cm,打开无菌包,局麻抽液配合,配合穿刺,传递物品、器械等,协助医师留取标本,及时送检,严格无菌操作

密切观察患者面色、病情变化,有胸闷、呼吸困难、腹痛等,应立即停止操作,并予氧气吸入,必要时进一步处理
观察抽出液的性质、量 } 观 察

术后护理 } 穿刺结束,用无菌纱布按压穿刺处,腹带包扎,协助患者穿衣,整理床单位
嘱患者卧床休息6～12小时,告知注意事项
观察术后生命体征及有无不适反应和穿刺处的渗液情况

用物处理

洗手,记录

注①:腹腔穿刺体位:可根据病情需要取坐位、半卧位、平卧位,并尽量使患者舒服,以便能够耐受较长的操作时间。对疑为腹腔内出血或腹腔积液量少者行实验性穿刺,取侧卧位为宜。

384

腹腔穿刺术护理操作评分标准

项目		分值	要　求	标准分	得分	备注
素质要求		5	服装、鞋帽整洁；仪表大方，举止端庄 语言柔和恰当，态度和蔼可亲	3 2		
评估		8	病情、认知及合作程度 局部皮肤情况及腹部体征	4 4		
操作前		12	洗手、戴口罩 两人核对，备齐用物，放置合理 环境准备：关门窗，屏风遮挡 核对，解释，嘱排尿，协助取合适体位	2 3 3 4		
操作中	术中配合	15	严格无菌操作，穿刺部位皮肤消毒 传递物品（血管钳、注射器、纱布等） 协助医师留取标本，及时送验	5 5 5		
	观察	15	密切观察面色、生命体征、病情变化 患者如有不适立即通知医师，并停止操作 观察抽出液体的性质、量，并记录	5 5 5		
	术后护理	15	协助患者穿好衣裤，整理床单位 嘱患者卧床休息，根据不同穿刺部位取正确体位 观察术后穿刺处渗出情况及有无不适主诉	5 5 5		
操作后		10	正确处理用物 洗手，记录	5 5		
评价		10	动作轻巧，关爱患者	10		
理论提问		10	回答全面、正确	10		
总分		100				

二十五、骨髓穿刺术护理

护理常规

【作用与用途】

    1. 明确疾病诊断,观察骨髓内细胞形态及分类。

    2. 做骨髓细菌培养或涂片,用于骨髓移植时采集。

【护理与注意事项】

    1. 穿刺时嘱咐患者保持固定的姿势,避免翻动。

    2. 术后嘱咐患者平卧 1~2 小时。

    3. 观察穿刺部位有无出血、红肿及感染征象,如有异常及时处理。

    4. 嘱咐患者 3 天内勿沐浴,保持伤口干燥。

骨髓穿刺术护理操作流程图

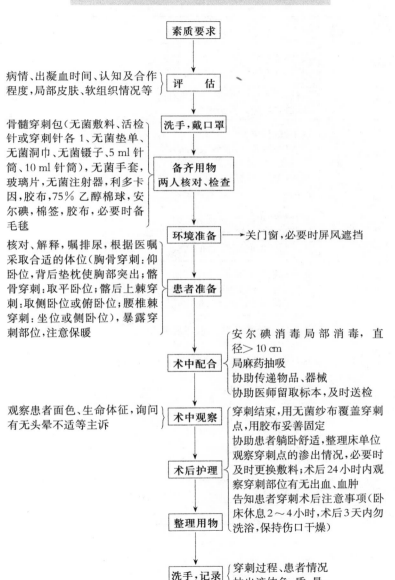

素质要求

病情、出凝血时间、认知及合作程度，局部皮肤、软组织情况等 → **评　估**

骨髓穿刺包（无菌敷料、活检针或穿刺针各 1、无菌垫单、无菌洞巾、无菌镊子、5 ml 针筒、10 ml 针筒），无菌手套，玻璃片，无菌注射器，利多卡因，胶布，75％ 乙醇棉球，安尔碘，棉签，胶布，必要时备毛毯

洗手，戴口罩

备齐用物 两人核对、检查

环境准备 → 关门窗，必要时屏风遮挡

核对、解释，嘱排尿，根据医嘱采取合适的体位（胸骨穿刺：仰卧位，背后垫枕使胸部突出；髂骨穿刺：取平卧位；髂后上棘穿刺：取侧卧位或俯卧位；腰椎棘穿刺：坐位或侧卧位），暴露穿刺部位，注意保暖 → **患者准备**

术中配合
- 安尔碘消毒局部消毒，直径＞10 cm
- 局麻药抽吸
- 协助传递物品、器械
- 协助医师留取标本，及时送检

观察患者面色、生命体征，询问有无头晕不适等主诉 → **术中观察**

术后护理
- 穿刺结束，用无菌纱布覆盖穿刺点，用胶布妥善固定
- 协助患者躺卧舒适，整理床单位
- 观察穿刺点的渗出情况，必要时及时更换敷料；术后 24 小时内观察穿刺部位有无出血、血肿
- 告知患者穿刺术后注意事项（卧床休息 2～4 小时，术后 3 天内勿洗浴，保持伤口干燥）

整理用物

洗手，记录
- 穿刺过程、患者情况
- 抽出液体色、质、量

骨髓穿刺术护理操作评分标准

项目		分值	要　求	标准分	得分	备注
素质要求		5	服装、鞋帽整洁;仪表大方,举止端庄 语言柔和恰当,态度和蔼可亲	3 2		
评估		5	病情,出凝血时间,认知及合作程度 局部皮肤、软组织情况等	5		
操作前准备		15	洗手,戴口罩 两人核对,备齐用物,放置合理 环境准备:关门窗,屏风遮挡 核对,解释,嘱排尿 协助取合适体位,注意保暖	2 2 2 2 7		
操作过程	术中配合	15	穿刺部位皮肤消毒(配合医师) 协助传递物品(注射器、无菌敷料等) 协助医师留取标本,及时送验	5 5 5		
	观察	10	密切观察患者面色、生命体征、病情变化 患者如有不适立即通知医师,并停止操作 观察抽出液体的性质、量,并记录	4 2 4		
	术后护理	20	无菌纱布覆盖穿刺点,胶布妥善固定 协助患者穿好衣裤,整理床单位 观察术后穿刺处渗出情况及有无不适主诉 告知术后注意事项	5 5 5 5		
操作后		10	正确处理用物 洗手,记录	5 5		
评价		10	动作轻巧,熟练 无菌概念强	5 5		
理论提问		10	回答全面、正确	10		
总分		100				

二十六、腰椎穿刺术护理

护理常规

【作用与用途】

1. 诊断性腰穿：了解脑血管疾病的颅内压,诊断是否有蛛网膜下隙出血、脑出血,进行脑脊液生化、微生物学、细胞学检查。

2. 治疗性腰穿：放出血性、感染性、化学性脑脊液,椎管内注入抗生素或其他治疗性药物,脑脊液冲洗置换。

3. 检查性腰穿：椎管造影、气脑造影、脑脊液核素扫描、脑脊液鼻漏口检查、椎管 CT 增强扫描。

【护理与注意事项】

1. 术中观察患者的意识及生命体征的变化,如出现脑疝症状或病情突变,立即停止操作。

2. 对于躁动患者应立即进行四肢及体位固定或遵医嘱使用镇静药,防止穿刺针折断。

3. 穿刺成功后嘱患者全身放松,双下肢半屈曲,平静呼吸,穿刺注药过程中,观察意识、瞳孔、呼吸、脉搏、面色,发现异常立即停止操作,并协助抢救。

4. 穿刺结束后局部盖以无菌纱布,协助患者去枕平卧 6 小时。

5. 嘱患者多饮水,遇有腰痛或局部不适者多卧床休息。

6. 严格无菌操作,预防颅内、腰穿局部感染。

7. 腰穿后注意患者排尿情况及原发疾病有无加重。

8. 术后每 15~30 分钟巡视 1 次,密切观察生命体征变化和药物刺激反应。

腰椎穿刺术护理操作流程图

素质要求

病情、认知及合作程度
局部皮肤、软组织、脊柱等情况 } 评　估

洗手，戴口罩

穿刺包、无菌手套、注射器、利多卡因、胶布、安尔碘、75％乙醇（酒精）棉球、棉签、毛毯、屏风等 } 备齐用物
两人核对、检查

环境准备 —→ 关门窗，必要时屏风遮挡

核对、解释
屏风遮挡，松开衣裤
取屈膝侧卧位（双手抱膝、头向胸部弯曲，使脊柱间隙增宽）
暴露穿刺部位，并注意保暖 } 患者准备

术中配合 { 协助医师进行局部消毒，直径 ＞10 cm
局麻药抽吸
传递物品、器械
协助医师留取标本并及时送验

观察患者面色、神志、生命体征，脑脊液的压力、色、质，以及有无头痛、呕吐等情况 } 术中观察

术后护理 { 穿刺结束，用无菌纱布覆盖穿刺点，用胶布妥善固定
协助患者去枕平卧位4～6小时
密切观察患者生命体征、有无头痛、呕吐，以及穿刺点渗液情况

整理床单位
处理用物，物归原处 } 整理用物

洗手，记录

腰椎穿刺术护理操作评分标准

项目		分值	要　求	标准分	得分	备注
素质要求		5	服装、鞋帽整洁；仪表大方，举止端庄 语言柔和恰当，态度和蔼可亲	3 2		
评估		8	病情、认知及合作程度 局部皮肤、软组织、脊柱等情况	4 4		
操作前准备		12	洗手，戴口罩 两人核对，备齐用物，放置合理 环境准备：关门窗，屏风遮挡 核对，解释，嘱排尿 协助取合适体位，注意保暖	2 2 2 3 3		
操作过程	术中配合	15	穿刺部位皮肤消毒 传递物品（血管钳、注射器、纱布等） 协助医师留取标本，及时送验	5 5 5		
	观察	15	密切观察生命体征、病情变化 患者如有不适立即通知医师，并停止操作 观察抽出液体的性质、量，并记录	5 5 5		
	术后护理	15	协助患者穿好衣裤，整理床单位 嘱患者卧床休息，根据不同穿刺部位取正确体位 观察术后穿刺处渗出情况及有无不适主诉	5 5 5		
操作后		10	正确处理用物 洗手，记录	5 5		
评价		10	动作轻巧，熟练 无菌概念强	5 5		
理论提问		10	回答全面、正确	10		
总分		100				

二十七、胸腔穿刺术护理

护 理 常 规

【作用与用途】

1. 减压和引流，排出胸膜腔内积气、积液，恢复胸腔内负压，以利肺扩张。

2. 抽取胸腔内液体进行常规、生化、细菌、病理标本检查，协助诊断。

3. 向胸腔内注射药物，以达到局部治疗目的。

【护理与注意事项】

1. 检查时协助患者取坐位(反坐于靠背椅上，健侧臂平放在椅背上缘，头枕臂上，穿刺侧臂放过头顶)或斜坡侧卧位(穿刺侧臂弯曲上举)。

2. 穿刺针头进入胸腔后，嘱患者切勿深呼吸和咳嗽，以免针头刺伤肺组织。

3. 检查后嘱患者静卧至少 2 小时。

4. 检查后注意观察患者的呼吸情况，观察插管局部有无渗血、渗液和漏气，并及时做好处理。

5. 检查后如有引流管者，注意观察引流液的色、质、量，如有异常应及时通知医师。

胸腔穿刺术护理操作流程图

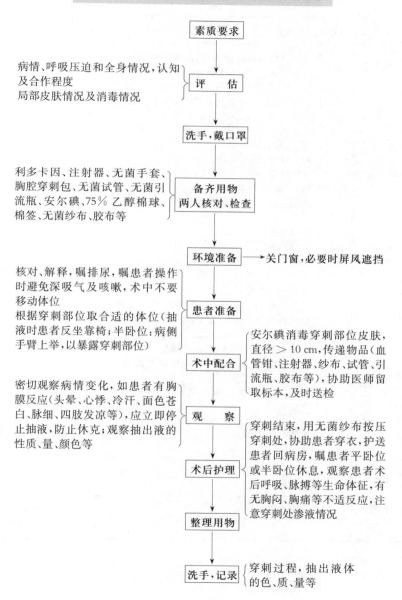

素质要求

病情、呼吸压迫和全身情况，认知
及合作程度
局部皮肤情况及消毒情况 〕 评　估

洗手，戴口罩

利多卡因、注射器、无菌手套、
胸腔穿刺包、无菌试管、无菌引
流瓶、安尔碘、75％ 乙醇棉球、
棉签、无菌纱布、胶布等 〕 备齐用物
两人核对、检查

环境准备 ──→ 关门窗，必要时屏风遮挡

核对、解释，嘱排尿，嘱患者操作
时避免深吸气及咳嗽，术中不要
移动体位
根据穿刺部位取合适的体位（抽
液时患者反坐靠椅；半卧位：病侧
手臂上举，以暴露穿刺部位） 〕 患者准备

术中配合 〕 安尔碘消毒穿刺部位皮肤，
直径 ＞ 10 cm，传递物品（血
管钳、注射器、纱布、试管、引
流瓶、胶布等），协助医师留
取标本，及时送检

密切观察病情变化，如患者有胸
膜反应（头晕、心悸、冷汗、面色苍
白、脉细、四肢发凉等），应立即停
止抽液，防止休克；观察抽出液的
性质、量、颜色等 〕 观　察

术后护理 〕 穿刺结束，用无菌纱布按压
穿刺处，协助患者穿衣，护送
患者回病房，嘱患者平卧位
或半卧位休息，观察患者术
后呼吸、脉搏等生命体征，有
无胸闷、胸痛等不适反应，注
意穿刺处渗液情况

整理用物

洗手，记录 〕 穿刺过程，抽出液体
的色、质、量等

胸腔穿刺术护理操作评分标准

项目		分值	要　求	标准分	得分	备注
素质要求		5	服装、鞋帽整洁;仪表大方,举止端庄 语言柔和恰当,态度和蔼可亲	3 2		
评估		5	病情、呼吸压迫和全身情况,认知及合作程度,局部皮肤情况及消毒情况	5		
操作前		15	洗手,戴口罩 两人核对,备齐用物,放置合理 环境准备:关门窗,屏风遮挡 核对,解释,嘱排尿 协助取合适体位,注意保暖	2 3 2 3 5		
操作中	术中配合	15	穿刺部位皮肤消毒 传递物品(血管钳、注射器、纱布等) 协助医师留取标本,及时送验	5 5 5		
	观察	15	密切观察生命体征、病情变化 患者如有不适立即通知医师,并停止操作 观察抽出液体的色、质、量	5 5 5		
	术后护理	15	协助患者穿好衣裤,整理床单位 嘱患者卧床休息,根据不同穿刺部位取正确体位 观察术后穿刺处渗出情况及有无不适主诉	5 5 5		
操作后		10	正确处理用物 洗手,记录	5 5		
评价		10	动作轻巧、熟练 无菌概念强	5 5		
理论提问		10	回答全面、正确	10		
总分		100				

二十八、外周静脉置入中心静脉导管（PICC）维护

护 理 常 规

【作用与用途】

1. 维护 PICC 导管的正常使用,保证治疗计划的有序实施。

2. 减少导管相关性感染的可能。

【护理与注意事项】

1. 注射器的选择:必须使用 10 ml 以上的注射器冲管,冲管必须使用脉冲式,并做到正式封管。禁止用静脉点滴或普通静脉推注的方式。输液压强不能大于 25PSI,因小注射器可产生较大的压强,特别是当导管有堵塞时可致导管破裂。禁止用于某些造影检查时高压注射泵推注造影剂。

2. 更换贴透明贴膜的操作应遵循无菌操作原则。撕敷贴时,注意由远心端撕开,切勿沿导管反向撕除,以免导管移位。消毒穿刺点周围皮肤的范围应大于敷贴范围。必须等消毒剂完全干后,才可粘贴敷贴。更换肝素帽前须预冲新肝素帽。如穿刺点仍有少量渗血,可再覆盖一小块纱布;尽量避免使用带敷料的贴膜,如不得不用,则给予相应的缩短更换时间。换药时观察并记录导管刻度,小心拆除原有贴膜,避免牵动导管,严禁导管体外部分移入体内。

3. 堵塞导管的再通时,若第一次没有使导管通畅,可重复几次。勿使用暴力冲管。

4. 进行维护后在《使用/维护状态》表登记,并签字确认。

现代中西医护理操作技能

外周静脉置入中心静脉导管（PICC）维护操作流程图

```
                    ┌──────────┐
                    │ 素质要求  │
                    └────┬─────┘
                         ↓
询问、了解患者的身体状况      ┌──────────┐
患者局部皮肤组织情况    ─────│  评  估  │
操作环境                     └────┬─────┘
                                  ↓               洗手，戴口罩
                           ┌──────────┐          备齐用物：无菌透明敷料、无菌
                           │ 操作前准备 │──────── 手套、无菌敷料包（安尔碘棉球
                           └────┬─────┘          5～6个、75％乙醇（棉球2～3
                                ↓                 个）、治疗盘、生理盐水 10 ml、
核对，解释                                         10 ml 针筒×1、小纱布、胶布、肝
协助患者取仰卧位，暴露穿    ┌──────────┐          素帽等
刺部位              ─────│ 患者准备  │
                           └────┬─────┘
打开敷料包、垫治疗巾             ↓
撤出旧敷料
观察穿刺点局部皮肤及外
露导管情况                 ┌──────────┐
再次洗手、戴无菌手套   ─────│ 敷料更换  │
安尔碘棉球消毒皮肤，消毒     └────┬─────┘
范围大于敷料导管S形放置          ↓               打开肝素帽外包装，生理盐水
后，贴透明敷料、胶带：手法                         预冲肝素帽
正确，妥善固定             ┌──────────┐          取下肝素帽
                           │ 更换肝素帽 │──────── 75％乙醇棉球消毒导管接头擦
头皮针刺入肝素帽，脉冲式     └────┬─────┘          拭 15 秒
注入 10 ml 生理盐水，手法        ↓               连接新的肝素帽
正确、固定                 ┌──────────┐
治疗期每日输液前后用 20  ─────│  冲  洗  │
ml 生理盐水脉冲             └────┬─────┘
治疗间歇期每周 10 ml 生理        ↓               局部皮肤有无红、肿、热、痛
盐水冲洗                                          定期检查流通性能及固定情况
                           ┌──────────┐          观察导管外露长度
                           │  观  察  │──────── 观察手臂肿胀情况
                           └────┬─────┘
                                ↓
                           ┌──────────┐
                           │ 清理用物  │
                           └────┬─────┘
                                ↓
                           ┌──────────┐
                           │ 洗手，记录 │
                           └──────────┘
```

外周静脉置入中心静脉导管（PICC）维护评分标准

项目		分值	要　求	标准分	得分	备注
素质要求		5	仪表端庄，服装整洁，态度和蔼，语言柔和	5		
评估		10	患者的身体状况	3		
			患者局部皮肤组织情况	4		
			操作环境	3		
操作前		10	洗手，戴口罩	3		
			备齐用物	4		
			核对，解释	3		
操作中	敷料更换	20	打开敷料包、垫治疗巾	3		
			撤出旧敷料	3		
			观察穿刺点局部皮肤及外露导管情况	3		
			再次洗手、戴无菌手套	3		
			安尔碘棉球消毒皮肤，消毒范围大于敷料	3		
			导管S形放置后，贴透明敷料、胶带：手法正确，妥善固定	5		
	更换肝素帽	15	打开肝素帽外包装，生理盐水预冲肝素帽	5		
			取下肝素帽	2		
			75％乙醇棉球消毒导管接头擦拭15秒	5		
			连接新的肝素帽	3		
	冲洗	10	头皮针刺入肝素帽，脉冲式注入10 ml生理盐水，手法正确	4		
			固定	2		
			治疗期每日输液前后用20 ml生理盐水脉冲	2		
			治疗间歇期每周10 ml生理盐水冲洗	2		
操作后		10	局部皮肤有无红、肿、热、痛	2		
			定期检查流通性能及固定情况	2		
			观察导管外露长度	2		
			观察手臂肿胀情况	2		
			用物处理，洗手，记录	2		
评价		10	无菌概念强	5		
			动作轻巧、准确、稳重	5		
理论提问		10	回答全面、正确	10		
总分		100				

二十九、中央静脉输液港维护

护 理 常 规

【作用与用途】

1. 维护中心静脉输液港的正常使用,保证长期接受化疗、肠外营养、输血等治疗计划的有序实施。

2. 通过持续地、定量的给药,使血药的浓度维持在一个稳定水平,从而使放疗增敏性提高,同时使患者携带方便,减少不良反应的发生,减轻患者痛苦,从而使化疗变得更具人性化。

【护理与注意事项】

1. 注射器的选择:应使用 10 ml 以上的注射器冲管,2 岁以下的患儿以浓度为 100 u/ml 的肝素液 3 ml 封管。其他为浓度 100 u/ml 的肝素液 5 ml 正压封管。输液压强不能大于 25PSI,因小注射器可产生较大的压强,特别是当导管有堵塞时可致导管破裂。禁止用于某些造影检查时高压注射泵推注造影剂。重力输注生理盐水或其他任何方式,均不能替代有效的导管冲洗。

2. 贴透明贴膜的操作应遵循无菌操作原则。消毒泵体周围皮肤的范围应大于敷贴范围;必须等消毒剂完全干后,才可粘贴敷贴;无菌敷贴应同时覆盖住蝶翼、纱布及部分延长管;更换肝素帽前需预冲新肝素帽;如穿刺点仍有少量渗血,可再覆盖一小块纱布。尽量避免使用带敷料的贴膜,如不得不用,则予以相应的缩短更换时间。

3. 必须使用化疗泵专用插针,插针、拔针、更换敷贴应 2 人配合为宜;插针时刺入肝素帽的针头勿过粗,避免暴力插入;穿刺后不要移动针头,以免损伤泵体。

4. 无回血的处理:无回血时可冲洗 2~3 ml 生理盐水后,再抽回血;仍无回血时,可让患者作深呼吸、咳嗽、改变体位、抬举双手等,再抽取回血;若仍无回血,则应适当改变针头位置。

中央静脉输液港维护操作流程图

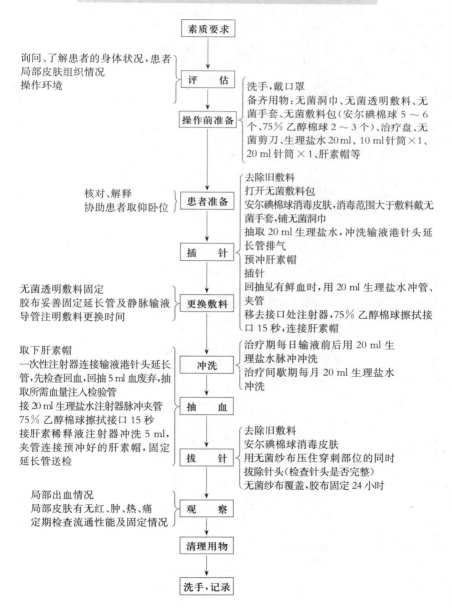

素质要求

询问、了解患者的身体状况,患者 } 评　估
局部皮肤组织情况
操作环境

操作前准备 { 洗手,戴口罩
备齐用物:无菌洞巾、无菌透明敷料、无
菌手套、无菌敷料包(安尔碘棉球 5 ～ 6
个、75％乙醇棉球 2 ～ 3 个)、治疗盘、无
菌剪刀、生理盐水 20 ml、10 ml 针筒×1、
20 ml 针筒×1、肝素帽等

核对、解释 } 患者准备 { 去除旧敷料
协助患者取仰卧位 打开无菌敷料包
安尔碘棉球消毒皮肤,消毒范围大于敷料戴无
菌手套,铺无菌洞巾

插　针 { 抽取 20 ml 生理盐水,冲洗输液港针头延
长管排气
预冲肝素帽
插针

无菌透明敷料固定 } 更换敷料 { 回抽见有鲜血时,用 20 ml 生理盐水冲管、
胶布妥善固定延长管及静脉输液 夹管
导管注明敷料更换时间 移去接口处注射器,75％乙醇棉球擦拭接
口 15 秒,连接肝素帽

取下肝素帽 冲洗 { 治疗期每日输液前后用 20 ml 生
一次性注射器连接输液港针头延长 理盐水脉冲冲洗
管,先检查回血,回抽 5 ml 血废弃,抽 治疗间歇期每月 20 ml 生理盐水
取所需血量注入检验管 冲洗
接 20 ml 生理盐水注射器脉冲夹管 抽　血
75％乙醇棉球擦拭接口 15 秒
接肝素稀释液注射器冲洗 5 ml,
夹管连接预冲好的肝素帽,固定 拔　针 { 去除旧敷料
延长管送检 安尔碘棉球消毒皮肤
用无菌纱布压住穿刺部位的同时
拔除针头(检查针头是否完整)
无菌纱布覆盖,胶布固定 24 小时

局部出血情况 } 观　察
局部皮肤有无红、肿、热、痛
定期检查流通性能及固定情况

清理用物

洗手,记录

中央静脉输液港维护操作评分标准

项目		分值	要　　求	标准分	得分	备注
素质要求		5	仪表端庄,服装整洁,态度和蔼,语言柔和	5		
评估		4	患者的身体状况、局部皮肤组织情况	2		
			操作环境	2		
操作前		4	洗手,戴口罩	2		
			备齐用物	2		
操作中	插针	22	去除旧敷料	1		
			打开无菌敷料包	1		
			消毒皮肤,范围正确,戴无菌手套,铺巾	3		
			抽取生理盐水,排气	2		
			预冲肝素帽	3		
			插针,回抽,冲管,夹管	8		
			移去接口处注射器,75％乙醇棉球擦拭接口 15 秒	2		
			连接肝素帽	2		
	敷料更换	8	无菌透明敷料固定	3		
			胶布妥善固定延长管及静脉输液导管	3		
			注明敷料更换时间	2		
	冲洗	8	治疗期每日输液前后用 20 ml 生理盐水脉冲冲洗	4		
			治疗间歇期每月 20 ml 生理盐水冲洗	4		
	抽血	18	取下肝素帽,连接输液港针头延长管	2		
			检查回血,回抽 5 ml 血废弃	3		
			抽取所需血量注入检验管	2		
			接 20 ml 生理盐水注射器脉冲夹管	2		
			75％乙醇棉球擦拭接口 15 秒	2		
			接肝素稀释液注射器冲洗 5 ml,夹管	3		
			连接预冲好的肝素帽,固定延长管,送检	4		
	拔针	8	去除旧敷料,消毒皮肤	2		
			拔针手法正确	3		
			无菌纱布覆盖,胶布固定 24 小时	3		
操作后		8	观察,定期检查	4		
			用物处理	2		
			洗手,记录	2		
评价		5	无菌概念强,动作轻巧、准确、稳重	5		
理论提问		10	回答全面、正确	10		
总分		100		100		

三十、护理体检

护 理 常 规

【作用与用途】

1. 了解机体及各器官功能状态。

2. 发现阳性体征,指导进一步的检查及护理。

3. 为疾病诊疗护理提供重要依据。

【护理与注意事项】

1. 操作者仪表端庄、态度和蔼,关心体贴被检者,具有良好的医德修养。

2. 操作环境安静、整洁,光线柔和,温湿度适宜。

3. 注意患者保暖,不需要暴露的部位应予以遮盖,保护患者隐私,要求患者变换体位时应予以帮助,检查完毕后为患者盖好衣被。

4. 重视患者主诉,操作细致、轻柔、规范、全面。

5. 按顺序由头至脚、自上而下、左右对照进行体检,减少来回翻动患者,避免重复或遗漏。

6. 根据病情随时复查。

护理体检操作流程图

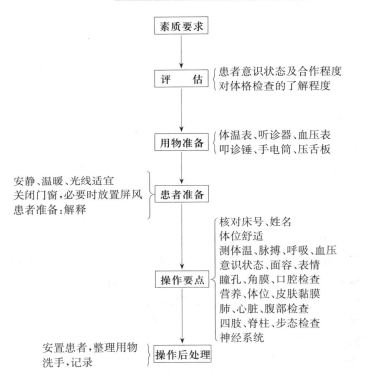

素质要求

↓

评　估 ｛ 患者意识状态及合作程度
　　　　对体格检查的了解程度

↓

用物准备 ｛ 体温表、听诊器、血压表
　　　　　叩诊锤、手电筒、压舌板

↓

安静、温暖、光线适宜
关闭门窗，必要时放置屏风　｝ 患者准备
患者准备：解释

↓

操作要点 ｛ 核对床号、姓名
　　　　　体位舒适
　　　　　测体温、脉搏、呼吸、血压
　　　　　意识状态、面容、表情
　　　　　瞳孔、角膜、口腔检查
　　　　　营养、体位、皮肤黏膜
　　　　　肺、心脏、腹部检查
　　　　　四肢、脊柱、步态检查
　　　　　神经系统

↓

安置患者，整理用物
洗手，记录　｝ 操作后处理

护理体检操作评分标准

项目		分值	要　求	标准分	得分	备注
素质要求		5	仪表端庄,服装整洁,态度和蔼,语言柔和	5		
评估		5	患者意识状态及合作程度	5		
操作前		10	向患者解释,取得配合	5		
			洗手,备齐用物,环境准备	5		
操作中	核对	60	床号、姓名,体位正确	5		
	体温 脉搏 呼吸		测体温:口表与腋表法(判断误差 0.1℃扣 1分) 测脉搏:桡动脉测量法(判断是否规则,误差 4 次/分,扣 1分) 测呼吸:计数每分钟呼吸次数(口述频率、节律、深浅度,误差 2 次/分,扣 1分)	5		
	血压		测量汇报体检对象血压(收缩压/舒张压)	5		
	意识		观察意识状态:清晰与否,口述观察有无嗜睡、昏睡、昏迷等	5		
	面容		面容是否正常,表情是否自然	5		
	瞳孔		形状与大小,两侧是否对称,直接对光反射及角膜反射检查	5		
	口腔		口腔检查:方法(上、下、左、右) 口唇、口腔黏膜色泽,有无溃疡、出血点及真菌感染(口述)	5		
	营养皮肤		判断营养、体位 观察皮肤黏膜:口述颜色、皮疹、紫癜、弹性、蜘蛛痣、温度、水肿	5		
	肺		视诊:胸部正常与否,有无桶状胸、扁平胸 听诊:方法(前、侧、后、左右对比) 口述呼吸音正常与否,有无啰音	5		
	心脏		各瓣膜听诊区与听诊顺序 二尖瓣区听心率与心律,汇报每分钟心率次数、节律、有无杂音	5		

项目		分值	要　　求	标准分	得分	备注
	腹部		视诊:腹部平坦,腹部静脉是否曲张 触诊:紧张度、压痛与反跳痛(方法正确与否) 听诊:肠鸣音	5		
	四肢 脊柱 神经 系统		四肢:活动度,有无杵状指(趾)。脊柱:有无畸形 腱反射检查方法及判断,巴氏征检查方法及判断	5		
操作后		10	安置患者,整理用物	3		
			洗手,记录	4		
评价		10	动作轻柔、敏捷,注意保暖	5		
			操作时间<20分钟	5		
总分		100				

第五章

急 救 监 护

一、简易呼吸器

护 理 常 规

【作用与用途】

　　紧急情况下保证机体重要脏器氧的供给,为进一步抢救争取时间。

　　1. 心肺复苏。

　　2. 各种中毒所致的呼吸抑制。

　　3. 神经、肌肉所致的呼吸麻痹。

　　4. 各种电解质紊乱所致的呼吸抑制。

　　5. 运送患者:适用于机械同期患者作特殊检查、进出手术室等情况。

【护理与注意事项】

　　1. 抢救者应注意患者是否有下述情况,以确认患者处于正常换气:

　　(1) 注视患者胸部上升与下降(是否随着压缩球体而起伏);

　　(2) 经由面罩透明部分观察患者嘴唇与面部颜色的变化;

　　(3) 经由透明盖,观察单向阀是否适当运用;

　　(4) 在呼气当中,观察面罩内是否呈雾气状。

　　2. 挤压气囊时,一手固定面罩,另一手挤压气囊,手掌有规律地挤压,将气体送入肺内,提供足够的吸(呼)时间。挤压次数和力量依年龄而定,一般按压频率 16~20 次/分,挤:放为 1.5:2.5 秒。

3. 面罩加压给氧时,氧流量为 8~10 L/min,挤压球囊 1/2,潮气量为 400~600 ml;无氧源时应去除氧气储气袋,挤压球囊 2/3,潮气量为 700~1 000 ml。

简易呼吸器操作流程图

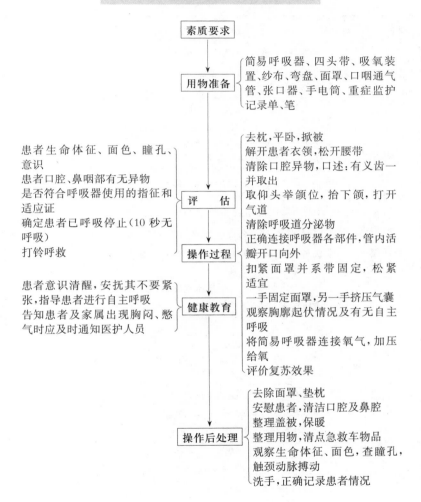

素质要求

用物准备 — 简易呼吸器、四头带、吸氧装置、纱布、弯盘、面罩、口咽通气管、张口器、手电筒、重症监护记录单、笔

患者生命体征、面色、瞳孔、意识
患者口腔、鼻咽部有无异物
是否符合呼吸器使用的指征和适应证
确定患者已呼吸停止（10秒无呼吸）
打铃呼救

评　估

去枕，平卧，掀被
解开患者衣领，松开腰带
清除口腔异物，口述：有义齿一并取出
取仰头举颌位，抬下颌，打开气道
清除呼吸道分泌物

操作过程

正确连接呼吸器各部件，管内活瓣开口向外
扣紧面罩并系带固定，松紧适宜

患者意识清醒，安抚其不要紧张，指导患者进行自主呼吸
告知患者及家属出现胸闷、憋气时应及时通知医护人员

健康教育

一手固定面罩，另一手挤压气囊
观察胸廓起伏情况及有无自主呼吸
将简易呼吸器连接氧气，加压给氧
评价复苏效果

操作后处理

去除面罩、垫枕
安慰患者，清洁口腔及鼻腔
整理盖被，保暖
整理用物，清点急救车物品
观察生命体征、面色，查瞳孔，触颈动脉搏动
洗手，正确记录患者情况

简易呼吸器操作评分标准

项目		分值	要　求	标准分	得分	备注
素质要求		5	服装、鞋帽整洁；仪表大方,举止端庄 语言柔和恰当,态度和蔼可亲	3 2		
操作前		10	用物准备齐全、放置合理,用物性能完好	5		
			评估患者意识、生命体征、面色、瞳孔,确定患者已呼吸停止	5		
操作中	复苏体位	55	去枕、平卧、掀被	3		
			解开患者衣领,松开腰带	2		
	清除异物		抬下颌,查看口腔,清除口腔异物	6		
	开放气道		取仰头举颌位,抬下颌,清除呼吸道分泌物	5		
			正确连接呼吸器各部件,管内活瓣开口向外	5		
	扣紧面罩		放置面罩固定带,托起下颌,扣紧面罩并系带固定,松紧适宜	10		
	挤压气囊		一手固定面罩,另一手挤压气囊	3		
			按压频率正确	4		
			按压深度正确	3		
	加压给氧		将简易呼吸器连接氧气(8～10 L/min),捏气囊,加压给氧 2 次(口述:通知麻醉科插管,使用呼吸机辅助呼吸)	8		
	观察病情		捏气囊时注意观察患者胸廓起伏情况	3		
			判断有无自主呼吸,评价复苏效果	3		
健康教育		5	根据病情,如患者清醒,安抚患者	5		
操作后		10	去除面罩、垫枕,安慰患者,整理床单位	2		
			整理用物,清点急救车物品	2		
			注意患者口鼻清洁和保暖	2		
			观察生命体征、面色,查瞳孔,颈动脉搏动	2		
			洗手,记录(患者情况、抢救过程)	2		
评价		5	动作迅速、准确、有效	5		
理论提问		10	回答全面、正确	10		
总分		100				

二、心肺复苏

护理常规

【作用与用途】

    1. 需靠人工维持呼吸和循环功能的患者。

    2. 患者突发呼吸、心跳停止，大动脉搏动消失时。

【护理与注意事项】

    1. 有气胸、胸部穿透伤、肋骨或胸骨骨折、心脏破裂的患者禁用胸外按压。

    2. 每次胸外心脏按压后让胸廓有充分的回弹，以保证心脏有基本的回流。尽可能持续不间断按压，必要时给予电击除颤。

    3. 胸外心脏按压时，操作者的肩、肘、手腕在同一条线上，手掌根部不离开患者的胸壁。

心肺复苏操作流程图

素质要求

治疗盘内备:电筒、血压计、听诊器、纱布、弯盘、简易呼吸器一套、供氧装置、按压板、抢救车、除颤机(口述)

备齐用物

判断患者意识:呼叫患者、轻拍面部、轻摇肩部,患者无反应

判断患者呼吸:患者无呼吸或不能正常呼吸(仅仅是喘息)

判断意识、呼吸

呼叫医师,派人取除颤仪、抢救车

记录抢救时间

将床放平,去枕平卧(软床需垫胸外按压板),暴露患者胸部

放置体位

胸外心脏按压30次
部位:胸骨中下1/3处,沿肋缘到剑突上两指
方法:两手掌根部重叠,双臂肘关节绷直,垂直用力,胸骨下陷>5 cm;手掌不离根部,手指不按压胸部;按压平稳规律,按压、放松时间1:1;按压频率>100次/分

判断颈动脉搏动

气管正中旁开两指,触摸10秒无搏动

胸外心脏按压

开放气道

检查口腔,去义齿,清除口鼻腔分泌物

取仰头抬颌位,手法正确(抬颈、举额、拉颌)

人工呼吸

口对口呼吸:10秒内吹气2次(操作前吸气,后张口吹气),送气时捏住患者鼻子,呼气时松开,送气时间为1秒,见胸廓抬起(转头观察)

简易呼吸器呼吸:简易呼吸器与氧气连接,8～10 L/min,一手以"EC"手法固定面罩,另一手挤压呼吸器,每次400～600 ml,频率10～12次/分

胸外心脏按压与口对口呼吸交替进行(30:2);操作5个循环后,再次判断颈动脉搏动及人工呼吸10秒,如未恢复,继续上述操作5个循环(2分钟),必要时给予电击除颤,直至高级生命支持人员及仪器设备的到达

扪及颈动脉搏动恢复
面色、口唇、甲床转为红润
出现自主呼吸
观察瞳孔等大、等圆,对光反射出现

有效指征判断

操作后

遵医嘱继续落实各项抢救治疗及护理

撤按压板,安置舒适体位,保暖

整理用物,记录,填写护理记录单

410

心肺复苏操作评分标准

项目		分值	要　求	标准分	得分	备注
素质要求		5	仪表端庄,服装整洁	5		
用物		5	备齐用物	5		
评估		10	判断患者意识、呼吸方法正确	5		
			呼救,备急救物品,时间记录准确	5		
操作中	体位	60	去枕仰卧位,暴露患者胸部	2		
	判断心搏		触摸颈动脉搏动 10 秒	3		
	胸外心脏按压		按压部位正确(背部垫按压板)	5		
			按压手法正确(两手重叠,掌根紧贴胸壁)	5		
			按压幅度适度(胸骨下陷>5 cm)	5		
			按压频率100 次/分,按压与放松时间相等	5		
	开放气道		检查口腔,去义齿,清除口鼻腔分泌物	3		
			打开气道方法正确:取仰头抬颌位	5		
	人工呼吸		吹气方法正确,无漏气			
			吹气有效(胸部有起伏),转头观察胸部方法正确	5		
			简易呼吸器使用方法正确	5		
			胸外按压与人工呼吸比例正确(30∶2),5个循环	5		
			持续心肺复苏,必要时电击除颤,尽快高级生命支持或复苏及治疗	2		
	有效指征判断		扪及颈动脉搏动恢复	2		
			面色、口唇、甲床转为红润	1		
			出现自主呼吸	1		
			瞳孔对光反射恢复	1		
操作后		5	安置舒适体位,保暖	2		
			整理用物,记录	3		
评价		5	动作迅速,准确有效	5		
理论提问		10	回答全面、正确	10		
合计		100				

三、心肺复苏机

护理常规

【作用与用途】

1. 利用氧气泵的动力维持正常潮气量和氧浓度,产生一定压力推动按压泵,以达到胸外心脏按压及人工呼吸的作用。

2. 需较长时间行人工胸外心脏按压的患者。

【护理与注意事项】

1. 心肺复苏机每班检查,确保运行良好。

2. 气胸、胸部穿透伤、肋骨或胸骨骨折、心脏破裂的患者禁用。

3. 按压控制钮及通气控制钮在设备运行前应一直处于"关闭"状态,以防意外按压及过度肺膨胀给患者造成伤害。

4. 正确将心肺复苏机置于患者肩背下,妥善固定胸外心脏按压泵,以防使用过程中移位,规范佩戴氧气面罩。

5. 正确调节各参数:潮气量 500～700 ml,按压深度为胸骨下陷>5 cm,按压频率 90 次/分,每 5 次按压中插入 1 次通气。

6. 使用过程中密切观察心肺复苏机运行情况及患者颈动脉搏动、呼吸、面色、神志、瞳孔对光反应等,并落实各项抢救措施。

7. 复苏结束后,再次检查机器,并进行终末消毒,呈备用状态。

心肺复苏机操作流程图

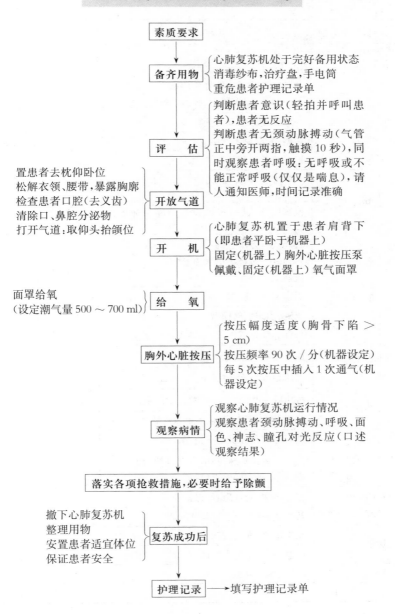

素质要求

备齐用物 { 心肺复苏机处于完好备用状态
消毒纱布,治疗盘,手电筒
重危患者护理记录单

评　估 { 判断患者意识(轻拍并呼叫患者),患者无反应
判断患者无颈动脉搏动(气管正中旁开两指,触摸 10 秒),同时观察患者呼吸:无呼吸或不能正常呼吸(仅仅是喘息),请人通知医师,时间记录准确

置患者去枕仰卧位
松解衣领、腰带,暴露胸廓
检查患者口腔(去义齿)
清除口、鼻腔分泌物
打开气道:取仰头抬颌位
} 开放气道

开　机 { 心肺复苏机置于患者肩背下(即患者平卧于机器上)
固定(机器上)胸外心脏按压泵
佩戴、固定(机器上)氧气面罩

面罩给氧
(设定潮气量 500 ～ 700 ml)
} 给　氧

胸外心脏按压 { 按压幅度适度(胸骨下陷 > 5 cm)
按压频率 90 次 / 分(机器设定)
每 5 次按压中插入 1 次通气(机器设定)

观察病情 { 观察心肺复苏机运行情况
观察患者颈动脉搏动、呼吸、面色、神志、瞳孔对光反应(口述观察结果)

落实各项抢救措施,必要时给予除颤

撤下心肺复苏机
整理用物
安置患者适宜体位
保证患者安全
} 复苏成功后

护理记录 → 填写护理记录单

心肺复苏机操作评分标准

项目		分值	要　求	标准分	得分	备注
素质要求		5	仪表端庄,服装整洁	5		
操作前准备		5	用物准备齐全、性能完好	2		
			心肺复苏机处于完好备用状态	3		
操作中	评估患者	15	观察、判断患者意识,呼救,方法正确	3		
			观察颈动脉搏动方法正确	5		
			观察、判断患者呼吸,方法正确	5		
			记录抢救时间	2		
	开放气道	10	安置患者体位(去枕仰卧位),松解衣领、腰带	3		
			检查患者口腔(去义齿),清除口鼻腔分泌物	2		
			打开气道方法正确:取仰头抬颌位	5		
	开机	15	心肺复苏机置于患者肩背下(即患者放于机器上)	5		
			固定胸外心脏按压泵	3		
			佩戴、固定氧气面罩	2		
			打开心肺复苏机,调节各参数控制钮	5		
	给氧	5	面罩给氧(设定潮气量 500～700 ml)	5		
	胸外按压	15	按压幅度适度(胸骨下陷>5 cm)	5		
			按压频率 90 次/分(机器自动设定)	5		
			每 5 次按压中插入 1 次通气(机器自动设定)	5		
观察病情		10	观察心肺复苏机运行情况	5		
			观察患者颈动脉搏动,以及呼吸、面色、神志、瞳孔对光反射等(口述)	5		
操作后处理		5	整理用物,安置患者,保证安全	3		
			及时做好护理记录	2		
评价		5	动作迅速、准确、有效	3		
			机器操作、相关指标调节熟练	2		
理论		10	回答正确、全面	10		
合计		100				

四、电除颤

护理常规

【作用与用途】

1. 纠正心律失常。

2. 终止心室颤动,抢救心跳骤停者。

【护理与注意事项】

1. 除颤前检查患者除颤部位的皮肤清洁干燥,无潮湿,无敷料。如果患者带有植入性起搏器,应注意避开起搏器部位至少 10 cm。

2. 操作者要确定身体不能与患者接触,不能与金属物品接触。

3. 除颤前确定周围人员无直接或间接的与患者接触。

4. 电极板导电膏涂抹均匀,电极板紧贴皮肤,以免灼伤。

5. 除颤后观察是否恢复窦性心律,如不成功可每次递增 50 J,间隔 5 分钟,重复电击,但一般不超过 3 次。

6. 两次除颤间隔期,应对患者实施胸外心脏按压术,维持患者的基本血液循环。

7. 禁忌电极板对空放电及电极板面对面放电。

8. 动作要迅速、准确。

9. 除颤仪用后要终末消毒、充电备用。

电除颤操作流程图

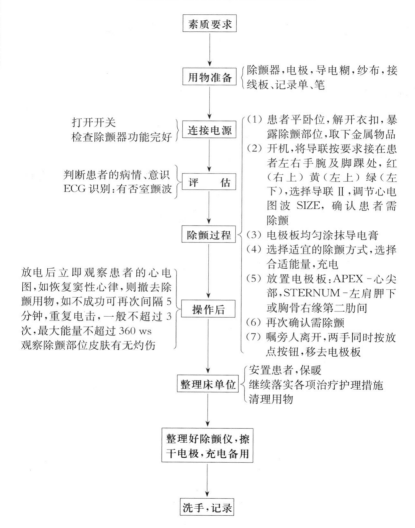

素质要求

用物准备 — 除颤器,电极,导电糊,纱布,接线板、记录单、笔

打开开关
检查除颤器功能完好 ⎬ 连接电源

(1) 患者平卧位,解开衣扣,暴露除颤部位,取下金属物品
(2) 开机,将导联按要求接在患者左右手腕及脚踝处,红(右上)黄(左上)绿(左下),选择导联Ⅱ,调节心电图波 SIZE,确认患者需除颤

判断患者的病情、意识
ECG 识别:有否室颤波 ⎬ 评　估

除颤过程

(3) 电极板均匀涂抹导电膏
(4) 选择适宜的除颤方式,选择合适能量,充电

放电后立即观察患者的心电图,如恢复窦性心律,则撤去除颤用物,如不成功可再次间隔 5 分钟,重复电击,一般不超过 3 次,最大能量不超过 360 ws
观察除颤部位皮肤有无灼伤 ⎬ 操作后

(5) 放置电极板:APEX-心尖部,STERNUM-左肩胛下或胸骨右缘第二肋间
(6) 再次确认需除颤
(7) 嘱旁人离开,两手同时按放点按钮,移去电极板

整理床单位 — 安置患者,保暖 / 继续落实各项治疗护理措施 / 清理用物

整理好除颤仪,擦干电极,充电备用

洗手,记录

电除颤技术操作评分标准

项目	分值	要　　求	标准分	得分	备注
素质要求	5	仪表端庄,服装整洁	5		
用物准备	10	备齐用物	5		
		正确检查除颤仪	5		
评估	10	正确判断患者病情、意识	5		
		正确判断患者心电示波为室颤,在医师的指导下进行除颤	5		
操作中	50	患者处于复苏体位,充分暴露除颤部位,取下金属物品	5		
		打开除颤仪,正确连接导联	5		
		确认患者需除颤	2		
		导电糊涂抹均匀或盐水纱布湿度适宜	5		
		选择适宜的除颤方式及电功率(口述)	5		
		调节能量,充电	3		
		电极板放置位置准确	5		
		电极板与患者皮肤密切接触	2		
		施加压力适当	3		
		嘱旁人离开床边	3		
		再次确认需除颤	2		
		放电(双手拇指同时按压放电按钮)	5		
		观察患者心电图波形	3		
		口述除颤成功	2		
操作后	5	整理用物,合理安置患者	5		
评价	10	操作熟练,抢救迅速	5		
		操作方法正确、安全	5		
理论提问	10	回答全面、正确	10		
总分	100				

五、洗胃

护理常规

【作用与用途】

1. 抢救中毒患者,清除胃内容物,减少毒物吸收,利用不同的灌洗液中和解毒。

2. 减轻胃黏膜水肿,预防感染。

3. 为某些检查和手术做准备。

【护理与注意事项】

1. 插管时动作要轻快,切勿损伤患者食管及误入气管。

2. 中毒物质不明时,应抽取胃内容物送检,洗胃溶液可暂时用温开水或等渗盐水,待毒物性质明确后再采用对抗洗胃。急性中毒病例,患者能配合者,应迅速采用"口服催吐洗胃法",必要时进行洗胃,以减少毒物吸收。

3. 幽门梗阻患者洗胃宜饭后 4~6 小时或空腹进行,需记录胃内潴留量,以了解梗阻情况,供补液参考(潴留量=洗出量-灌洗量)。

4. 吞服强酸、强碱等腐蚀性毒物患者,切忌洗胃,以免造成胃穿孔。

5. 消化道溃疡、食道梗阻、食管静脉曲张、胃癌等一般不做洗胃;急性心肌梗死、重症心力衰竭、严重心律失常和极度衰竭者不宜洗胃;昏迷者洗胃应谨慎。

6. 及时准确记录灌注液名称、液量,洗出液及其颜色、气味等洗胃过程。

7. 保证洗胃机性能处于备用状态,使用前应检查机器各管道衔接是否正确、紧密,运转是否正常。勿使水流至按键开关内,以免损坏机器,用毕要及时清洗,避免污物堵塞管道。

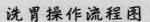

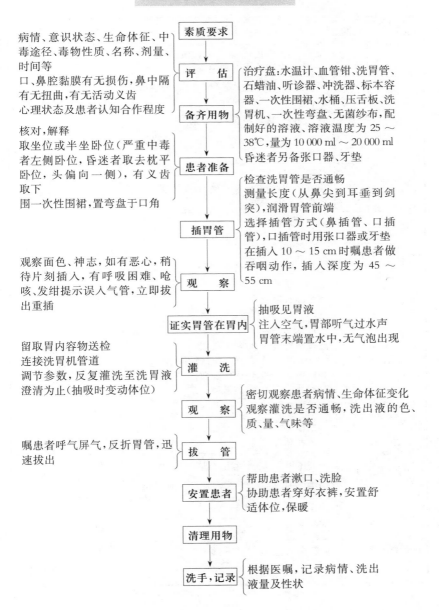

洗胃操作流程图

素质要求

↓

病情、意识状态、生命体征、中
毒途径、毒物性质、名称、剂量、
时间等
口、鼻腔黏膜有无损伤,鼻中隔
有无扭曲,有无活动义齿
心理状态及患者认知合作程度

评　估

↓

备齐用物

治疗盘:水温计、血管钳、洗胃管、
石蜡油、听诊器、冲洗器、标本容
器、一次性围裙、水桶、压舌板、洗
胃机、一次性弯盘、无菌纱布,配
制好的溶液、溶液温度为 25 ～
38℃,量为 10 000 ml ～ 20 000 ml
昏迷者另备张口器、牙垫

核对,解释
取坐位或半坐卧位(严重中毒
者左侧卧位,昏迷者取去枕平
卧位,头偏向一侧),有义齿
取下
围一次性围裙,置弯盘于口角

患者准备

↓

插胃管

检查洗胃管是否通畅
测量长度(从鼻尖到耳垂到剑
突),润滑胃管前端
选择插管方式(鼻插管、口插
管),口插管时用张口器或牙垫
在插入 10 ～ 15 cm 时嘱患者做
吞咽动作,插入深度为 45 ～
55 cm

观察面色、神志,如有恶心,稍
待片刻插入,有呼吸困难、呛
咳、发绀提示误入气管,立即拔
出重插

观　察

↓

证实胃管在胃内

抽吸见胃液
注入空气,胃部听气过水声
胃管末端置水中,无气泡出现

留取胃内容物送检
连接洗胃机管道
调节参数,反复灌洗至洗胃液
澄清为止(抽吸时变动体位)

灌　洗

↓

观　察

密切观察患者病情、生命体征变化
观察灌洗是否通畅,洗出液的色、
质、量、气味等

嘱患者呼气屏气,反折胃管,迅
速拔出

拔　管

↓

安置患者

帮助患者漱口、洗脸
协助患者穿好衣裤,安置舒
适体位,保暖

↓

清理用物

↓

洗手,记录

根据医嘱,记录病情、洗出
液量及性状

洗胃操作评分标准

项目		分值	要 求	标准分	得分	备注
素质要求		5	服装、鞋帽整洁,仪表大方,举止端庄; 语言柔和恰当,态度和蔼可亲	3 2		
评估		5	了解患者病情、生命体征、意识,患者认知合作程度	2		
			评估患者口、鼻腔黏膜有无损伤	1		
			了解中毒途径、毒物性质、名称、剂量、时间等	2		
操作前准备		10	洗手,戴口罩 备齐用物,溶液配制正确,温度适宜 洗胃机性能完好	5 3 2		
操作过程	病员准备	5	核对,解释 采取适当体位,有义齿取下	2 3		
	插胃管	20	检查胃管是否通畅 测量长度,润滑胃管前端 选择合适插管方式,插入手法正确 观察患者情况 证实胃管在胃内	4 4 4 4 4		
	灌注	20	留取标本送验 连接洗胃机管道,调节参数, 清洗方法正确,每次灌洗液量适当 观察患者病情、生命体征变化 观察洗出液的色、质、量、气味	4 4 4 4 4		
	拔管	5	嘱患者屏气 反折胃管迅速拔出	2 3		
操作后处理		10	为患者漱口、洗脸	3		
			整理床单位,躺卧舒适,保暖	3		
			用物处理,洗手,脱口罩,记录正确	4		
评价		10	动作轻巧、稳当、准确	5		
			洗胃方法、手法正确	5		
理论提问		10	回答全面、正确	10		
总分		100				

六、中心静脉穿刺的护理

护 理 常 规

【作用与用途】

1. 血容量不足需要快速输液、输血者。

2. 可监测中心静脉压，了解心功能状况。

3. 减轻反复穿刺带来的痛苦，减少了不必要的护理工作量。

4. 肿瘤患者行静脉化疗及脑部疾病患者需频繁输入脱水药物。

【护理与注意事项】

1. 预防局部感染，定时消毒穿刺点及缝针处，敷料潮湿、松动、被污染时应立即更换。如遇穿刺部位有炎症或患者有原因不明的发热，应立即拔除导管并进行细菌培养。

2. 保持导管通畅，在输注酸性、碱性药物之间应用生理盐水冲管；先输乳剂，后输非乳剂；输注刺激性药物及粘附性强的药物前后应用生理盐水冲管。

3. 对用中心静脉导管进行输液的患者，要严格控制好滴速，防止太快。确保衔接牢固可靠，输液完毕及时更换液体，防止脱管或空气栓塞。

现代中西医护理操作技能

中心静脉穿刺的护理操作流程图

素质要求

病情、治疗、意识状态、认知及合
作程度
穿刺部位皮肤情况
药物性质及输液量、装置完好情
况
｝ 评　估

洗手，戴口罩

中心静脉穿刺包、输液用物、输
液接头、无菌手套、皮肤消毒
液、注射器、胶布、无菌纱布或
透明敷料、利多卡因、稀释肝素
溶液、屏风等
｝ 备齐用物
两人核对、检查

患者准备 ｛ 核对、解释，取合适体位
暴露穿刺部位
注意保暖，屏风遮挡

穿刺中 ｛ 局部消毒，直径＞10 cm
穿刺过程中协助抽取局麻药，
传递所需物品
密切观察生命体征、病情变化

用稀释肝素液冲尽回血后迅速连
接静脉输液导管，局部覆盖无菌
敷料，妥善固定导管，调节输液速
度，注明导管标识、穿刺日期
｝ 穿刺毕

观　察 ｛ 观察输液情况
观察局部有无渗血

整理床单位，协助患者躺卧舒适
用物消毒，清洁处理
｝ 整　理

洗手，记录

422

中心静脉穿刺的护理操作评分标准

项目		分值	要 求	标准分	得分	备注
素质要求		5	服装、鞋帽整洁；仪表大方，举止端庄 语言柔和恰当，态度和蔼可亲	3 2		
评估		10	病情、治疗、认知及合作程度 穿刺部位皮肤情况 药物性质及输液量、装置完好情况	4 3 3		
操作前准备		10	洗手，戴口罩 两人核对，备齐用物，放置合理 核对、解释，屏风遮挡 取合适体位，暴露穿刺部位，注意保暖	2 3 2 3		
操作过程	配合	15	穿刺部位皮肤消毒 协助抽取局麻药，传递所需物品 密切观察生命体征、病情变化	5 5 5		
	术后	20	迅速连接静脉输液导管 局部覆盖无菌纱布 注明导管标识、穿刺日期、签名 调节输液速度	5 5 5 5		
	观察	10	输液情况 局部有无渗血、血肿	5 5		
操作后		10	整理床单位，协助患者躺卧舒适 用物处理 洗手，记录	4 3 3		
评价		10	动作轻巧、准确 无菌概念强	5 5		
理论提问		10	回答全面、正确	10		
总分		100				

七、经人工气道吸痰术

护理常规

【作用与用途】

通过负压吸引将气管插管、气管切开患者呼吸道内潴留的分泌物吸出,维持呼吸道通畅,改善通气,防止感染。

【护理与注意事项】

1. 按需吸痰,保持气道通畅。一般情况下每 2 小时吸 1 次,两肺有痰鸣音时应缩短间隔时间,有痰时必须立即吸痰。

2. 对于咳嗽反射丧失或咳嗽无力的患者,气管内滴入气道湿化液应慎重。

3. 严格执行无菌操作,进入一次人工气道使用一根吸痰管,进入口、鼻腔受污染的吸痰管不能进入人工气道。

4. 做好心理护理,通过手势或纸笔与患者进行交流,了解患者需要。

经人工气道吸痰术操作流程图

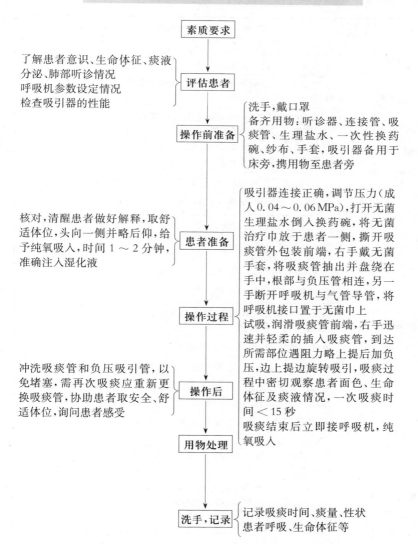

素质要求

了解患者意识、生命体征、痰液分泌、肺部听诊情况
呼吸机参数设定情况
检查吸引器的性能

→ 评估患者

洗手,戴口罩
备齐用物:听诊器、连接管、吸痰管、生理盐水、一次性换药碗、纱布、手套,吸引器备用于床旁,携用物至患者旁

操作前准备

吸引器连接正确,调节压力(成人 0.04～0.06 MPa),打开无菌生理盐水倒入换药碗,将无菌治疗巾放于患者一侧,撕开吸痰管外包装前端,右手戴无菌手套,将吸痰管抽出并盘绕在手中,根部与负压管相连,另一手断开呼吸机与气管导管,将呼吸机接口置于无菌巾上

核对,清醒患者做好解释,取舒适体位,头向一侧并略后仰,给予纯氧吸入,时间 1～2 分钟,准确注入湿化液

患者准备

操作过程

试吸,润滑吸痰管前端,右手迅速并轻柔的插入吸痰管,到达所需部位遇阻力略上提后加负压,边上提边旋转吸引,吸痰过程中密切观察患者面色、生命体征及痰液情况,一次吸痰时间＜15 秒
吸痰结束后立即接呼吸机,纯氧吸入

冲洗吸痰管和负压吸引管,以免堵塞,需再次吸痰应重新更换吸痰管,协助患者取安全、舒适体位,询问患者感受

操作后

用物处理

洗手,记录

记录吸痰时间、痰量、性状
患者呼吸、生命体征等

经人工气道吸痰术操作评分标准

项目	分值	要　求	标准分	得分	备注
素质要求	5	服装、鞋帽整洁；仪表大方，举止端庄； 语言柔和恰当，态度和蔼可亲	3 2		
评估	10	了解患者生命体征、意识、痰液及肺部听诊情况	5		
		检查吸引器的性能、呼吸机参数设定情况	5		
操作前	5	洗手，戴口罩	2		
		用物准备齐全，放置合理	3		
操作中	55	核对，清醒者作好解释，体位舒适	2		
		吸入高浓度氧气，浓度、时间正确	2		
		注入湿化水的量及方法正确	3		
		调节负压适宜	5		
		连接吸痰管方法正确，注意无菌操作	3		
		保持吸痰管通畅，并湿润前端	5		
		松解呼吸机与气管插管的管道方法正确 （注意保持呼吸机接口不被污染）	5		
		吸痰方法正确、规范，插入深度适宜	10		
		一次吸痰时间不超过 15 秒，连续吸痰时间，方法正确	5		
		保持负压吸引管路清洁	5		
		密切观察生命体征、血氧饱和度、痰液情况	5		
		吸痰结束后予以纯氧，时间、浓度正确，并调至原来水平	5		
操作后	5	洗手，脱口罩，处理用物方法正确，记录吸痰时间、痰量、性状、呼吸、生命体征等	5		
评价	10	注意无菌操作	5		
		操作轻柔、节力、熟练	5		
理论提问	10	回答全面、正确	10		
总分	100				

八、心电监护

护 理 常 规

【作用与用途】

1. 持续、动态监测患者的心电活动,早期发现病情变化。

2. 凡是需要连续监测患者基本生命指标的情况均可使用,包括患者手术中全程;术后一段时期;新生儿、早产儿监护;高压氧舱;分娩室产妇监护及危重病患等。

【护理与注意事项】

1. 放置电极片时,应避开伤口、骨隆突处、瘢痕,以及皮肤发红、破损炎症处,中心静脉插管、起搏器及电除颤部位。

2. 电极片长期应用易脱落,影响准确性,一般 48～72 小时更换 1 次,注意皮肤的清洁、消毒。

3. 患者更换体位时,注意妥善保护导联线。

4. 无创血压的监护要选择合适的袖带,袖带平整、无皱折,测压的肢体应与患者心脏处于同一水平,切记不要在有静脉输液或插导管的肢体上安放袖带。

心电监护操作流程图

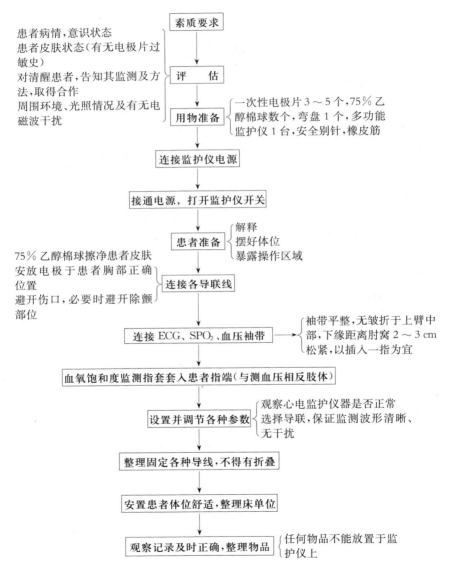

素质要求

患者病情,意识状态
患者皮肤状态(有无电极片过
敏史)
对清醒患者,告知其监测及方 —— 评　估
法,取得合作
周围环境、光照情况及有无电 —— 用物准备 ｛一次性电极片 3～5 个,75% 乙
磁波干扰　　　　　　　　　　　　　　 醇棉球数个,弯盘 1 个,多功能
　　　　　　　　　　　　　　　　　　　监护仪 1 台,安全别针,橡皮筋

连接监护仪电源

接通电源,打开监护仪开关

患者准备 ｛解释
　　　　　　摆好体位
　　　　　　暴露操作区域

75% 乙醇棉球擦净患者皮肤
安放电极于患者胸部正确 —— 连接各导联线
位置
避开伤口,必要时避开除颤
部位

连接 ECG、SPO₂、血压袖带 ｛袖带平整,无皱折于上臂中
　　　　　　　　　　　　　　　　　部,下缘距离肘窝 2～3 cm
　　　　　　　　　　　　　　　　　松紧,以插入一指为宜

血氧饱和度监测指套套入患者指端(与测血压相反肢体)

设置并调节各种参数 ｛观察心电监护仪器是否正常
　　　　　　　　　　　　选择导联,保证监测波形清晰、
　　　　　　　　　　　　无干扰

整理固定各种导线,不得有折叠

安置患者体位舒适,整理床单位

观察记录及时正确,整理物品 ｛任何物品不能放置于监
　　　　　　　　　　　　　　　护仪上

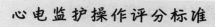

心电监护操作评分标准

项目		分值	要　求	标准分	得分	备注
素质要求		5	服装、鞋帽整洁；仪表大方，举止端庄 语言柔和恰当，态度和蔼可亲	3 2		
评估		10	患者病情、意识状态及皮肤状况	3		
			清醒者，告知监测及方法，取得患者合作	3		
			周围环境、光照情况及有无电磁波干扰	4		
操作前		10	洗手，备齐用物	5		
			检查监护仪电源是否连接妥当，仪器功能是否正常	5		
操作中	患者准备	10	向患者解释，取得合作	5		
			摆好体位，暴露操作区域	5		
	操作要点	35	擦净连接处的皮肤，安放电极片，位置正确	5		
			ECG、SPO_2、血压袖带与患者正确连接	10		
			打开监护仪开关	5		
			设置调节各种参数，监测波形清晰	10		
			整理各种导线	5		
操作后		10	观察记录正确	5		
			用物处理	2		
			关机、待机顺序正确	3		
评价		10	动作轻巧、敏捷	5		
			连接准确	5		
理论提问		10	回答全面、正确	10		
总分		100				

九、血氧饱和度监测

护 理 常 规

【作用与用途】

　　1. 监测患者机体组织缺氧状况。

　　2. 为临床观察病情变化提供有意义的指标,避免患者反复采血。

【护理与注意事项】

　　1. 下列情况可以影响监测结果:患者发生休克、体温过低、使用血管活性药物及贫血等。周围环境光照太强、电磁波干扰及涂指甲油等也可影响监测结果。监测时应将指甲清洗干净。

　　2. 避免监测肢体的同时监测血氧饱和度。监测时观察患者局部皮肤及指(趾)甲情况,定时更换传感器位置,约束带松紧要适宜。

　　3. 注意保暖,患者体温过低时,采取保暖措施。

　　4. 及时检查探头位置,将探头放置在合适位置,检查探头和导线、导线和监测仪的连接,确保连接紧密、无松动脱落,对机械故障应立即更换监测仪。

血氧饱和度监测操作流程图

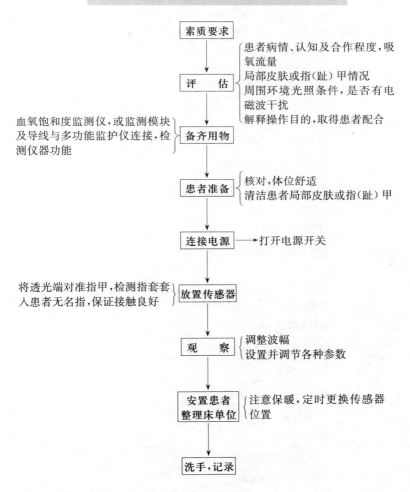

素质要求

评　估
患者病情、认知及合作程度，吸氧流量
局部皮肤或指（趾）甲情况
周围环境光照条件，是否有电磁波干扰
解释操作目的，取得患者配合

血氧饱和度监测仪，或监测模块及导线与多功能监护仪连接，检测仪器功能
备齐用物

患者准备
核对，体位舒适
清洁患者局部皮肤或指（趾）甲

连接电源　→　打开电源开关

将透光端对准指甲，检测指套套入患者无名指，保证接触良好
放置传感器

观　察
调整波幅
设置并调节各种参数

安置患者整理床单位
注意保暖，定时更换传感器位置

洗手，记录

血氧饱和度监测操作评分标准

项目		分值	考核要点	标准分	得分	备注
素质要求		5	服装、鞋帽整洁;仪表大方,举止端庄 语言柔和恰当,态度和蔼可亲	3 2		
评估		15	患者病情、意识状态、吸氧流量	4		
			认知及合作程度,局部皮肤或指(趾)甲情况	4		
			周围环境光照条件,是否有电磁波干扰	4		
			解释操作目的,取得患者配合	3		
操作前		10	备齐用物,放置合理	3		
			连接电源	3		
			检测仪器功能	4		
操作中	患者准备	5	清洁患者局部皮肤或指(趾)甲	5		
	操作要点	40	打开开关	2		
			正确安放传感器,保证接触良好	10		
			波幅高低适中	10		
			设置调节各种参数	10		
			整理导线	3		
			正确安置患者,注意保暖	5		
操作后		5	清理用物	3		
			洗手,记录	2		
评价		10	动作轻巧、稳重、准确、熟练	5		
			观察仔细、记录准确	5		
理论提问		10	回答全面、正确	10		
总得分		100				

十、呼吸机的使用

护 理 常 规

【作用与用途】

1. 改善通气、换气功能,纠正缺氧或二氧化碳潴留。
2. 减少呼吸做功,降低心肺负荷。

【护理与注意事项】

1. 密切观察患者自主呼吸的频率、节律与呼吸机是否同步,如出现烦躁可遵医嘱予以镇静剂或肌松剂,以抑制自主呼吸而达到控制呼吸。

2. 密切观察机器的正常运转和各项指标。注意机器的报警,如有报警,应迅速查明原因,给予及时排除。

3. 根据血气分析及时调整呼吸机各项参数。

4. 医嘱停机应严格按停机顺序操作

(1) 将呼吸机与患者脱离,继续吸氧;

(2) 先关主机,再关压缩机;

(3) 拔掉电源、气源连接处;

(4) 整理用物,消毒配件。

现代中西医护理操作技能

呼吸机使用操作流程图

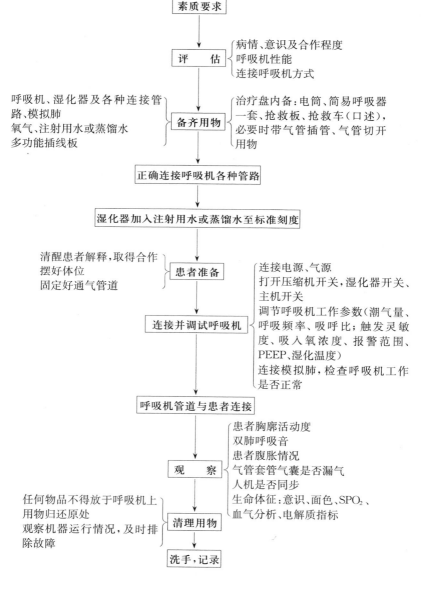

素质要求

评　估
　病情、意识及合作程度
　呼吸机性能
　连接呼吸机方式

呼吸机、湿化器及各种连接管路、模拟肺
氧气、注射用水或蒸馏水
多功能插线板

备齐用物
　治疗盘内备：电筒、简易呼吸器一套、抢救板、抢救车（口述），必要时带气管插管、气管切开用物

正确连接呼吸机各种管路

湿化器加入注射用水或蒸馏水至标准刻度

清醒患者解释，取得合作
摆好体位
固定好通气管道

患者准备

连接并调试呼吸机
　连接电源、气源
　打开压缩机开关，湿化器开关、主机开关
　调节呼吸机工作参数（潮气量、呼吸频率、吸呼比；触发灵敏度、吸入氧浓度、报警范围、PEEP、湿化温度）
　连接模拟肺，检查呼吸机工作是否正常

呼吸机管道与患者连接

观　察
　患者胸廓活动度
　双肺呼吸音
　患者腹胀情况
　气管套管气囊是否漏气
　人机是否同步
　生命体征：意识、面色、SPO_2、血气分析、电解质指标

任何物品不得放于呼吸机上
用物归还原处
观察机器运行情况，及时排除故障

清理用物

洗手，记录

434

呼吸机使用操作评分标准

项目		分值	要求	标准分	得分	备注
素质要求		5	服装、鞋帽整洁；仪表大方，举止端庄 语言柔和恰当，态度和蔼可亲	3 2		
评估		10	了解患者病情、意识及合作程度	5		
			检查呼吸机的性能，了解连接呼吸机方式	5		
操作前准备		10	洗手，戴口罩，备齐用物	2		
			检查呼吸机各管道连接是否正确	3		
			湿化器内加入注射用水或蒸馏水至标准刻度	3		
			放置呼吸机于病床合适位置	2		
操作过程	患者准备	10	核对，为清醒患者解释，以取得合作	5		
			摆好体位(头高脚低位或半卧位)，必要时协助医师气管切开、插管或无创通气准备	5		
	操作要点	35	连接电源、气源，打开压缩机开关	10		
			打开主机与湿化器开关，调节呼吸机模式和各种参数	10		
			连接模拟肺检查呼吸机是否正常工作	5		
			将工作正常的呼吸机管道与患者连接	5		
			用固定支架固定通气管道	5		
操作后		10	观察患者面色、呼吸等生命体征，人机是否同步	3		
			观察机器运行是否正常，记录正确用物处理	3		
			呼吸机简单故障排除	4		
评价		10	动作轻巧、敏捷、准确	5		
			顺序正确，机器工作正常	5		
理论提问		10	回答全面、正确	10		
总分		100				

435

十一、输液泵的使用

护理常规

【作用与用途】

1. 准确控制输液速度。

2. 按需要提供患者所需的输液量。

3. 使药物速度均匀、用量准确,并安全地进入患者体内发生作用。

【护理与注意事项】

1. 正确设定输液速度及其必需参数,防止设定错误而延误治疗。

2. 随时查看巡视输注泵的工作状态,防止液体滴入泵内而造成机器失灵,及时排除故障。

3. 严密观察液体输注情况,防止空气栓塞的发生。

4. 注意观察穿刺部位皮肤情况,防止发生液体外渗,出现外渗应及时给予相应处理。

5. 突然停电后应检查输注泵是否工作正常、速度是否正确。

6. 规范使用输注泵,做好输注泵的维护和保养。

输液泵使用操作流程图

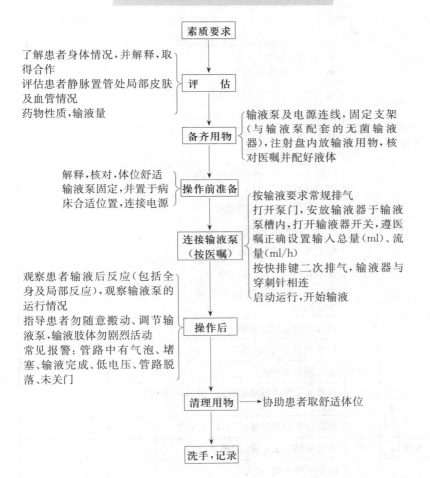

```
                    ┌─────────┐
                    │ 素质要求 │
                    └─────────┘
                         │
                         ▼
了解患者身体情况，并解释，取    ┌─────┐
得合作                      │ 评 估 │
评估患者静脉置管处局部皮肤      └─────┘
及血管情况                      │
药物性质，输液量                 ▼
                    ┌─────────┐    输液泵及电源连线，固定支架
                    │ 备齐用物 │    （与输液泵配套的无菌输液
                    └─────────┘    器），注射盘内放输液用物，核
                         │         对医嘱并配好液体
                         ▼
解释，核对，体位舒适        ┌───────────┐
输液泵固定，并置于病        │ 操作前准备 │
床合适位置，连接电源        └───────────┘    按输液要求常规排气
                         │              打开泵门，安放输液器于输液
                         ▼              泵槽内，打开输液器开关，遵医
                    ┌───────────┐      嘱正确设置输入总量（ml）、流
                    │ 连接输液泵 │      量（ml/h）
                    │ （按医嘱） │      按快排键二次排气，输液器与
                    └───────────┘      穿刺针相连
观察患者输液后反应（包括全        │       启动运行，开始输液
身及局部反应），观察输液泵的      │
运行情况                        ▼
指导患者勿随意搬动、调节输   ┌─────────┐
液泵，输液肢体勿剧烈活动     │ 操作后   │
常见报警：管路中有气泡、堵   └─────────┘
塞、输液完成、低电压、管路脱      │
落、未关门                       ▼
                    ┌─────────┐
                    │ 清理用物 │───→ 协助患者取舒适体位
                    └─────────┘
                         │
                         ▼
                    ┌───────────┐
                    │ 洗手，记录 │
                    └───────────┘
```

输液泵使用操作评分标准

项目	分值	要　求	标准分	得分	备注
素质要求	5	服装、鞋帽整洁;仪表大方,举止端庄 语言柔和恰当,态度和蔼可亲	3 2		
评估	10	病情及用药情况,做好解释	5		
		静脉置管处局部皮肤及血管情况	5		
操作前	5	洗手、戴口罩 备齐用物,放置合理	5		
操作中	55	认真查对医嘱,解释输液注意事项 患者体位舒适、安全	5		
		再次核对医嘱及输液治疗计划	5		
		正确固定输液泵,连接电源	5		
		输液管准确置于输液泵槽内	5		
		输液管排气正确,无浪费	5		
		遵医嘱,正确设置输入总量(ml)、流量(ml/h)	5		
		消毒、连接、固定正确	5		
		打开调节开关,启动运行	5		
		能识别报警种类	5		
		认真观察患者输液后反应(包括局部和全身)	5		
		协助患者取舒适体位,整理床单位	5		
操作后	5	处理用物方法正确,记录	5		
评价	10	操作顺序正确,节力	5		
		患者无不适反应	5		
理论提问	10	回答全面、正确	10		
总分	100				

十二、微量输注泵的使用

护 理 常 规

【作用与用途】

保证小剂量药物匀速、持续、准确地静脉给药。

【护理与注意事项】

1. 注意无菌操作,管路 24 小时更换,注射器上标明配置药物名、浓度、剂量、患者床号、姓名、时间及核对者。

2. 观察推注中有无外渗、脱落(因机器本身无外渗报警)。

3. 突然停电后应检查微量泵是否工作正常、速度是否正确。

4. 防止液体滴入泵内而造成机器失灵。

5. 规范使用微量注射泵,做好注射泵的维护和保养。

微量输注泵使用操作流程图

素质要求

↓

评　估 — 了解患者身体情况
评估患者注射部位皮肤及血管情况
药物性质,输液量

↓

微量输注泵及电源连线,固定支架
与微量输注泵配套的无菌注射器及延长管
注射盘内:输液用物一套
核对医嘱并配好液体 — **备齐用物**

↓

患者准备 — 解释、核对,安置患者舒适体位,选择穿刺部位

↓

微量输注泵置于并固定病床旁的合适位置,连接电源

↓

注射器连接延长管排气
将注射器置于微量输注泵槽内
打开微量输注泵的开关
设置输注总量(ml)
设置流量、范围(ml/h)
按快进键二次排气
消毒,连接,固定
按开始键启动微量输注泵 — **调试微量输注泵（遵医嘱）**

↓

观察记录正确 — 局部及全身情况,仪器运转情况,输液环路密闭无脱离
微量输注泵的报警处理
管路阻塞(未开输注开关或血栓)、管道脱落、药液将完、注射完毕

↓

指导患者勿随意移动、调节微量泵,输液肢体勿上下移动,协助患者取舒适体位,整理床单位 — **操作后**

↓

输液结束清理用物

↓

洗手,记录

微量输注泵操作评分标准

项目	分值	要 求	标准分	得分	备注
素质要求	5	服装、鞋帽整洁;仪表大方,举止端庄 语言柔和恰当,态度和蔼可亲	3 2		
评估	10	病情及用药情况,做好解释	5		
		评估患者输液部位皮肤及血管情况	5		
操作前	5	洗手,戴口罩 备齐用物,放置合理	5		
操作中	55	认真查对医嘱,患者体位舒适、安全	5		
		再次核对医嘱及输液治疗计划	5		
		正确固定微量推注泵	5		
		连接电源	5		
		注射器连接管气体排尽	5		
		微量推注泵与注射器安装正确	5		
		消毒、连接、固定正确	5		
		正确设置输入总量(ml)、流量(ml/h)	5		
		调整微量推注泵,启动运行	5		
		认真观察患者反应(包括局部及全身)	5		
		协助患者取舒适体位,整理床单位	5		
操作后	5	处理用物方法正确,记录	5		
评价	10	操作顺序正确,节力	5		
		患者无不适反应	5		
理论提问	10	回答全面、正确	10		
总得分	100				

十三、外周静脉置入中心静脉导管（PICC）

护理常规

【作用与用途】

1. 可长时间放置在体内,供长时间静脉给药。

2. 避免反复穿刺静脉。

3. 减少药物对外周静脉的刺激。

【护理与注意事项】

1. 穿刺后 24 小时必须更换敷贴,并观察穿刺点有无出血、穿刺处手臂有无肿胀,沿静脉走行有无机械性静脉炎发生;机械性静脉炎处理方法:湿热敷每日 2～3 次,每次 30 分钟;喜疗妥软膏局部涂擦并以指腹按摩,抬高患肢以利血液回流,并鼓励有活动能力的患者做握拳或手臂的等张活动。

2. 每次静脉输液给药、输血、血制品或采血必须立即用生理盐水冲管,治疗间歇期每周冲管 1 次。

3. 肝素帽常规每周更换 1 次,任何原因取下肝素帽及肝素帽可能损坏时或经肝素帽抽血后均需更换肝素帽。

4. 敷贴常规每周更换 1 次,如有潮湿、固定不牢或污染应及时更换。

5. 做好患者及家属的健康教育

（1）保持局部清洁干燥,注意观察穿刺点周围有无红、肿、痛及分泌物,观察外管长度,居家时如有异常应及时就诊。

（2）置管不影响患者日常的生活,但应避免使用置管一侧手臂过度用力。

（3）患者可以淋浴,但因避免盆浴、游泳,浴前应用保鲜膜在敷贴处环绕 2～3 圈,上下边缘用胶布贴紧,淋浴后检查敷贴下有无浸水,如有浸水及时更换。

（4）禁止用于某些造影检查时高压注射泵推注造影剂。

外周静脉置入中心静脉导管（PICC）操作流程图

询问、了解患者的身体状况、心理意识状态、合作程度、出凝血情况，患者局部皮肤组织及血管情况
操作环境

素质要求
↓
评　估
↓
操作前准备

洗手,戴口罩
备齐用物:
① PICC 无菌包、无菌手套
② 治疗盘等

---

①选择合适的静脉；②测量定位；③建立无菌区；④按照无菌原则消毒穿刺点,范围穿刺点上下 10 cm,两侧至臂缘；⑤先用 75％乙醇清洁脱脂,再用碘伏消毒,等待两种消毒剂自然干燥；⑥穿无菌手术衣,更换手套；⑦铺孔巾及治疗巾,扩大无菌区；⑧预冲导管

患者准备

核对,解释
由医师负责与患者签署知情同意书

消毒穿刺点、预冲导管
↓
插　管

① 实施静脉穿刺:扎止血带,穿刺进针角度为 15°～30°,直刺血管,一旦有回血立即放低穿刺角度,推入导入针,确保导入鞘管的尖端也处于静脉内,再送套管
② 松开止血带,左手示指固定导入鞘避免移位;中指轻压在套管尖端所处的血管上,减少血液流出;从导入鞘管中抽出穿刺针
③ 置入 PICC 导管:将导管逐渐送入静脉,用力要均匀缓慢
④ 退出导引套管:当导管置入预计长度时,即可退出导入鞘。指压套管端静脉稳定导管,从静脉内退出套管,使其远离穿刺部位
⑤ 撤出导引钢丝

---

① 用生理盐水注射器抽吸回血,并注入生理盐水,确定是否通畅
② 连接肝素帽或者正压接头
③ 用肝素盐水正压封管

确定回血和封管
↓
固定导管

体外导管放置呈"S"状弯曲,覆盖无菌敷料,注明穿刺日期

---

① 观察局部出血情况
② 定期检查导管位置、导管头部定位、流通性能及固定情况
③ 定期维护,做好患者指导工作

观察及维护
↓
用物处理
↓
洗手,记录

外周静脉置入中心静脉导管（PICC）评分标准

项目		分值	要 求	标准分	得分	备注
素质要求		5	服装、鞋帽整洁；仪表大方，举止端庄 语言柔和恰当，态度和蔼可亲	3 2		
评估		10	患者的身体状况、心理意识状态、合作程度、出凝血状况 患者局部皮肤组织及血管情况 操作环境	3 4 3		
操作前		10	洗手，戴口罩 备齐用物 核对，解释，签署知情同意书	3 3 4		
操作中	消毒预冲导管	20	选择合适的静脉，测量定位 建立无菌区，消毒方法正确 穿无菌手术衣，更换手套，扩大无菌区 预冲导管	5 5 5 5		
	插管	20	静脉穿刺一次成功，推入导入针，送套管 固定导入鞘避免移位，抽出穿刺针 导管逐渐送入静脉，用力均匀缓慢 退出导引套管 确定回血和封管	4 4 4 4 4		
	固定	5	导管"S"状弯曲固定，覆盖无菌敷料	5		
操作后		10	观察局部出血情况，定期检查导管位置、导管头部定位、流通性能及固定情况 定期维护，做好患者指导工作 用物处置，洗手，记录	4 4 2		
评价		10	动作轻巧、准确、稳重，遵循无菌原则	10		
理论提问		10	回答全面、正确	10		
总得分		100				

十四、中心静脉压（CVP）测定

护 理 常 规

【作用与用途】

1. 原因不明的急性循环衰竭患者,测定中心静脉压,用以鉴别是否血容量不足抑或心功能不全。

2. 大手术或其他需要大量输血、补液时,用以监测血容量的动态变化,防止发生循环负荷过重的危险。

3. 血压正常但伴有少尿或无尿时,用以鉴别少尿原因是血容量不足还是心功能不全。

【护理与注意事项】

1. 保持 CVP 管路通畅,如与桡动脉测压管共用一个换能器时,应在 CVP 管上接三通,一条通路接常规维持液,防止在不测 CVP 时管路堵塞而影响 CVP 的值。

2. 每次测量 CVP 之前,将血液抽进管道之后再测,测压完毕后将管道内血液冲洗干净,谨防血块堵塞管腔。

3. 测 CVP 的管道不能输升压药或血管扩张剂等血管活性药物。

4. 调零点:测压管的零点应于右心房同一水平面,体位变动时要重新调零点,CVP 的延续管道每天更换 1 次。

5. 一般应在静息时测定,如在吸痰后、朦胧状态下,或躁动、寒战、抽搐等特殊情况下测定的结果,要注解加以说明。如 CVP 值在短时间内有较大的差异时应及时重新核对换能器零点,检查管路是否通畅,或者呼吸机是否用了较大的 PEEP,并及时报告医师。

6. 病情稳定后按医嘱应尽早拔掉 CVP 测压管。

中心静脉压(CVP)测定操作流程图

素质要求

↓

评估患者 — 病情、体位
插管部位情况

↓

备齐用物 —
有创测压装置的监护仪及监测器 1 套：支架、测压换能及延伸管、传感器、三通管 2 支、生理盐水 1 瓶、输液器 1 套
自制简易水柱法测压装置 1 套：三通管 2 支、有刻度的玻璃测压管、测压延伸管、生理盐水 1 瓶、输液器 1 套、无菌纱布、胶布

核对,解释,取得合作
检查输液部位(中心静脉)
是否通畅
→ 患者准备

↓

连接 CVP 测压装置 — 连接输液器、换能器、测压延伸管、三通管检查路通畅,并排气

↓

测压延伸管连接中心静脉

↓

监测器测量法：生理盐水通路,机器校零,调节三通管,使测压换能器与循环相通。观察监护仪显示值,调节三通管使循环与补液相通,调节输液速度
→ CVP 测量 ←
简易测量法：生理盐水通路,确定零点,转动三通管,使玻璃测压管内生理盐水达 20 cm。转动三通管使循环与大气相通,观察玻璃测压管水柱波动至稳定。调节三通管使循环与补液相通,调节输液速度

↓

患者舒适卧位,告知注意事项

↓

清理用物

↓

洗手,记录正确

中心静脉压（CVP）测定操作评分标准

项目	分值	要求	标准分	得分	备注
素质要求	5	服装、鞋帽整洁；仪表大方，举止端庄 语言柔和恰当，态度和蔼可亲	3 2		
操作前	10	评估	3		
		洗手，戴口罩	3		
		备齐用物	4		
操作中	60	解释，核对	5		
		检查中心静脉及管路是否通畅	5		
		连接 CVP 测压装置	5		
		检查各管路连接是否紧密通畅	10		
		各连接处用无菌纱布包裹	5		
		与中心静脉正确连接	5		
		测量 CVP 顺序正确	15		
		患者体位合适	5		
		告知注意事项	5		
操作后	5	用物处理正确	2		
		洗手，记录正确	3		
评价	10	动作轻巧、敏捷、准确，无菌观念强	5		
		顺序正确，各管路通畅	5		
理论提问	10	回答全面、正确	10		
总分	100				

十五、震动排痰仪的使用

护 理 常 规

【作用与用途】

1. 协助术后、体弱患者增强排除呼吸系统痰液等分泌物的能力。

2. 利用震动排痰仪的深部叩击作用,刺激咳嗽机制,使呼吸道深部的痰液能有效咳出。

3. 改善肺部血液循环,预防、减少细菌感染,保持呼吸道通畅,提高生活质量。

【护理与注意事项】

1. 遵照医嘱,严格区分治疗区域,根据情况及时调整治疗力的大小、震动频率和治疗时间。

2. 协助合适体位,患者取半卧位或侧卧位,注意保暖。

3. 严格掌握禁忌证及禁忌部位:皮肤出现出血点、瘀斑,新出现血痰,患者心率增加、血压等生命体征出现变化时慎用。

4. 使用叩击头,要使用塑料或纸质一次性叩击罩,可避免交叉感染。

5. 使用仪器时,在调整频率过程中,应手持治疗头并暂时脱离患者身体。

6. 不要在治疗头搁置在机架时启动仪器,以免损坏仪器。

7. 振动排痰治疗仪的机箱、导线、手把、支架和托盘,须定时用中性肥皂液或中性消毒液清洁,清洁时要确保没有液体滴入或渗入马达。

8. 治疗结束后 5～10 分钟,协助患者拍背咳痰。

震动排痰仪使用操作流程图

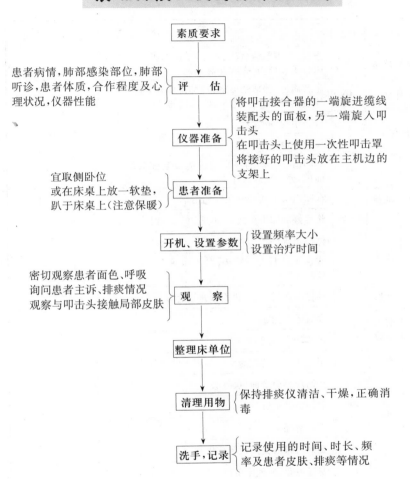

```
                    ┌─────────┐
                    │ 素质要求 │
                    └─────────┘
                         │
                         ▼
患者病情,肺部感染部位,肺部   ┌─────────┐
听诊,患者体质,合作程度及心 ──│ 评  估  │
理状况,仪器性能            └─────────┘
                         │         将叩击接合器的一端旋进缆线
                         ▼         装配头的面板,另一端旋入叩
                    ┌─────────┐    击头
                    │ 仪器准备 │── 在叩击头上使用一次性叩击罩
                    └─────────┘    将接好的叩击头放在主机边的
                         │         支架上
宜取侧卧位                 ▼
或在床桌上放一软垫,     ┌─────────┐
趴于床桌上(注意保暖) ──  │ 患者准备 │
                    └─────────┘
                         │
                         ▼
                 ┌─────────────┐  设置频率大小
                 │ 开机、设置参数 │── 设置治疗时间
                 └─────────────┘
                         │
密切观察患者面色、呼吸        ▼
询问患者主诉、排痰情况   ┌─────────┐
观察与叩击头接触局部皮肤 ─│ 观  察  │
                    └─────────┘
                         │
                         ▼
                 ┌─────────────┐
                 │  整理床单位   │
                 └─────────────┘
                         │
                         ▼
                    ┌─────────┐  保持排痰仪清洁、干燥,正确消
                    │ 清理用物 │── 毒
                    └─────────┘
                         │
                         ▼
                ┌───────────┐  记录使用的时间、时长、频
                │ 洗手,记录  │── 率及患者皮肤、排痰等情况
                └───────────┘
```

震动排痰仪操作评分标准

项目		分值	要求	标准分	得分	备注
素质要求		5	服装、鞋帽整洁;仪表大方,举止端庄 语言柔和恰当,态度和蔼可亲	3 2		
评估		10	患者病情,肺部感染部位,肺部听诊,患者 体质、合作程度及心理状况,仪器性能	10		
操作前		5	备齐用物,放置合理	3		
			核对,解释	2		
操作中	仪器准备	10	将叩击接合器的一端旋进缆线装配头的 面板,另一端旋入叩击头	4		
			在叩击头上使用一次性叩击罩	3		
			将接好的叩击头放在主机边的支架上	3		
	体位	5	体位正确	3		
			或在床桌上放一软垫,趴于床桌上(注意 保暖)	2		
	开机	5	连接电源,检查主机面板是否有显示	5		
	设定参数	10	设置频率大小	5		
			设置治疗时间	5		
	治疗	10	叩击接头上的红箭头对向患者的主气管	10		
	观察	10	密切观察患者面色、呼吸	3		
			询问患者主诉	2		
			排痰情况	3		
			观察与叩击头接触局部皮肤	2		
操作后		10	安置患者,整理床单位	4		
			排痰仪使用后清洁,保存方法正确	3		
			准确记录	3		
评价		10	操作熟练,保证安全	10		
理论提问		10	回答正确、全面	10		
总分		100				

十六、床旁血透（CRRT）

护 理 常 规

【作用与用途】

1. 连续性血液净化疗法，以替代受损肾脏功能。

2. 改善心血管稳定性，维持脑灌注，清除大量炎性介质，有效控制高分解代谢。

3. 维持水、电解质和酸碱平衡，为营养支持创造条件。

【护理与注意事项】

1. 经严格培训后的护理人员专人操作管理，熟练掌握 CRRT 机器的操作使用，及时处理机器报警情况，更换治疗方式及置换液时操作熟练迅速，避免血泵反复停转或由于操作失败致使空气进入管路和滤器，导致凝血的发生。

2. 严格无菌操作，配制置换液及更换液体过程中要注意进、出液管口的消毒、保护，避免造成污染。

3. 治疗前预冲管路充分，滤过器内不可有空气停留，治疗中动、静脉壶液面尽量上调，减少空腔，可减少凝血机会。

4. 由于血液滤过器有一定吸附能力，随着治疗时间的延长，部分中空纤维会发生堵塞，吸附能力及清除率有所下降，影响治疗效果，应在治疗 24～48 小时更换滤器后继续治疗。

5. 严密观察并记录 CRRT 机器的各种监测数值，了解数值变化原因，保证治疗顺利进行。

6. 密切观察患者生命体征及液体平衡情况、出血征象，及时发现病情变化，调整治疗方案。

床旁血透（CRRT）操作流程图

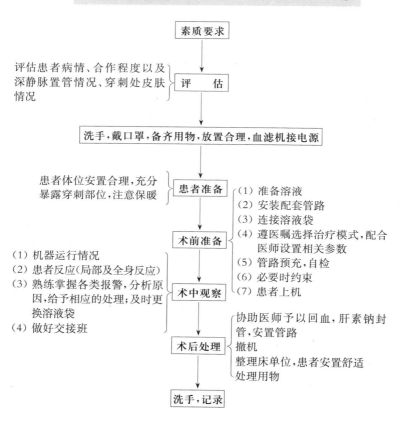

素质要求

评估患者病情、合作程度以及深静脉置管情况、穿刺处皮肤情况 —— 评　估

洗手，戴口罩，备齐用物，放置合理，血滤机接电源

患者体位安置合理，充分暴露穿刺部位，注意保暖 —— 患者准备

术前准备
（1）准备溶液
（2）安装配套管路
（3）连接溶液袋
（4）遵医嘱选择治疗模式，配合医师设置相关参数
（5）管路预充，自检
（6）必要时约束
（7）患者上机

（1）机器运行情况
（2）患者反应（局部及全身反应）
（3）熟练掌握各类报警，分析原因，给予相应的处理；及时更换溶液袋
（4）做好交接班 —— 术中观察

术后处理
协助医师予以回血，肝素钠封管，安置管路
撤机
整理床单位，患者安置舒适
处理用物

洗手，记录

452

床旁血透（CRRT）操作评分标准

项目		分值	要　求	标准分	得分	备注
素质要求		5	服装、鞋帽整洁；仪表大方，举止端庄 语言柔和恰当，态度和蔼可亲	3 2		
评估		10	患者病情、合作程度	5		
			患者深静脉置管情况，穿刺处皮肤情况	5		
操作前		5	核对医嘱，备齐用物，血滤机接电源	3		
			洗手、戴口罩	2		
操作中	病员准备	6	体位安置合理	3		
			充分暴露穿刺部位，注意保暖	3		
	术前准备	20	准备溶液	3		
			安装配套管路	5		
			连接溶液袋	2		
			遵医嘱选择治疗模式，配合设置相关参数	3		
			管路预充，自检	2		
			必要时约束	2		
			患者上机	3		
	术中观察	20	机器运行情况	5		
			患者反应（局部及全身反应）	5		
			熟练掌握各类报警，分析原因给予相应的处理，及时更换溶液袋	5		
			做好交接班	5		
	术后处理	15	协助医师予以回血，肝素钠封管，安置管路	5		
			撤机	5		
			整理床单位，患者安置舒适，处理用物方法正确	5		
操作后		4	洗手，准确记录	4		
评价		5	动作轻巧、稳当、熟练，有无菌概念	5		
理论提问		10	回答正确、全面	10		
总分		100				

图书在版编目(CIP)数据

现代中西医护理操作技能/张雅丽主编. —上海:复旦大学出版社,2013.5(2013.11 重印)
ISBN 978-7-309-09662-0

Ⅰ. 现⋯　Ⅱ. 张⋯　Ⅲ. 中西医结合-护理　Ⅳ. R47

中国版本图书馆 CIP 数据核字(2013)第 077475 号

现代中西医护理操作技能
张雅丽　主编
责任编辑/肖　英

复旦大学出版社有限公司出版发行
上海市国权路 579 号　邮编:200433
网址:fupnet@ fudanpress. com　http://www.fudanpress.com
门市零售:86-21-65642857　团体订购:86-21-65118853
外埠邮购:86-21-65109143
扬中市印刷有限公司

开本 890×1240　1/32　印张 14.5　字数 396 千
2013 年 11 月第 1 版第 2 次印刷

ISBN 978-7-309-09662-0/R·1304
定价:42.00 元

如有印装质量问题,请向复旦大学出版社有限公司发行部调换。
版权所有　　侵权必究